Hip Preservation Surgery

Open, Arthroscopic, and Endoscopic Techniques

保髋手术学

开放手术、关节镜及内镜技术

原著 [法] Nicolas Bonin

[意] Filippo Randelli

[英] Vikas Khanduja

主译 欧阳侃 徐 雁 李春宝

中国科学技术出版社

·北 京·

图书在版编目（CIP）数据

保髋手术学：开放手术、关节镜及内镜技术 / (法) 尼古拉斯·博宁, (意) 菲利波·兰德利, (英) 维卡斯·坎杜贾原著；欧阳侃, 徐雁, 李春宝主译. — 北京：中国科学技术出版社, 2023.3

书名原文：Hip Preservation Surgery: Open, Arthroscopic, and Endoscopic Techniques

ISBN 978-7-5046-9767-7

Ⅰ.①保… Ⅱ.①尼… ②菲… ③维… ④欧… ⑤徐… ⑥李… Ⅲ.①髋关节置换术 Ⅳ.① R687.4

中国版本图书馆 CIP 数据核字 (2022) 第 145084 号

著作权合同登记号：01-2022-4148

策划编辑	丁亚红　焦健姿
责任编辑	丁亚红
文字编辑	史慧勤　吴知临
装帧设计	佳木水轩
责任印制	徐　飞

出　　版	中国科学技术出版社
发　　行	中国科学技术出版社有限公司发行部
地　　址	北京市海淀区中关村南大街 16 号
邮　　编	100081
发行电话	010-62173865
传　　真	010-62179148
网　　址	http://www.cspbooks.com.cn

开　　本	889mm×1194mm　1/16
字　　数	331 千字
印　　张	14
版　　次	2023 年 3 月第 1 版
印　　次	2023 年 3 月第 1 次印刷
印　　刷	北京盛通印刷股份有限公司
书　　号	ISBN 978-7-5046-9767-7/R·2945
定　　价	198.00 元

（凡购买本社图书，如有缺页、倒页、脱页者，本社发行部负责调换）

译者名单

主　审　陆　伟　陈疾忤　王雪松

主　译　欧阳侃　徐　雁　李春宝

副主译　陈　刚　陈光兴　程　徽　李　川

译　者（以姓氏拼音为序）

陈　刚　四川大学华西医院骨科

陈光兴　陆军军医大学第一附属医院（西南医院）关节外科

陈疾忤　上海交通大学医学院附属第一人民医院运动医学科

陈　康　深圳市第二人民医院（深圳大学第一附属医院）运动医学科

程　徽　解放军总医院第四医学中心骨科医学部关节外科

高冠英　北京大学第三医院运动医学科

黄添隆　中南大学湘雅二医院骨科

鞠晓东　北京大学第三医院运动医学科

李　川　解放军联勤保障部队第九二〇医院附属骨科医院

李春宝　解放军总医院骨科医学部运动医学学科

李　瑛　深圳市第二人民医院（深圳大学第一附属医院）运动医学科

梁达强　深圳市第二人民医院（深圳大学第一附属医院）运动医学科

刘　阳　西安市红会医院运动医学中心

刘雨微　深圳市第二人民医院（深圳大学第一附属医院）运动医学科

罗智文　复旦大学附属华山医院运动医学科

欧阳侃　深圳市第二人民医院（深圳大学第一附属医院）运动医学科

戚贝杰　复旦大学附属华山医院骨科

孙　炜　深圳市第二人民医院（深圳大学第一附属医院）关节外科

王雪松　北京积水潭医院运动医学科

吴毅东　解放军总医院骨科医学部运动医学学科

徐　雁　北京大学第三医院运动医学科

许　鉴　浙江大学医学院附属第一医院骨科

殷庆丰　山东大学第二医院运动医学科

于康康　解放军总医院骨科医学部运动医学学科

张　鹏　武警特色医学中心训练运动医学科

张新涛　北京大学深圳医院运动医学科

钟名金　深圳市第二人民医院（深圳大学第一附属医院）运动医学科

内容提要

　　本书引进自 Springer 出版社，是一部全面介绍保髋手术的经典著作。全书共六篇，从不同解剖部位入手，系统描述了开放手术、关节镜手术和内镜手术的各项保髋操作，阐明了众多重要概念和技巧。书中所述内容均基于真实病例及术者经验，同时配有多张手术前后高清照片，使得手术步骤阐释简明易懂。本书以先进的现代技术和健全的临床研究为基础，为临床医生提供了丰富的资源，每章章末均附有"要点与技巧"，这是著者在大量实践和创新基础上的理论总结，对国内从事骨科临床工作的医生大有裨益。本书内容实用、阐释简明、图片丰富，既可作为住院医生和入门骨科医生的指导书，又可作为中、高级骨科医生了解新技术的参考书。

补充说明

　　书中参考文献条目众多，为方便读者查阅，已将本书参考文献更新至网络；此外，本书还配有视频，读者可通过扫码关注出版社"焦点医学"官方微信，后台回复"保髋手术学"，即可获取参考文献下载及视频在线观看链接。

原著者简介

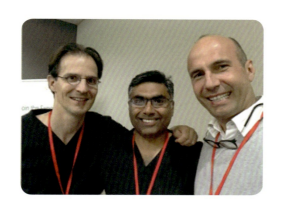

Nicolas Bonin　一名专攻髋关节外科学和运动创伤学的骨科医生，法国里昂 Lyon Ortho 骨科诊所的创始者之一，髋关节外科和运动医学科的领头人。他在 2001 年、2002 年和 2004 年分别获得了医学博士、生物和医学科学硕士，以及贝桑松医药学院的 DESC（Diplôme d'Études Spécialisées Complémentaires）文凭。他拥有巴黎西部医学院的关节镜操作证书，现在是法国关节镜学会关节镜证书的培训教员。Nicolas Bonin 博士是国际髋关节镜及保髋学会委员会成员之一，也是众多髋关节专科学会委员会成员（ESSKA、ISAKOS、SFA）。他发表了 30 多篇原创论著，其中许多都与髋关节相关。此外，他还参与撰写了许多相关的书籍。

Filippo Randelli　意大利米兰大学 Gaetano Pini-CTO 骨科研究所专攻髋关节外科和创伤外科的一名骨科医生，1996 年毕业于米兰大学医学专业，1999 年在纽约特种外科医院完成了"AO 创伤国际访问学者"培训，2001 年通过了意大利骨科和创伤委员会考试（70/70 满分的优异成绩）。自 2010 年至今，他是米兰骨科和创伤住院医师培训的签约教授。Filippo Randelli 博士是 *Journal of Orthopaedics and Traumatology* 的顾问编辑，欧洲运动创伤、膝关节外科和关节镜学会髋关节镜分会主席，发表多篇原创论著。

Vikas Khanduja　英国剑桥 Addenbrooke 医院创伤和骨科医学部骨科顾问医生，剑桥大学临床医学系副讲师和选择性临床试验负责人。他在建立剑桥青年髋关节外科三级转诊服务发挥了重要作用，撰写了超过 100 篇同行评议文章和 2 本著作。他获奖无数，担任国际矫形与创伤外科学会委员会成员兼教育委员会主席、英国髋关节学会非关节置换注册中心主席、*Bone and Joint Journal* 副主编。

原 书 序

　　保髋手术在过去 10 年里急剧增长，与此同时髋关节相关的出版物、社会组织及手术操作进阶课程也相应增加。髋关节在过去曾被认为是一个简单的"球窝关节"，随着对其力学认识的增加及影响因素的再认识，新的诊断和治疗策略得到了发展与促进。随着这些认识的提高，患者获得了更好的治疗，但医务人员面临着从大量新信息中筛选有用信息的挑战。在这个筛选过程中，明确什么对于保髋有效以及如何起效，对提升临床医师作出正确治疗策略的能力至关重要。因此，需要具有当代技术和全面临床研究的临床专家提供丰富的知识资源。本书蕴藏了这些著名专家的倾情奉献，提供了包括开放手术及关节镜下治疗髋关节疾病策略的相关知识，以期达到长期保髋治疗的目的。感谢所有为本书做出贡献的人，在完成如此重要且全面的保髋手术著作中做出的杰出工作。本书一定会为临床医生的教育和患者得到良好治疗提供帮助。

Olufemi R. Ayeni
McMaster University
Hamilton, ON, Canada

译者前言

近年来，保髋技术在国际上得到了快速发展，开放手术、髋关节镜技术及内镜技术是目前临床研究的新热点。保髋技术在国内得到了长足发展，但由于国内临床科室建制原因，开放手术、髋关节镜技术及内镜技术往往归属于不同科室，骨科医生通常更擅长其中一部分。此外，以往国内专家编著或翻译引进的专业著作更侧重于某一方面，临床上迫切期待出版相对全面的保髋专著。

Hip Preservation Surgery：Open, Arthroscopic, and Endoscopic Techniques 由欧洲保髋领域的著名专家联合编著，其中多位著者是国际髋关节镜及保髋学会的创始成员或担任过学会主席，属于保髋领域各个方面的领军人物，具有丰富的临床经验及深厚的科研功底。本书系统、全面地介绍了保髋所涉及的各方面内容，详细介绍了最新理念及手术技术，语言简洁、精练，手术步骤及技巧清晰明了，加上丰富的术前、术后高质量的照片和视频，使得读者能够较快学习其精华。另外，我们有幸邀请到国内髋关节镜及保髋领域的众多专家，充分发挥他们在各自领域里的特长来翻译相关章节，并相互探讨，力求圆满完成全书的翻译。

在本书的翻译过程中，得到了广东省医学会运动医学分会主任委员陆伟教授的大力支持和帮助，同时陆伟教授还不辞辛苦地进行了审稿把关工作；王雪松、陈疾忤两位教授不仅参与了部分章节的翻译工作，还对全书进行了通审、校稿。衷心感谢以上几位教授的支持和付出，也衷心感谢所有参译专家的辛勤工作。

由于本书内容涵盖广泛，加之中外术语规范及语言表达习惯有所差异，中文翻译版中可能存在疏漏或欠妥之处，恳请读者批评指正，不吝赐教。最后，希望本书的引进出版能为国内保髋事业做出微薄的贡献，在此，也祝愿我国的保髋事业蒸蒸日上、蓬勃发展！

欧阳侃 徐 雁 李春宝

原著前言

在全髋关节置换术蓬勃发展的时代，关于保髋手术的相关文献报道已经很多大多数骨科医生认为相同领域似乎没有必要再发行新的著作。

然而，我们这三位来自欧洲不同地区的朋友，对保髋手术技术的提高及教育推广有着同样的热情，并做好了迎接挑战的准备。

编写一部全新的、聚焦于保髋的最实用、要求最严格的技术教科书是一项挑战。首先，本书编写的主要思路是既要使文本尽可能简洁，又要对疾病的描述尽可能全面；其次，书中需要描述许多可视化辅助工具的使用方法，并帮助外科医生真正了解手术步骤、技术和技巧，从而使手术过程更简单。

欧洲运动创伤、膝关节外科和关节镜学会作为关节镜和关节保存手术领域的领导者，有着良好的业绩和优秀的头衔，他们非常热情地接受了我们的提议，以弥补其在髋关节领域的不足，并尽可能为本书的出版提供了帮助。本书能够及时完成得益于 Springer 出版社的出色项目管理和编辑们的帮助。

正如您将在本书目录中看到的那样，本书覆盖了保髋的所有病变，并邀请 ESSKA 髋关节委员会成员和来自欧洲各地保髋手术领域的关键意见领袖，组成了一支出色的外科医生队伍来帮助我们完成这些章节。根据这些作者的专业领域，更重要的是他们对特定疾病和手术技术的热情，来分配撰写内容。

每一位作者都做出了巨大的贡献，并产生了超出我们最初所有期望的成果，对手术技术技巧和窍门的深入讲解、高质量的照片和视频，这些帮助了我们所有人，并将最终使患者受益。

我们衷心感谢所有作者的出色贡献，感谢 Springer 出版社及其所有员工，尤其是 Vinodhini Subramaniam 女士，感谢他们在项目管理和编辑中提供的帮助，感谢 ESSKA 对我们的信任，给我们这个宝贵的机会，感谢所有参与并使本书顺利出版的人们。

这的确是一份充满爱的工作，我们在这本书的出版过程中度过了一段美好的时光。我们真诚地希望您觉得它有用，并喜欢阅读它，正如我们享受它的出版过程一样。

Nicolas Bonin
Lyon, France

Filippo Randelli
Milan, Italy

Vikas Khanduja
Cambridge, UK

目　录

第一篇　滑　膜

第二篇　骨性畸形

第三篇　关节囊 – 韧带

第一篇 滑 膜
Synovium

第1章 关节灌洗、滑膜切除、活组织检查和游离体取出
Joint Lavage, Synovectomy, Biopsy, and Loose Body Removal

Idriss Tourabaly　Thierry Boyer　**著**

钟名金　欧阳侃　**译**

一、概述

髋关节镜是治疗髋关节滑膜疾病的最佳选择。滑膜的病变种类很广泛，但髋关节外科医生有两个必须了解的病理诊断：滑膜软骨瘤病[1-3]和绒毛结节性滑膜炎[4-6]。这些罕见的病理是由滑膜的化生发展而来的。当年轻成人出现机械性髋关节疼痛且X线表现正常时，应探查是否存在滑膜病变。

滑膜软骨瘤病是一种以软骨结节（软骨瘤）或继发性骨化软骨瘤（骨软骨瘤）[7]为特征的良性疾病，可分为原发性骨软骨瘤病和继发性骨软骨瘤病两种类型。其中，软骨和骨碎片来源于创伤或骨关节炎。这些结节可嵌入、带蒂或成为关节腔内的游离体。大多数情况下，软骨瘤位于髋关节周围间隙，特别是不同的滑膜隐窝。但在探查时必须检查中央间室，以评估软骨状态和寻找中心凹下凝集性软骨瘤。评估疾病复发的风险可采用Milgram的疾病发展阶段理论。当软骨瘤完全游离时，意味着滑膜增生不活跃，软骨瘤病复发的风险较小。疾病的预后可通过软骨损伤和软骨病变来评估。如果软骨状态尚可，在反复发生软骨瘤病的情况下，可以建议重新进行关节镜检查。如果软骨损伤太严重，应该考虑进行全髋关节置换术[8]。

绒毛结节性滑膜炎是一种良性的滑膜增生[9, 10]，具有两种形态：以坚固的致密结节、无柄或有蒂为特征，偶尔见出血沾染变红，以及可以看到主要的肥厚性滑膜增生的弥漫型。病变的滑膜呈绒毛或结节状，其颜色为赭色、棕色或红棕色。弥漫型绒毛结节性滑膜炎复发的风险很高，并且与滑膜全切除术是否彻底相关。弥漫型伴软骨病变者预后较差[11]。弥漫型复发的风险高达50%，最终，关节破坏者需要行髋关节置换术。

滑膜病变的治疗十分困难，因为观察不同的关节囊隐窝并寻找可能聚集其中的滑膜和游离体是非常具有挑战性的。

为避免医源性损伤，花时间进行充分显露是很重要的。患者大多数是年轻人，尽可能避免软骨受到医源性损伤是最基本的原则。在少数案例中，尝试了在关节镜辅助下采用小的Hueter入路治疗中央间室，可能是一种减少有创性损伤的方法[12-14]。

完备的外科手术计划和完整的影像学检查有助于提高施行滑膜切除术的质量，或者决定

最佳的清理游离体的方式。例如，如果关节内充满了数百个大直径的游离体，且任何套管或夹持器都可以处理，是初次就进行关节开放手术的适应证。

（一）关节镜技术 [15-18]

解决滑膜病变需要熟练的关节镜操作和一定的临床经验，以不会造成医源性损伤为前提，安全地探查所有髋关节间隙 [19]。

常规手术室设置，根据医生个人习惯，患者采取仰卧位或侧卧位。

第一种技术是通过中央间室优先技术配合牵引和透视。第二种技术是使用外周间室优先技术，在没有任何牵引和任何透视的情况下进入两个外周间室（近端和远端）。我们在日常练习中使用这种外周优先的技术。这项技术发表于 2014 年 [17]（图 1-1）。

（二）如何看清内侧隐窝

通常来说，大量的滑膜炎或软骨瘤都位于内侧隐窝。例如，当我们处理股骨转子时很少会进入这一区域。

关节镜手术的一个共同的关键点是，灵活切换入路和范围来扩大显露的区域，以获得更好的视野（图 1-2）。

一般来说，我们常使用 1 号和 4 号入路来探查关节的前部和中部。只有在视野不够的情况下，才会使用 2 号和 3 号入路。切勿穿过从 ASIS 绘制的垂直线内侧（图 1-3 和图 1-4）。

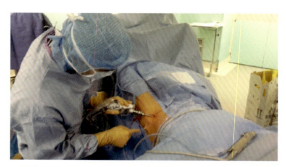

▲ 图 1-1 在没有牵引和透视的情况下进入外周间室

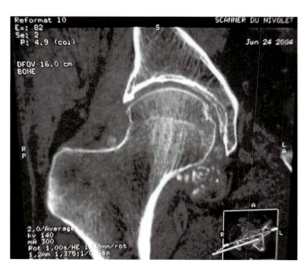

▲ 图 1-2 TDM 检查见内侧隐窝内存有大量骨化性软骨瘤

（三）手术工具

游离体的取出不需要特殊的工具，但必须准备多种不同工具来应对不同的情况。这与软骨瘤的大小、形状和位置相关。

你可以使用下列工具。

- 用于吸出游离体的不同尺寸的套管（图 1-5）。
- 传统的手术抓钳（图 1-6）。
- 游离体碎片化。
- 用于进入髋臼窝的弧形器械。
- 用于处理大型软骨瘤的巨型抓取器（图 1-7）。

二、绒毛结节性滑膜炎

关节镜治疗色素沉着绒毛结节性滑膜炎和治疗其他滑膜病变类似。滑膜切除得越彻底，治疗效果就越好。滑膜切除术的手术质量与复发风险直接相关。

据估算，绒毛结节性滑膜炎的年发病率约为 1.8/100 万 [20, 21]。这就是为什么仅有少数关节镜治疗小宗病例报道的原因 [11, 22-25]。

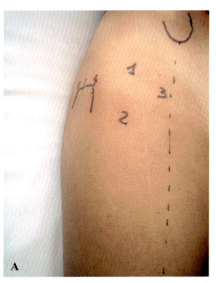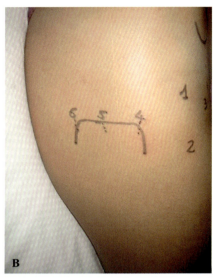

▲ 图 1-3 髋关节镜检查基本入路，常用的是第 1 和第 4 入路

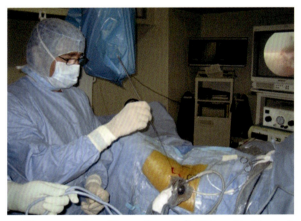

▲ 图 1-4 在引入器械之前，使用穿刺针和镍钛合金导丝进行常规测试，对于确保进入关节非常重要

要点与技巧

滑膜切除术

- 出血时如何提升视野显露？
  - 降低血压。
  - 临时增加关节泵压力。
  - 将内镜靠近出血部位。
  - 切除"后盲区"的滑膜时要小心。
  - 不要遗忘滑膜炎症部位和病变周围的活组织检查。

（一）滑膜切除术

花费时间进行大型的滑膜切除非常重要[26-28]。关节腔内弥漫性出血会使手术操作变得很困难，如果可能的话，请麻醉团队适当降低血压，或者短暂地提高灌注泵入的压力；将关节镜靠近出血区域，也会使出血点显露更清楚，这便于用射频头进行电凝止血。

滑膜切除术中，我们使用的器械是刨刀（直的或弯的）和射频探头（直的或弯的）。

探查关节腔后部对评估滑膜炎的范围有重要意义。滑膜切除时，切除这一"后区"会损害股骨头的血供。但实际上，在关节镜下完全切除滑膜仍然是不可能的。

最后是对滑膜炎进行几次活检，并对病变周围进行组织学分析。

（二）弥漫型绒毛结节性滑膜炎

弥漫型绒毛结节性滑膜炎的治疗十分困难[12]。其滑膜病变基本上蔓延到关节各处。在关节镜下进行滑膜全切除也几乎是不可能的。然而，考虑到在这些情况下进行开放手术也很困难，且并发症的发生率更高，关节镜手术仍然被看作是一种有创性损伤较小的技术（图 1-8

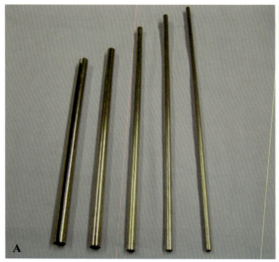
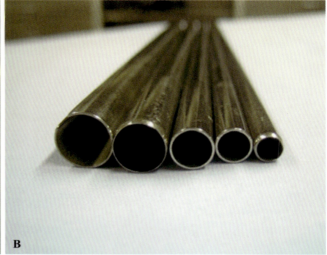

▲ 图 1-5　不同尺寸的套管

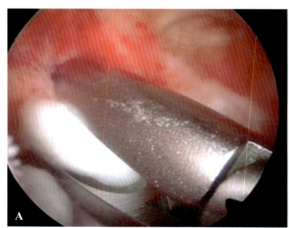
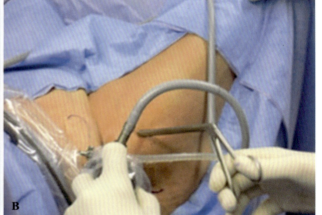

▲ 图 1-6　经典的中小型软骨瘤夹持器

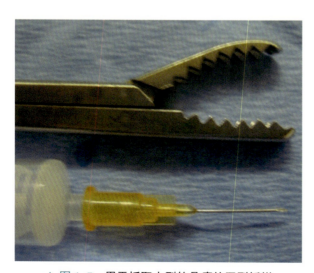

▲ 图 1-7　用于抓取大型软骨瘤的巨型抓钳

至图 1-11）。

（三）结节型绒毛结节性滑膜炎

确诊为结节型绒毛结节性滑膜炎的患者可以通过关节镜手术治愈（图 1-12 和图 1-13）。

三、软骨瘤病

滑膜软骨瘤病很难治疗，因为它需要行全滑膜切除术以清除嵌入性或带蒂软骨瘤[22, 29]。如果滑膜切除术延伸至股骨头颈交界区的后上方时，有可能损伤股骨头的血供[30, 31]。

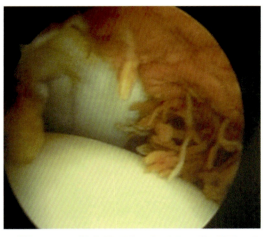

▲ 图 1-8　外周间室典型的弥漫型绒毛结节性滑膜炎表现

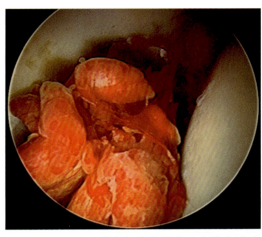

▲ 图 1-10　位于中央间室充满髋臼窝的大绒毛结节性滑膜炎

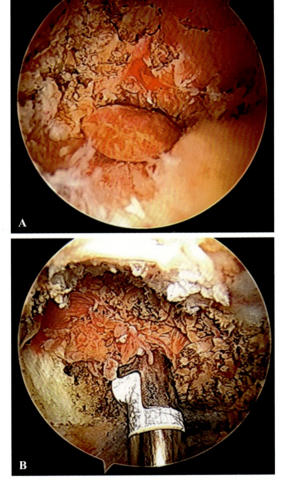

▲ 图 1-9　电凝探头治疗外周间室的另一种弥漫型绒毛结节性滑膜炎

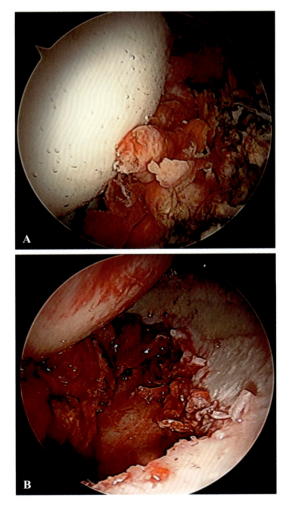

▲ 图 1-11　中央间室髋臼窝滑膜炎

有时，即使使用弯曲的工具也很难到达髋臼窝的每个部位，注意不要对股骨头软骨造成医源性损伤

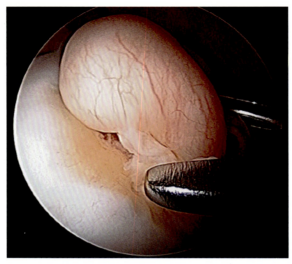

▲ 图 1-12　外周间室结节型绒毛结节性滑膜炎

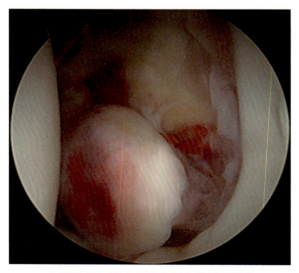

▲ 图 1-13　中央间室中孤立的绒毛结节

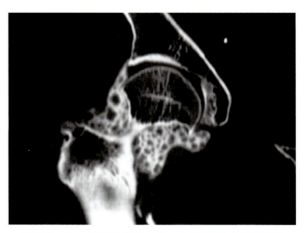

▲ 图 1-14　右髋关节冠状位 CT 显示活动的游离体

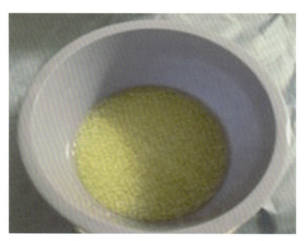

▲ 图 1-15　髋关节镜下摘除的数百个游离软骨瘤

为了尽可能的清除软骨瘤，需要高质量的影像检查（X 线摄影、关节 CT、MRI）来辅助术前计划。

（一）软骨瘤的大小和形状

体积小且游离的软骨瘤是最简单的类型。用套管和吸引器即可取出所有的游离体（图 1-14 和图 1-15）。

有时，软骨瘤会隐藏在不同的关节隐窝。移动和摇晃患者的腿可帮助显露新的游离体。另一个技巧是，通过暂时提高关节泵的压力增加冲洗力度（图 1-16）。

当软骨瘤较大时，巨型抓钳更加适用。在使用传统抓钳取出软骨瘤时，注意不要让软骨瘤滑脱。它们有时会被术者遗留在关节囊和皮肤之间的软组织中。有关继发性关节囊外软骨瘤增生的病例报道也有不少。

因此，使用刨刀、手术刀或射频探头对入路旁的关节囊进行扩大切开术，可以更容易取出较大的游离体。在取出大的软骨瘤或骨化的软骨瘤之前可以用刨刀或磨钻将其打碎（图 1-17）。

（二）游离体位置

可在外周间室（多数时候）、中央间室或两

者中都找到游离体（图 1-18 和图 1-19）。

（三）软骨瘤的类型

软骨瘤可分为三类：游离型软骨瘤、附着型滑膜内软骨瘤和嵌入型滑膜内软骨瘤（图 1-20）。

滑膜内软骨瘤是具有挑战性的病例，因为想要彻底摘除所有软骨瘤很困难，需行全滑膜切除术。从技术层面来说，嵌入型病变有时候甚至无法触及（图 1-21）。

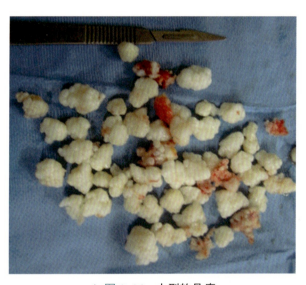

▲ 图 1-16　中型软骨瘤

（四）处理外周间室

由于软骨瘤可以移动并隐藏在关节囊内隐窝中，所以有时很难捕捉到活动的游离体。因此，对关节内部进行全面评估很重要，特别是对内隐窝和后隐窝（图 1-22）。

（五）中央间室（图 1-23）

常规检查整个中央间室来搜寻游离的软骨瘤非常重要。

当需要调整入路以更好地显露软骨瘤时，不要犹豫（图 1-24 至图 1-26）。

要点与技巧

游离体清除和关节冲洗

- 如何寻找、捕捉和摘除活动的游离体？
  - 移动并摇晃患者的腿。
  - 暂时增加关节泵压力。
  - 调整入路和视野。
  - 抓取之前停止冲洗关节。
  - 大型软骨瘤可以用刨刀或磨钻将其粉碎。
  - 扩大切开入路旁的关节囊，以便于摘除较大的软骨瘤。

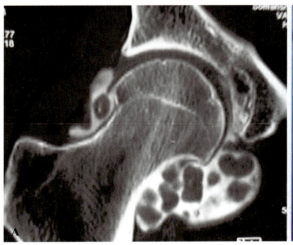
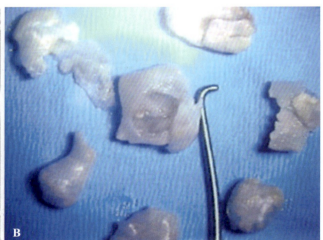

▲ 图 1-17　关节镜下摘除的大型软骨瘤
对于这些疑难病例，考虑行开放性关节切开术是合理的

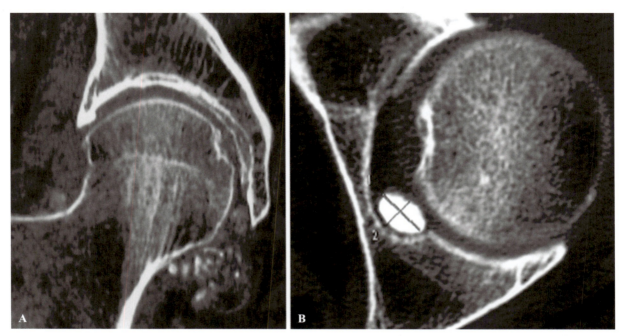

▲ 图 1-18　A. 冠状位 TDM 图像显示外周间室多个位置的骨软骨瘤；B. 轴位 TDM 图像显示髋臼窝内独特的骨化性软骨瘤

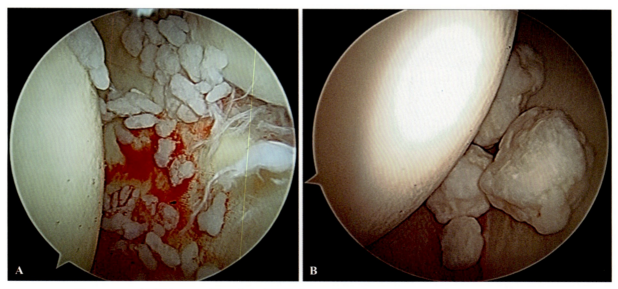

▲ 图 1-19　A. 关节镜下可见髋臼窝多发软骨瘤；B. 位于髋臼后缘附近的中央间室的 4 个游离体

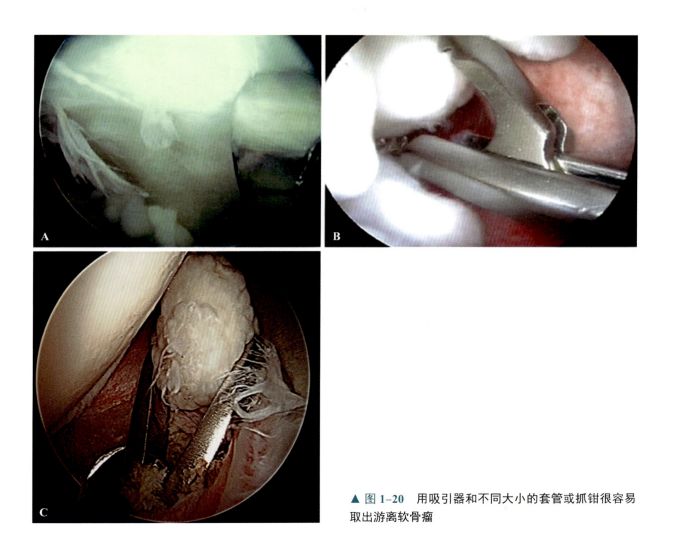

▲ 图 1-20　用吸引器和不同大小的套管或抓钳很容易取出游离软骨瘤

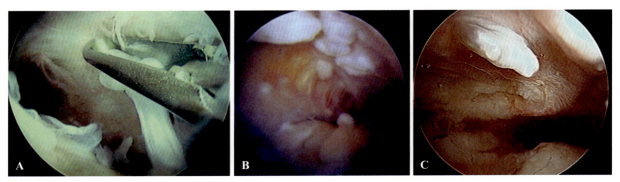

▲ 图 1-21　滑膜内软骨瘤（附着型和嵌入型）

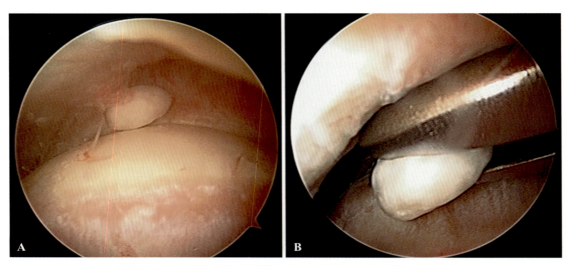

▲ 图 1-22　当抓钳到达手术区域时，可以停止冲洗关节以便于抓取

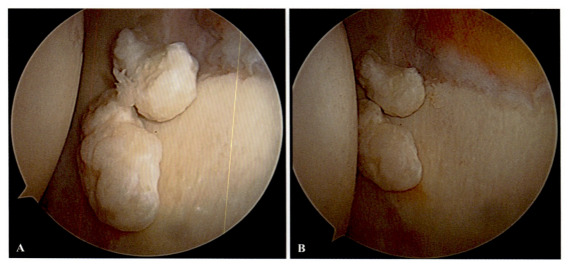

▲ 图 1-23　软骨瘤多数在髋臼后缘附近

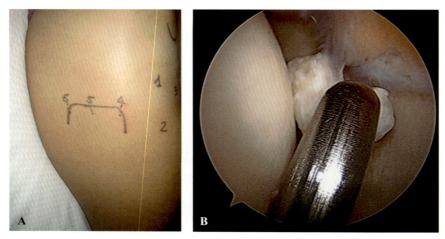

▲ 图 1-24　对于中央间室后部的软骨瘤，从 5 号或 6 号器械入路口进入易于清除软骨瘤，并且没有软骨损伤的风险

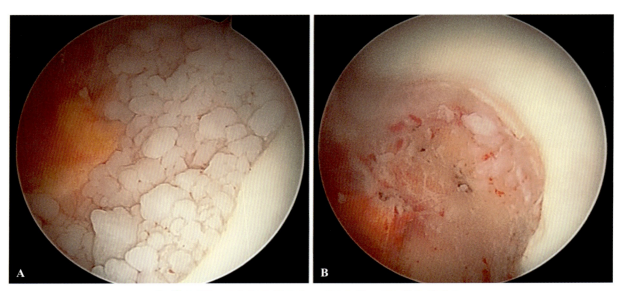

▲ 图 1-25 位于髋臼窝内的大量软骨瘤（清理前与清理后）

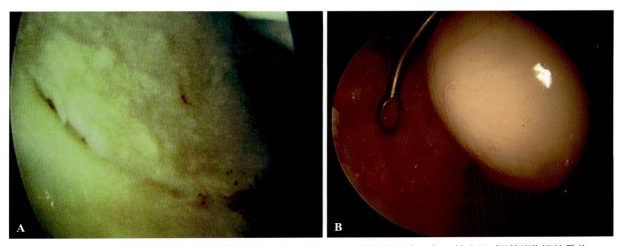

▲ 图 1-26 髋臼窝的软骨瘤如果不是游离的，则很难取出。当它们融合在一起，就会形成"煎饼"样的异物，使用弯曲的"刮匙"有助于处理

第 2 章　髋关节置换术后疼痛评估：骨水泥或游离体取出

Painful Hip Arthroplasty Assessment: Removal of Cement or Loose Bodies

Oliver Marin-Peña　Rohit Lamba　Antonio A.Guimarães Barros
Dinesh Choudary　Carlomagno Cardenas Nylander　著

王雪松　译

一、概述

髋关节镜手术的传统适应证主要在保髋手术领域内[1-3]，但最近也延伸到接受了髋关节置换［全髋关节置换（total hip arthroplasty，THA）、半髋关节置换或表面置换］的患者群体中。将关节镜手术应用于关节置换术后患者的观念并不是全新的[4]，此技术在膝关节和肩关节置换术后疼痛的患者中早有应用[5-9]。

二、髋关节置换术后疼痛

THA 手术效果尽管良好，但仍然有 0.4%～8.3% 的患者术后存在腹股沟区疼痛[10, 11]。髋关节镜手术对于 THA 术后的相关问题既是诊断手段也是治疗手段（图 2-1），但不应过分强调其作用。

THA 术后腹股沟区疼痛的发病率在 0.4%～18.3%[12]。是否应用关节镜作为治疗髋关节置换术后腹股沟区疼痛的工具要根据对这些患者疼痛原因的调查结果来确定。随着 THA 手术在年轻患者中应用数量增多，以及患者预期寿命的延长，许多患者出现临床和影像学检查无法解释的疼痛，似乎发生于髋关节病例有所增多。

我们可以将髋关节置换术后腹股沟区疼痛的原因分为外部病因和内在病因两类[13]（表 2-1）。

首先，应当对每个患者进行个性化的检查（包括体格检查、实验室检查、影像学研究、关节抽吸）来排除所有这些诊断。然而，仍然有些患者通过这些检查无法明确诊断，我们将这些患者归类为"诊断疑难"。对于这些患者来说，关节镜可以作为确诊工具，甚至最后成为一种止痛手段，然而多数髋关节置换术后疼痛的患者还是需要开放翻修手术来解决问题。

三、THA 术后髋关节镜手术适应证

髋关节镜能够对人工关节假体部件表面、邻近滑膜、周围软组织结构（髂腰肌腱、股直肌反折头和髋关节囊）有良好的视野。关节镜还能够对髋关节的解剖结构和活动进行动态评估，帮助医生发现是否存在残余撞击或假体松动。

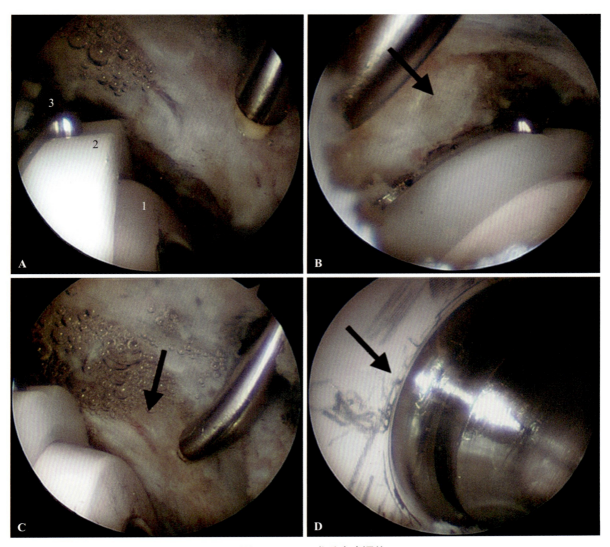

▲ 图 2-1　THA 术后疼痛评估

A. 观察聚乙烯内衬锁定机制和金属背面；B. 检查髋臼骨性结构和植入物的撞击情况；C. 腰肌腱发红；D. 检查股骨头和假体柄的狭窄部

表 2-1　髋关节置换术后疼痛病因

外部病因	内在病因
• 大粗隆疼痛综合征	• THA 术后感染
• 局部神经 / 血管病变	• 无菌性松动
• 异位骨化	• 髂腰肌腱炎
• 腹股沟疝	• 撞击
• 转移癌	• 金属 / 聚乙烯碎屑滑
• 脊柱病变和神经根	膜炎
病变	• 骨盆骨溶解
	• 隐匿性髋臼或骨盆
	骨折

THA. 全髋关节置换

髋关节镜手术对 THA 术后患者的常规适应证在当前文献中有很好的描述[14-17]（表 2-2）。

在一项系统回顾研究中，作者发现关节镜手术是一种安全有效的手段，可用于治疗存在髂腰肌腱病变的髋关节置换术后疼痛，以及作为无法确诊的术后疼痛的诊断工具。髂腰肌腱病变是主要适应证（35.8%），其次是 THA 术后不明原因疼痛（24.6%）、假体周围感染（6.4%）和关节内游离体（3.5%）[18]。有几篇小样本研究认为，关节镜对于 THA 术后疼痛是一

表 2-2 髋关节置换术后疼痛患者实施髋关节镜手术常见适应证和作用

髋关节镜手术适应证	髋关节镜手术作用
腰肌腱病变	腰肌腱松解
髋关节置换后不明原因疼痛	诊断和治疗
THA 术后假体周围感染	诊断和治疗
大粗隆疼痛综合征	清理 / 肌腱修复
关节内游离体	取出
关节粘连	清理
慢性滑膜炎	清理 / 活检
髋臼或股骨颈骨赘	切除
假体磨损，松动	诊断 / 动态评估

四、手术技术

对于手术技术来说，对 THA 术后患者进行关节镜手术的步骤与传统关节镜手术类似。但对于牵引的应用是一个需要讨论的问题，目前应当施加多大的牵引力，牵引的体位，以及持续牵引的安全时间仍然不明确（图 2-2）。

手术入路和传统入路类似，根据医生的习惯和喜好有所不同。通常首先建立前外入路，应当在透视引导下进行以避免破坏假体。第二个入路可以在灌注系统连接好了之后，在关节镜直视下建立（图 2-3）。

一定不要低估 THA 术后患者进行关节镜手术可能遭遇的困难。医生所面临的挑战与在天然的髋关节进行关节镜手术的学习曲线有直接关联[22]。由于假体的存在使手术的复杂程度和困难有所增加，主要在于难以施加牵引，存在瘢痕组织，以及由于假体自身所造成关节形态的改变。有一篇文章描述了采用关节镜手术治疗 THA 术后感染患者过程中所遭遇的困难。由于假关节囊非常厚，对穿刺产生明显的抵抗，

项有用的诊断工具。在一项研究中，关节镜手术对 16 例患者中的 11 例确立了诊断[19]，11 例患者中有 9 例存在滑膜炎和瘢痕组织，其中 2 例随后接受了开放翻修手术。总体来说，关节镜手术有效地对 12 例存在"诊断疑难"患者中的 8 例进行了治疗。另一项研究对 11 例患者进行了软组织松解（髂腰肌腱切断和瘢痕组织清理）。术后 2 年随访结果发现，关节镜下髂腰肌腱切断病例组结果较好[20]。在另一项纳入 5 例 THA 术后疼痛患者的研究中，2 例存在感染，2 例接受了腰肌腱切断，还有 2 例存在滑膜炎和粘连的患者接受了清理手术[21]。

在一项 24 例 THA 术后疼痛患者的大样本研究中，术前确定了初步诊断的患者有 12 例，关节镜手术纠正了其中 4 例患者的诊断。还有 12 例术前未明确诊断的患者，其中 11 例通过关节镜手术最终确诊。总之，24 例患者中的 15 例是通过关节镜手术确定或纠正了最终诊断。作者得出的结论是，关节镜手术能够安全地应用于诊断关节置换术后仍然存在症状的患者[14]。

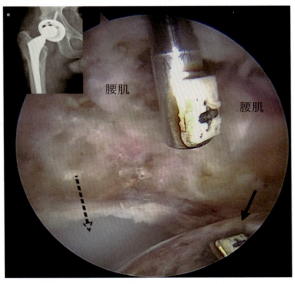

▲ 图 2-2 评估金属股骨头（实箭）和聚乙烯内衬（虚箭）时应施加轻度牵引

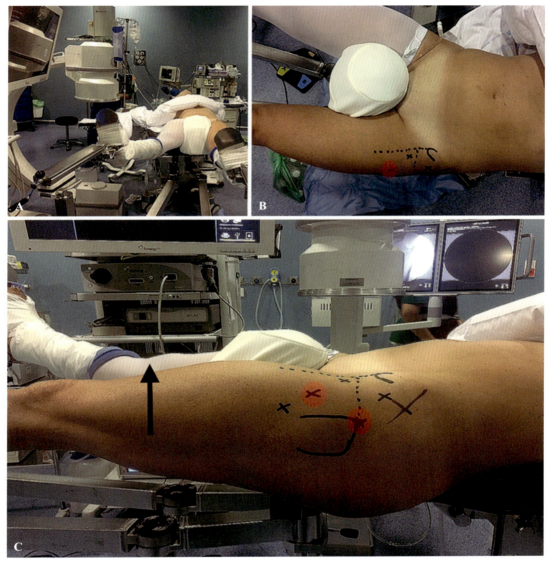

▲ 图 2–3　患者体位和标准入路

采用标准的前外入路和远端前外入路。进行经关节囊腰肌腱切断术时髋关节应轻度屈曲

因此 5 例患者中的 3 例需要在透视引导下进行手术[23]（图 2–4）。因此，这类手术应当由有经验的医生在设备完善的医学中心来完成，这样才能安全地处理潜在并发症的发生。有报道并发症发生率为 3.2%，包括术中器械折断、假体不稳定、液体外渗到腹腔，以及异位骨化的发生[18]。

要点与技巧

- 对于 THA 术后疼痛患者进行髋关节镜手术是具有挑战性的。在这一适应证开始之前，外科医生应当具备一定的髋关节镜手术的经验。
- 不牵引或轻度牵引对于这类手术是足够满足条件的。
- 采用标准入路。
- 术中采取透视辅助。

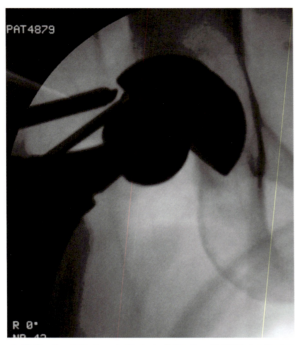

▲ 图 2-4　在 THA 术后患者进行髋关节镜手术时采用透视引导

五、THA 术后感染

（一）诊断

关节镜手术在处理感染中的作用尚不明确。关节镜手术组织活检对于发现和评估 THA 术后感染的价值已被证实，即使患者已经接受了无菌抽吸检查[23]。滑液分析有时是诊断低毒力感染唯一可以确定的检查[24]。但诊断性关节抽吸常常不能有效或成功地获取足够的样品来进行细胞学和组织病理学分析。关节镜手术能够提供直接观察植入物，并搜集滑膜和假体周围组织及滑液的机会。在一项 20 例患者的回顾性研究中，对怀疑 THA 术后感染患者进行了皮下抽吸和关节镜手术活检，以评估关节镜手术活检的诊断准确性。研究发现关节镜手术活检具有巨大的诊断价值，结果明显优于红细胞沉降率（erythrocyte sedimentation rate，ESR）、C 反应蛋白（C-reactive protein，CRP）、关节抽吸，以及这些检查的结合[25]。

（二）治疗

切开关节清理目前仍然是治疗急性髋关节置换术后感染的标准和首选方法。清理范围大，不存在假体松动征象，病原体对抗生素不敏感，长期抗生素应用使患者并发症发生率增高，这些都是采用关节镜手术治疗 THA 术后感染的适应证的潜在元素[23]。

尽管关节镜手术在处理全膝关节置换（total knee arthroplasty，TKA）术后假体周围感染方面的应用已经被广泛报道[26, 27]，但对于处理 THA 术后感染的研究鲜有报道。

有一项研究报道了采用关节镜手术灌洗和清理来治疗晚期 THA 术后感染。在关节镜手术清创之后，静脉应用抗生素 2～6 周，随后改为口服。经过平均 70 个月的随访发现，没有感染复发和假体松动进展的 X 线表现。但这项研究对于复发的评估仅依赖于临床检查[23]。根据笔者的经验，当前还没有其他研究能够复制这篇文章的结果。另一项研究采用关节镜手术活检、关节灌洗（9～12L 生理盐水）和清理来治疗 THA 术后感染。根据培养结果静脉应用抗生素随后终生口服抗生素抑制感染。经过平均 70 个月随访发现没有感染复发。作者认为关节镜手术灌洗和清创对于治疗适当筛选的、假体装配完好的 THA 术后急慢性感染是有益的[23]。Lahner 等报道了 5 例 THA 术后疼痛患者的结果。所有患者的关节抽吸结果均阴性。2 例患者经过漫长的潜伏期后被发现存在低毒力感染，1 例接受了翻修手术，另外 1 例接受了长期应用抗生素治疗[21]。另一项研究对 16 例 THA 术后存在无法解释的疼痛患者进行了髋关节镜手术，其中 1 例经过标准检查未被证实感染的患者最终确诊；另有 1 例脓毒症患者由于不适合做开放手术而接受了关节镜手术灌洗、清创和静脉抗生素治疗，最终随访结果显示没有复发[19]。

要点与技巧

- 由有经验医生进行的髋关节镜手术对于诊断 THA 术后感染是有帮助的。
- 应当从可疑感染的不同类型的组织中取多个样品。
- 对于低毒力感染，采用超过 9L 的生理盐水进行灌洗和广泛的清理是较好的选择。

六、关节内游离体

曾经有几篇个案报道采用关节镜手术取出关节置换术后关节内的游离体和嵌入的骨水泥[17, 28-30]。在这些病例中，植入假体在围术期或后期出现了脱位，由于引流管或骨水泥碎片嵌入关节导致闭合复位无法成功。关节镜手术能够成功地应用于清理关节内异物，使假体获得闭合复位。然而，髋关节镜手术在处理这些病例过程中并不能完全确保成功，术者常常可能需要进一步采取假体翻修手术。

Vakili 等[30] 报道了 3 例全髋关节置换术后患者关节镜手术结果，在髋臼部分发现有游离体嵌入。有 1 例患者需要在牵引下，采用关节镜手术取出位于假体股骨头和臼杯之间的 2 块丙烯骨水泥。还有文章报道 1 例 THA 术后脱位患者，在关节镜下取出了断裂的固定大粗隆的克氏针和骨水泥碎片。髋关节镜手术能够对髋臼杯和股骨头假体进行良好的观察而不产生磨损和破坏[29]，还可以在取出骨水泥碎片之后对关节稳定性进行动态评估[30]。

对于怀疑假体松动的病例也可以采用关节镜手术来评估聚乙烯内衬的情况和假体部件的活动度[16, 17]。

目前不仅有关于 THA 术后患者取出骨水泥碎片的报道，还有取出金属游离体的研究报道。不幸的是，关节镜手术并不能确保成功，有些病例还需要进行翻修手术[19]。

要点与技巧

- THA 术后游离体（骨水泥或其他物质）取出有可能相当困难。
- 术前确定碎片的位置非常重要，但要了解游离体可能会移动。
- 外周室必须进行探查，许多游离碎片位于此处。
- 有些病例可能需要建立后外入路。

七、金属对金属全髋置换假体术后关节粘连和反应性滑膜炎

关节粘连和反应性滑膜炎可能导致持续腹股沟区疼痛而保守治疗无效。已经有研究报道，采用髋关节镜手术治疗假体周围粘连的临床结果良好[20]。

然而，有一篇回顾研究文献不同意这一主题，可能是由于关节粘连与金属对金属全髋置换假体（MoM THA）特有的金属高敏感性反应或颗粒碎屑反应存在关联。对于 MoM THA 术后患者来说，将金属敏感性认定是引起腹股沟区疼痛的源头之前，必须首先排除其他造成髋关节疼痛和（或）关节积液的原因[31]。关节镜手术对滑膜进行活检对于确立金属敏感性的诊断有所帮助[32]。根据 Zustin 等的研究发现，增殖型脱屑样滑膜炎是与迟发型高敏反应相关的另一个形态学征象[33]。在一项研究中，对没有无菌性松动和感染表现的 THA 术后慢性腹股沟区疼痛患者采取了关节镜下广泛清理手术。术后 55% 患者疼痛症状完全消失，22% 患者需要假体部件的翻修，11% 患者需要开放手术髂腰肌腱切断[19]（图 2-5）。

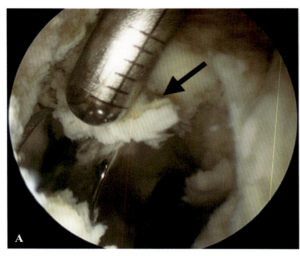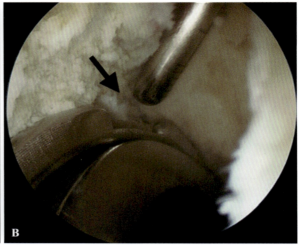

▲ 图 2-5　1 例采用大股骨头的金属对金属 THA 术后疼痛患者

A. 严重软组织增生和滑膜炎；B. 对软组织进行清理和活检

要点与技巧

- 粘连清理应当与滑膜活检同时进行，以排除金属高敏感性反应。
- 在术中应当进行假体部件松动检测。
- 必须在直视下排除髂腰肌腱撞击。

八、髋关节镜手术在髋关节表面置换术后的作用

髋关节表面置换术后持续腹股沟区疼痛可能有多种原因。发病率可高达 18%。总的来说，髋关节表面置换术后疼痛可能是由于股骨头颈偏心率不足引发撞击，或髋臼侧假体作为覆盖区域对髂腰肌腱产生磨损。有高达 5% 的髋关节表面置换术后患者存在由于髋臼侧臼杯凸出而导致髂腰肌腱的病变[34]。髋关节表面置换术后撞击还与股骨颈前方骨质凸起（图 2-6）及假体部件位置欠佳（髋臼反倾、后移，股骨植入物向前成角）有关[32]。

然而，还有一些患者找不到确切原因。有些研究表面髋关节镜手术可以作为诊断和治疗工具来对这种情况进行处理，有时能够避免关节置换翻修手术[14, 35]。然而，有一项研究认为，对于髋关节表面置换术后髋关节疼痛患者，关节镜手术只能作为诊断工具而非治疗措施来应用[35]。但也有几篇文章支持关节镜手术在确立正确诊断之后也可以作为治疗措施来应用。关节镜手术操作能够成功地完成髂腰肌腱切断、软组织清理和骨性撞击区域的切除（图 2-7）。相反，对于无确切原因的髋关节表面置换术后疼痛患者也许无效，甚至可能使症状加重[36]。

有一项回顾性研究评估了 15 例髋关节表面置换术后存在无法耐受的腹股沟区疼痛病例。其中 5 例患者怀疑髂腰肌腱撞击，4 例接受了肌腱切断手术。对 3 例怀疑骨性撞击的患者进行了前方骨质的切除。7 例患者接受了关节镜手术活检。2 例患者组织学检查发现存在金属沉积，另外 2 例患者金属敏感细胞特殊标志物阳性。作者建议对于髋关节表面置换术后疼痛患者进行关节镜手术时，应当取多处样品进行组织学检查和细菌培养[35]。

有学者对髋关节表面置换术后假体松动进行研究。他们认为关节镜手术能够对假体表面进行很好的观察，协助医生对假体松动进行评估[37]。一项个案报道采用关节镜下关节囊

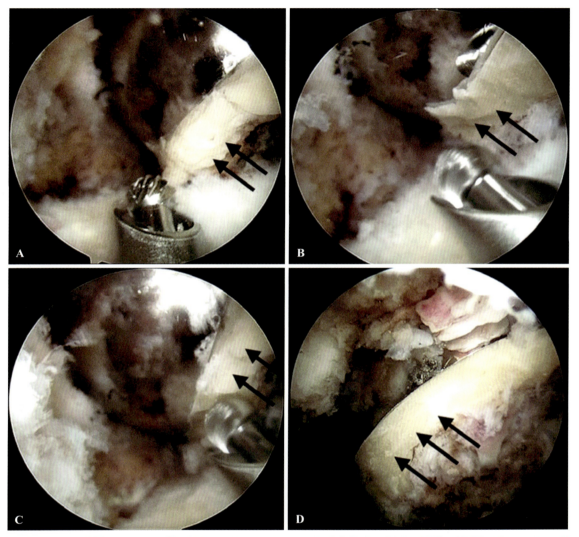

▲ 图 2-6　**A.** 股骨头颈接合部骨性隆起（箭）；**B** 和 **C.** 逐步进行骨质切除恢复股骨头颈偏心距；**D.** 自由活动髋关节进行最终检查

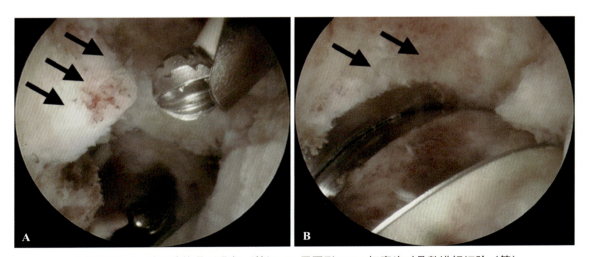

▲ 图 2-7　**A.** 髋臼边缘骨质凸起（箭）；**B.** 用圆形 **5mm** 打磨头对骨赘进行切除（箭）

打褶技术治疗髋关节表面置换术后半脱位患者取得了良好疗效[15]。在一项髋关节表面置换术后进行关节镜手术的大样研究中，总共纳入了 68 例患者。第一组 41 例患者术前有明确诊断（17 例为髂腰肌腱病变，17 例为金属碎屑滑膜反应，7 例为髋关节前方撞击），第二组 27 例患者术前检查未能明确诊断。在第一组病例中，93% 患者的西安大略和麦克马斯特大学骨关节炎指数（Western Ontario and McMaster Universities Osteoarthritis Index，WOMAC）评分有明显改善。第一组病例有 7% 患者转为 THA，而第二组有 37%。作者结论是髋关节镜手术应用于髋关节表面置换术后患者总体上是安全的，能够对假体表面、滑膜和周围软组织很好地进行观察。并发症发生率可达 7%。异位骨化、神经损伤和感染是主要并发症[36]。

要点与技巧

- 通过动态评估能够发现股骨颈的骨性凸起与髋臼假体产生撞击。
- 通过滑膜活检标本来排除金属高敏感性。
- 髋臼过度覆盖对于腰肌腱刺激症状是一个危险因素，在这个水平可以看到沿髂腰肌腱的红色区域。

九、髂腰肌撞击

（一）概述

髂腰肌撞击是全髋关节置换术后持续疼痛的潜在原因，发病率大约为 4.4%[38]。Postel 最早在 1975 年就对这种情况进行了描述[39]，随后 Lasquene 在 1991 年也有报道[40]。

有几种可能的病因，归类如下[41, 42]。

(1) 解剖学原因：由于形态学异常导致臼杯前方覆盖不足，类似于髋臼前壁缺损［髋关节发育不良（developmental dysplasia of the hip，DDH）］。

(2) 手术因素：臼杯前倾不足，或前方过度打磨（前壁缺损）、髋臼底打磨不足（臼杯外移）[43]。

(3) 内植物相关因素：固定螺钉太长穿入髂腰肌，臼杯过大，股骨颈假体领部太大悬垂于骨距之上，骨盆内骨水泥凸出，股骨头假体或表面置换假体直径过大[44-48]。

不同的文献报道表明，髋关节表面置换术后髂腰肌撞击的发生率比以前假设的要高。由于这类手术需要保留股骨头颈接合部，因此撞击的发生率增加，从而导致异常覆盖模式和疼痛的发生[49]。

（二）诊断

确立诊断主要通过病史、体检和影像学表现。多数患者在 THA 术后数月出现典型症状。主要主诉是腹股沟区疼痛，做某些动作（如坐在椅子上抬腿、上下车、爬楼、上下床，或者在椅子上由坐位转为站立位）时疼痛加剧[50]。患者典型表现是，躺在检查床上需要用双手将大腿抬起挪动。少数患者叙述有弹响的感觉。

体格检查最常见的体征是髋关节对抗屈曲时腹股沟区疼痛（特别是抗阻力直腿抬高），以及髂腰肌存在牵扯感[51]。被动髋关节过伸、主动外旋和伸髋也可引发疼痛[52]。腹股沟区存在压痛，在较少的情况下可以触及肌腱的弹响，或感知到滑囊[53]。

X 线能够发现撞击的危险因素，如臼杯前倾不足、螺钉凸出或股骨头假体领部过大。CT 能够清楚地显示由于髋臼前倾不足造成的髋臼侧假体在髋臼前下缘的凸出。CT 能够准确地测量髋臼侧假体倾斜角，以及估算假体凸出的距离。如果凸出 > 12mm，则与髂腰肌撞击或滑囊肥厚有关，而 < 8mm 通常与临床症状无关[54]。超声和 MRI 检查能够用于评估髂腰肌腱

病变情况。超声可以观察到髂腰肌腱位于髋臼假体的腹侧和内侧，还能直接观察到肌腱的炎症或髂腰肌滑囊液体渗出情况，并且在关节活动过程中观察撞击发生过程（动态超声）。由于超声检查是无创性且廉价易用的技术，并且可以进行动态观察，以及引导局麻药和激素的注射，因此其可以作为一线检查工具来应用[55]。

鉴别诊断可能比较困难，髋关节置换术后持续疼痛还与低毒力感染、髋臼或股骨假体松动、骨盆或髋臼隐匿性骨折有关。患者主诉偶尔可能来源于骶髂关节或腰椎，还有极少的情况下来源于腹腔、腹膜后，以及存在血管问题。最重要的诊断手段是局部封闭试验。在 X 线引导下，将 2ml 麻醉药注射到髂腰肌腱鞘区域，观察患者在几分钟内症状的变化[43, 44, 56-58]。

（三）保守治疗

非手术治疗包括理疗、非甾体抗炎药（nonsteroidal anti-inflammatory drug，NSAID）、髂腰肌腱鞘内激素注射[43]。非手术治疗能够解决超过 50% 患者的症状[38]。文献上推荐首先采用局部封闭治疗[59]。可以在超声、CT、透视引导下进行，即可作为诊断工具也可作为治疗工具来应用[56, 60, 61]。还有一些研究认为这种注射仅仅具备诊断价值，因为患者疼痛显著缓解只能维持数周[38, 41-43]。有研究在透视引导下向髂腰肌内注射肉毒毒素，经过 6 个月随访发现止痛效果较好[62]。

（四）手术治疗

尽管，对于非手术治疗失败的患者采取手术治疗是常见的选择，但只有少数研究对两种方法进行了对比。在一项 49 例患者的研究中，对手术和非手术治疗效果进行了评估。患者接受了髋臼假体翻修（21 例）、开放髂腰肌腱切断（8 例）、非手术治疗局部注射（20 例）。非手术治疗组只有 50% 患者疼痛缓解，而手术治疗组疼痛缓解患者的比例为 76%[38]。

Dora 等[43]报道了 30 例髂腰肌撞击髋关节病例。所有患者保守治疗均失败。最终随访结果显示，手术治疗获得了 81.8% 的满意率。最近一项类似研究发现，手术治疗能够解决 76% 患者的腹股沟区疼痛[38]。

手术操作包括髂腰肌腱单纯松解，骨水泥和凸出螺钉取出，髂腰肌单纯翻修或结合髂腰肌腱切断[54, 63, 64]。

腰肌腱病变可以通过经典的开放手术或关节镜手术进行肌腱切断[60]。

1. 开放手术

有些患者需要对髋臼假体进行翻修[65]。髋臼假体凸出的量可以采用假斜位 X 线进行测量。凸出 < 8mm 的病例可以采取肌腱切断术治疗。凸出 ≥ 8mm 的病例应考虑进行髋臼假体翻修，结合或不结合肌腱切断术。基于这种手术策略进行治疗的患者有 94% 病例症状得到改善[38]。关于手术切口，有些作者采用后方入路显露肌腱[50]，而其他作者采取前方或前外入路[43]。O'Sullivan 采用关节置换原切口在小粗隆水平显露和松解髂腰肌腱，并与小粗隆切除手术相结合[53]。

2. 关节镜技术

髋关节镜手术治疗 THA 术后前方髂腰肌撞击可以成为金标准。由于涉及患者的并发症最少，因此特别具备优势。尽管关节镜手术松解髂腰肌腱有不同的方法，但只有两种技术来进行肌腱切断。

(1) 在小粗隆水平髂腰肌腱最远端部分进行肌腱切断[60, 66]。患者仰卧位，髋关节外旋，在小粗隆部位关节外对肌腱进行松解。通过这种方法治疗的患者在术后平均 3.25 个月能够恢复 V 级肌力。Patel 等认为，这种关节外手术技术能够对肌腱进行更完全的松解，因为这一部位的髂腰肌的肌腱部分（60% 肌腱、40% 肌肉）

比中央室（40% 肌腱、60% 肌肉）更多[67]。另外，由于不破坏关节，术后感染和医源性不稳定的发生率小。Williams 等[68] 对 13 例患者进行了关节外肌腱切断术，在术后 12 周随访，有 20% 患者主动屈曲力弱。多数患者（62%）症状完全解除。他们对手术技术进行了改良，切断肌腱之后还切除了肌腱远端残端以防止复发。

（2）关节镜下经关节囊肌腱切断术是按照 Wettstein[69] 最初的技术来完成的。经关节囊技术能够在髋臼假体水平直接进行肌腱松解，在病例报道中所有患者屈曲力量都得到了保留[61, 69, 70]。患者仰卧位，施加轻度牵引使关节牵开大约 0.5cm，下肢屈曲 30º 放松前关节囊[20]（图 2-8）。

在最近一项 THA 术后关节镜手术髂腰肌腱切断的研究中，平均 20 个月随访结果显示，80% 患者症状完全解除[60]。这一结果优于关节

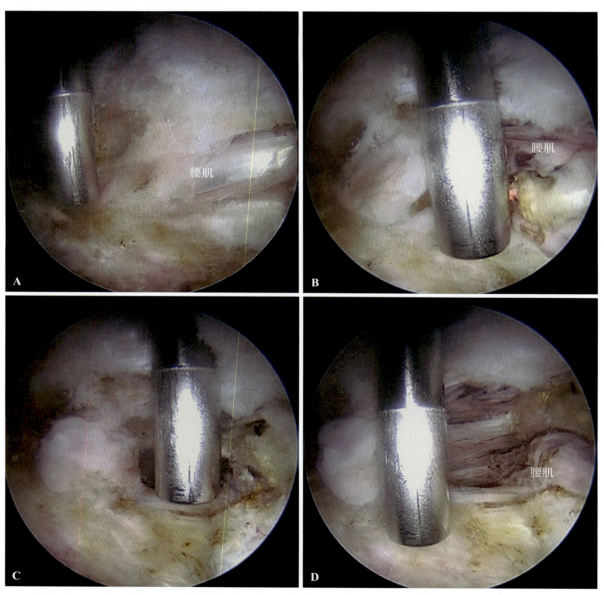

▲ 图 2-8　A. 关节囊切开（经关节囊入路）后的腰肌腱；B 和 C. 近端腰肌腱切断；D. 对肌腱部分进行彻底松解（占整个髂腰肌厚度的 40%）

置换翻修开放手术肌腱切断的结果。在一项多中心前瞻性研究中，对 64 例接受了关节镜下髂腰肌腱切断术患者进行平均 8 个月随访。最终随访结果显示，92% 患者疼痛得到改善。2 例患者在关节镜手术探查中发现存在金属碎屑沉积，最后接受了髋臼假体翻修。2 例患者出现并发症（3.2%），1 例 THA 脱位（经关节囊肌腱切断），1 例血肿压迫腓神经病例经过手术引流后快速恢复[41]。最近的研究认为，在关节水平进行髂腰肌腱切断是一项安全的选择。在一项 13 例患者的研究中，采用这种技术治疗的所有患者，术后平均 10 个月随访结果显示症状和功能明显改善，无并发症出现[71]。总之，采取关节镜下髂腰肌腱松解手术能够保证比标准的开放手术技术并发症少，但也依赖于较长的学习曲线。关节镜下小粗隆水平或经关节水平肌腱切断术短期临床随访结果相同[72]。

O'Connell 等[73] 通过系统性文献回顾比较了关节镜和开放髂腰肌腱松解术的结果。该研究包含了 7 篇文献共 88 例患者（61 例接受关节镜手术治疗，27 例接受开放手术治疗）的结果。结果显示关节镜手术组并发症少，成功率高，并且发现肌腱切断不会造成屈髋力量下降。考虑到假体翻修手术并发症发生率高，他们还建议对于机械性撞击的患者，在翻修手术之前应当首先进行肌腱切断术来缓解症状。Dora 等[43] 的研究对这一观点进行了补充，他们得出的结论是，肌腱切断组患者症状缓解结果与翻修手术组类似，甚至更优。

要点与技巧

- 推荐采用 CT 对髋臼假体前倾角和螺钉凸出刺激腰肌的病例进行评估。
- 腰肌局部封闭是治疗的第一步，也可以用来确立诊断。
- 保守治疗失败后，采用关节镜手术在髋臼水平经关节囊松解髂腰肌腱是一个良好的选择，并发症发生率低，临床结果有效。

十、结论

髋关节镜手术在治疗 THA 术后疼痛髂腰肌撞击方面已经得到了很好的应用，并已被用作诊断似乎正常的 THA 术后原因不明疼痛的工具。当前的主要文献报道关节镜手术对于 THA 术后疼痛患者的适应证是髂腰肌撞击、反应性滑膜炎、关节粘连、游离体和感染。髋关节镜手术是治疗前方髂腰肌撞击最为有效的工具，有创性明显小于开放手术。随着手术适应证的不断扩大，关节镜手术在 THA 术后的应用数量急剧上涨，因此必将造成更多相关并发症的出现。髋关节镜手术在关节置换领域应用的技术挑战性和学习曲线必须得到重视。

第二篇　骨性畸形
Bony Deformities

第 3 章　股骨骨软骨成形术
Femoral Osteochondroplasty

M. A. Sadakah　Michael Dienst　著
李春宝　张　鹏　于康康　吴毅东　译

一、股骨髋臼 Cam 型撞击综合征

Cam 型股骨髋臼撞击综合征（femoro-acetabular impingement，FAI）是股骨侧病变导致的 FAI 类型。它是由股骨头颈交界区局部或广泛的畸形所致[1]（表 3-1）。Cam 型 FAI 的病因和发病机制目前尚不明确。然而，有显著迹象表明，典型的头颈交界区非球面畸形往往是由青春期骺板生长受到干扰所造成的[2]。其原因可能是在生长发育过程中高强度运动和超范围的髋关节活动导致骺板损伤和异常的骺板生长模式[3-5]。

表 3-1　Cam 型 FAI 的病因

畸形范围	病　因
局部畸形	• 股骨头颈交界区非球面和（或）股骨颈增厚 / 头 – 颈 – 腰部丧失
	• 大头髋畸形（s/p Perthes 病）
	• 骨折后非解剖愈合所致的局部畸形
广泛畸形	• 向后扭转
	• 后倾（s/p 股骨头骨骺滑脱[24, 25]、股骨颈骨折[26]）

非球面的头颈交界区是 Cam 型 FAI 最常见的病理形态。通常，畸形位于前外侧，但是外侧和后外侧畸形也不少见（"枪柄征"）。Cam 型 FAI 主要造成前外侧髋臼缘的透明软骨损伤，而 Pincer 型 FAI 主要造成髋臼盂唇的损伤[6]。髋关节过屈内旋时，股骨头对髋臼缘软骨产生由外向内的剪切力，导致软骨分层并从软骨下骨上分离。与 Pincer 型 FAI 不同，有弹性的盂唇在软骨 – 盂唇分离之前是完好的，一旦出现分离后开始表现为不稳定和退行性变。随着持续损伤，股骨头会活动到关节软骨缺损处，造成股骨头软骨损伤，在放射影像学上表现为关节间隙狭窄[1]。除了畸形的大小，突然加速的运动和髋关节超范围活动（接触性运动、舞者跳舞）也是损伤进行性加重的决定因素[7]。

二、筛选患者

FAI 的诊断依据为典型的症状，并结合查体和影像学检查。体格检查诱发的疼痛重现、相关的临床表现，以及 X 线片和磁共振图像上可见的骨性畸形和合并损伤都是非常重要的。对放射学显示存在骨性畸形而无症状患者进行预防性关节矫治术是不合理的。虽然已有多项

研究证实 FAI 与软骨盂唇损伤存在直接因果关系，但目前仍缺乏支持预防性手术的证据。

如何准确诊断 FAI 是一个复杂且重要的过程。患者的症状、症状持续时间和临床检查结果（包括关节功能状态、影像学表现、患者期望和外科医生的经验）都必须在决策过程中综合考虑。FAI 治疗后患者不满意、持续抱怨、更高的失败率和全髋关节置换率与患者是否正确诊断为 FAI 有直接相关性。

在诊断 FAI 的决策过程中需要解决的最重要的问题如下。

- 患者的不适在多大程度上是由髋关节引起的。
- 保髋手术是合理的还是全髋关节置换术是更好的解决方案。
- 何种疼痛程度进行保髋手术治疗是合理的。
- 关节镜下是否可以充分治疗髋关节的病变，是否考虑进行开放性手术。

患者的抱怨是否由髋关节引起，以及在多大程度上由髋关节引起，这个问题有时很难回答。患者的症状是否由髋关节或多少由髋关节引起，这在临床上很难辨别。腰椎、骶髂关节、泌尿生殖系统、消化系统和腹股沟区域病变引起的疼痛可能与髋部疼痛相似。此外，即使髋关节是主要病变，疼痛也可能源于髋关节功能减退引起的关节周围病变。在疼痛来源不明确的病例中，最简单的方法是关节内注射局部麻醉药或联合注射可的松，以辨别疼痛是否来源于髋关节内。

FAI 患者通常伴有严重的合并损伤，因此保留髋关节功能的保髋手术至关重要。在这类患者中，由于患者年龄较轻且期望值较高，是选择进行保髋手术还是非手术治疗后再行关节置换术往往是比较困难。治疗方法的选择应该因人而异的。

除了上述提及的关于预防性手术的问题之外，还有一个问题就是哪种疼痛是进行保髋手术的适应证。需要注意的是 FAI 畸形本身并不会引起疼痛。患者的症状往往来源于软骨盂唇复合体的损伤和关节功能降低引起关节周围病变。另外需要说明的是，同样在年轻患者中，即使疼痛症状不严重，关节内的损伤也可能已经加重。因此，这种情况下即使只是在进行体育活动时才引起轻微疼痛的患者，也应尽早进行手术干预。或者建议患者停止进行引起髋关节撞击的体育活动作为替代治疗方案，并定期进行 MR 检查。如果随访过程中 MRI 显示关节状况恶化进展，则建议手术。

三、手术治疗

（一）原则

Cam 型 FAI 可通过不同的手术方法治疗。历史上，FAI 首先是由 Ganz 及其同事报道，并通过开放性外科脱位术来治疗[1]。在过去的 10 年里，在有或没有关节镜辅助下的前侧和前外侧微创小切口入路技术和全关节镜下技术逐渐发展起来。与此同时，大多数 FAI 患者正在采用关节镜的方法治疗。然而，应该采用何种技术来充分治疗 FAI 取决于以下因素。

(1) FAI 类型和畸形严重程度：Cam 和 Pincer 畸形越严重，微创技术对骨性畸形及其合并损伤的治疗就越困难。换言之，通过外科脱位技术，充分显露股骨近端和髋臼，并结合截骨矫正术，可以更好地治疗骨性畸形和定位病灶。

(2) 髋臼盂唇的情况：如果盂唇退变或大部分发生骨化，通常不需要分离和（或）修复盂唇。在这类病例中，FAI 的治疗在技术上要求较低，通过微创技术是可行的。

(3) 关节炎等级：关节退变越严重，手术风险、术后康复和获益之间的平衡问题就越值得考虑。在这种情况下，微创治疗和关节镜检查可能是更好的选择，风险更小，术后康复更快。

（4）医生的经验：除了 FAI 类型和畸形程度，医生的专业训练和经验可能是最重要的因素。经验丰富的髋关节镜手术医生可以处理更多的复杂 FAI 病例，而年轻的髋关节镜手术医生甚至不能成功治疗轻度 FAI 患者。医生不仅要矫正畸形，而且要治疗软骨和盂唇侧的合并损伤。

治疗策略最重要的目标是充分和成功地处理 FAI 及其合并损伤。因此，决定采用哪种技术应该考虑上述四个方面，而不仅仅是采用目前流行的微创技术（如关节镜）。此外，还应考虑不同手术技术的优缺点。

从笔者的经验来看，大多数局部和中度整体 Cam 畸形均可以在关节镜下处理。更靠近外侧和后外侧 Cam 畸形（枪柄征）的治疗在于手术经验的积累。在这种情况下，经验不足的关节镜外科医生应该考虑通过外科脱位技术来显露和处理病灶。中度整体 Cam 病变，例如股骨头骨骺向后滑脱达 30°，股骨颈前倾不小于 0°，Perthes 病后轻度髋关节炎，可通过关节镜治疗。对于更重的整体病变，手术脱位联合大转子下或转子间截骨、股骨头复位截骨、股骨颈延长和（或）大转子远端移位，可获得更好的治疗。选择较温和的治疗方法或进行截骨手术的阈值还需要进一步研究[8]。

（二）关节镜下 Cam 切除术

1. Cam 切除：原则和总体考虑

Cam 切除的目的是在不失去股骨头正常的圆状外形的情况下，重建股骨头和颈部之间的生理性凹凸过渡，不损坏盂唇侧的密封机制，保留近端平滑的软骨 - 骨过渡，在不引起股骨颈压力上升的情况下，充分矫正股骨颈的偏心距。

在关节镜下治疗 Cam 型 FAI 时，有不同的技术挑战需要解决。

（1）有限的评估和视野：为了评估 Cam 畸形的程度和控制切除范围，充分的评估是至关重要的。然而，特别是在 Cam 畸形最严重的 1 点钟（以右髋为例）处，髂股韧带又粗又紧。为了放松韧带，增加工作空间，需要对髋关节进行屈曲，并根据韧带的厚度和硬度，对韧带进行松解或部分切除。

（2）二维关节镜图像、三维畸形及手术治疗：尤其对于初学者，既难以观察又难以充分处理三维形状的 Cam。对于髋关节镜医师来说，Wetlab/Drylab 及体内操作培训是必需的。

（3）有限的定位：围绕球窝关节的定位是必需的，但是 Cam 切除的明确标志点很少。此外，关节的定位主要取决于关节所处的位置，特别是屈曲和旋转，以及髋臼对股骨头部的覆盖。因此，内侧和后外侧滑膜皱襞等软组织标志应该被保留。在关节定位和切除畸形的过程中需要监测关节的位置。若定位受限，术中应使用透视。

（4）受髋臼覆盖和盂唇宽度的影响：髋臼覆盖等级对 Cam 切除的近端到髋臼盂唇的距离有显著影响。对于发育不良的髋臼窝，其覆盖范围减少，Cam 切除的近端边界需要远离髋臼盂唇。

（5）显露的骨表面、滑膜组织和关节囊引起的出血：显露的骨表面、滑膜切除区域和部分切除的关节囊表面持续出血可显著降低镜下的视野。保持低收缩压是避免出血最重要的方法。收缩压应该在 80～90mmHg 较为理想。

2. 治疗 FAI 的入路和手术策略

目前已开发出不同的策略来进入髋关节和处理 FAI。

（1）从中央室到外周间室技术：这是最先采

用的技术，目前在世界范围内使用得最多。在牵引和透视的监视下，进入中央间室。在进行不同程度的关节囊切开和诊断性探查之后，首先进行髋臼缘修整和软骨盂唇复合体病变的治疗，随后根据情况增加关节囊切开的范围，进入外周间室，切除骨性 Cam 畸形。

(2) 从外周进入中央间室：在外周间室"探查"之后，Dorfmann 和 Boyer 及资深的作者开发了外周间室优先技术[9-11]。这种方法无须牵引，在透视监视下进入外周间室。关节囊被不同程度切开后，切除 Cam 畸形和潜在的骨化盂唇，修整髋臼过深导致的髋臼缘过度覆盖的部分。随后在牵引下和关节镜监视下建立进入中央间室的入路。额外进行关节囊不同程度的切开后，修整髋臼缘，并治疗潜在的软骨盂唇复合体病变。

(3) 关节囊外优先技术：这是近年来被开发的最新技术[12, 13]。无论是否使用透视，在没有牵引的情况下，操作器械进入关节囊前方的间隙。纵向切开前外侧关节囊，如果显露不充分，可以做另一平行于髋臼盂唇的切口，构成 T 形关节囊切开术（"关节镜下 Hueter 入路"）。随后根据外科医生的偏好，决定首先进入外周间室还是中央间室，并进行病变的治疗。

每种策略都有优缺点（表 3-2）。外周间室优先技术是作者的首选技术，稍后将进行描述。

需要考虑的是，在没有牵引的情况下，大多数 Cam 畸形不能充分被切除。只有罕见且"容易处理的"前方 Cam 而不是外侧 Cam，可以在没有牵引的情况下从外周间室进行处理。如果骨盆正位片显示 Cam 向外侧和后外侧延伸，则需要将股骨头从后外侧盂唇和髋臼缘牵开，以显露被掩盖的 Cam 畸形。因此，通过中央间室可以更好地处理 Cam 的后外侧延伸。此外，需要检查中央间室是否有软骨盂唇的附带损伤。因此，在所有情况下都必须使用牵引。

3. 入路

作者更喜欢建立 3 个入路进入外周间室，建立 2～4 个入路进入中央间室的技术（图 3-1）。要想切除外周间室内的前外侧 Cam 畸形，需要从近端前外侧入路放置关节镜镜头，器械的操作则需要通过前方传统的前外侧入路来完成。如果要显露并切除后方和后外侧的 Cam 畸形，

表 3-2　Cam 型股骨髋臼撞击综合征治疗策略的优缺点

手术策略	优　点	缺　点
中央间室优先技术	• 直接探查前外侧缘的附损伤	• 首次建立入路时，医源性损伤软骨和盂唇的风险较高 • 由于关节囊游离缘的遮挡和关节囊张力的丧失，外周间室可见性降低 • 髋臼过深 / 唇骨化时非常困难 / 不可能
外周间室优先技术	• 入路安全，损伤软骨和盂唇的风险较小 • 良好的外周间室视野 • 不需要修复关节囊（如果可避免过长的关节囊切口）	• 只有进入中央间室后才能探查到附带损伤
关节囊外优先技术	• 入路安全，损伤软骨和盂唇的风险较小 • 外周间室视野良好（如果能避开关节囊游离缘的遮挡）	• 只有进入中央间室后才能探查到附带损伤 • 需要进行关节囊修复以避免术后关节不稳 • 液体渗出到软组织内

需要通过进入中央间室的前方入路置入关节镜镜头，而磨钻通过前外侧或外侧入路进入，完成 Cam 畸形的磨削。

进入外周间室的近端前外侧入路（PALP^{PC}）：皮肤切口位于软点上，这个软点在臀中肌前缘和阔筋膜张肌外侧缘之间，位于髂前上棘和大转子尖连线的上 1/3 和下 2/3 交界处。穿刺针在透视的引导下，垂直于股骨颈长轴，指向 1 点钟的位置（以右髋为例），在靠近头颈交界区的位置刺穿关节囊进入外周间室。这个穿透点至关重要，因为它可以使镜头进入关节的外侧，其在头颈交界区前外侧移动，有利于看到前侧、外侧和部分后外侧的 Cam 畸形。这是处理外周间室内 Cam 畸形的观察入路。

进入外周间室的前方入路（AP^{PC}）：皮肤切口位于髂前上棘与髌骨连线外侧 3cm，在 PALP^{PC} 入路远前方 30° 的二至三横指处。穿刺针朝向 2:00—3:00 的方向（以右髋为例），在靠近轮匝带的位置刺穿关节囊，以便更好地进入前外侧头颈交界区。这是切除前外侧 Cam 畸形的主要工作入路。

进入外周间室的前外侧入路（ALP^{PC}）：皮肤切口与进入中央间室的前外侧入路一样。这个入路的进针方向更水平，有利于从股骨头弧线最外侧的远端刺穿关节囊进入外周间室。无论是否有下肢牵引，此入路均可用来行外侧和后外侧的 Cam 切除术。

进入中央间室的前外侧入路（ALP^{CC}）：用与 ALP^{PC} 入路一样的皮肤切口，调整穿刺针使之朝向中央间室上方大约 12 点钟的方向（以右髋为例）。这个入路是在外周间室入路直视下建立的第一个进入中央间室的入路。

进入中央间室的前方入路（AP^{CC}）：通过与 AP^{PC} 入路一样的皮肤切口，调整穿刺针，使之朝向中央间室前方大约 3 点钟的方向（以右髋为例）。在 ALP^{CC} 入路的监视下建立 AP^{CC} 入路。

4. 处理 Cam 畸形的步骤

(1) 显露 Cam 畸形：在症状性 FAI 患者中，经常可以看到不同程度的滑膜炎及关节囊增厚。第一步包括部分滑膜切除和选择性关节囊松解。这一步操作是为了提供足够的关节镜视野，有利于关节镜及手术器械的操作。它还具有增加

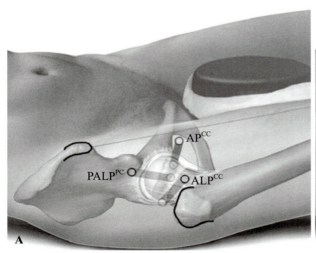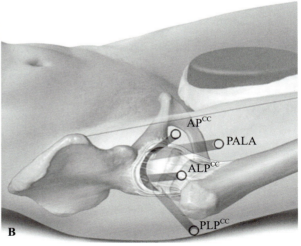

▲ 图 3-1　A. 进入外周间室的入路；B. 进入中央间室的入路

PALP^{PC}. 进入外周间室的近端前外侧入路；AP^{CC}. 进入中央间室的前方入路；ALP^{CC}. 进入中央间室的前外侧入路；PLP^{CC}. 进入中央间室的后外侧入路；PALA. 远端前外侧入路（译者注：原著疑有误，已修改）（图片由 Michael Dienst, MD 提供）

术后髋关节活动范围的效果。

关节镜镜头在 PALP^{PC} 入路，刨削刀通过 AP^{PC} 入路置入。髋关节屈曲 30°～40°，目的是放松髋关节前方结构，这样有助于进入头颈交界区的前方进行操作，此时股骨头软骨进入髋臼内，可防止误伤软骨。滑膜切除及关节囊松解起始于打开前方盂唇隐窝。镜头位于股骨头颈交界区的前方，镜头向近端旋转。将刨刀置于关节镜近端，从腰大肌肌腱外侧开始松解髂股韧带前外侧和外侧部，以避免髋关节与腰大肌腱鞘相通。

将镜头向远端旋转以观察前外侧轮匝带，将刨刀移至镜头远端的视野区域内。再次从前方到外侧方，松解轮匝带的环形纤维（图 3-2）。将镜头置于更垂直的位置，可以从前方观察，并用刨刀处理轮匝带的外侧和后外侧部分。通过刨刀向近端或远端的前后移动，松解轮匝带的环形纤维，直到完整显露 Cam 畸形的周缘部分（图 3-3）。

射频用来止血和皱缩磨损的关节囊组织。清理股骨头颈交界区前外侧覆盖的软组织及骨膜，显露出股骨颈的骨性部分。

(2) 识别标志点和描述 Cam 畸形：在 Cam 切除开始之前，需要术中透视监测关节位置，识别标志点，可能还需要标记 Cam 切除的边界。

① 监测关节位置：关节的位置对头颈交界区与髋臼唇/缘的关系有显著影响。根据我们的经验，最好是首先在髋关节屈曲约 30° 时行前方 Cam 畸形的切除。然后髋关节逐渐伸展，行外侧 Cam 畸形的切除。

② 与术中透视的相关性：整个手术过程中均需要术中透视。外科医生需要将关节镜图像与术中透视的图像联系起来。这里尤其需要分析 Cam 畸形的近端延伸与前缘和外缘之间的关系。

③ 识别标志点：在切除前和切除过程中需要识别的标志点包括内侧和后外侧皱襞、髋臼

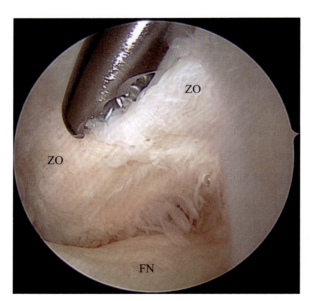

▲ 图 3-2 轮匝带（ZO）的松解/内侧变薄

从 PALP^{PC} 入路观察，刨削刀通过 AP^{PC} 入路完成操作。FN. 股骨颈；ZO. 轮匝带（图片由 Michael Dienst, MD 提供）

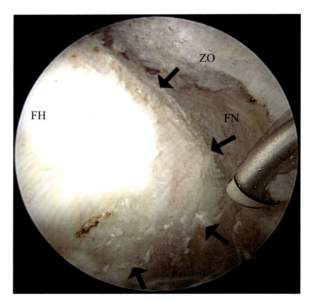

▲ 图 3-3 Cam 畸形范围评估（箭）

从 PALP^{PC} 入路观察。FN. 股骨颈；FH. 股骨头；ZO. 轮匝带（图片由 Michael Dienst, MD 提供）

唇和股骨颈（图 3-3）。

- 内侧滑膜皱襞：内侧滑膜皱襞是稳定标志，它附着于前内侧头颈交界处，在 4 : 30—5 : 30 的位置（以右髋为例）。从它附着点的近端开始行 Cam 切除。

- 后外侧滑膜皱襞：这个皱襞的外侧边缘通常位于 11 : 20—00 : 40 的位置（以右髋为例）。皱襞覆盖后外侧支持血管，必须保护此血管，以避免发生股骨头缺血性坏死。在这个区域，骨成形术仅限于股骨头，不能向远端延伸到颈部。

- 髋臼唇：Cam 切除术的近端边缘形成一条直线，这条线连接前面所说的内侧滑膜皱襞附着点近端与靠近髋臼唇外侧约 12 点钟的位置。这条线和髋臼盂唇的距离由两个变量决定，即髋臼覆盖程度，以及髋关节屈曲和旋转程度。对于局灶性或完全性后倾的病例，这条线和切除的边界需要更靠近前唇。对于外侧和后外侧，切除需要到盂唇组织下面，所以股骨头需要牵开便于显露术野。另外一种替代方案是，髋臼缘可以先磨削，然后再处理 Cam 畸形。

- 股骨颈水平：需要根据正位片和侧位片评估股骨颈的情况，并与术中图像结合进行评估。在很多情况下，颈部会增厚，因此需要磨削股骨颈使之变薄来充分矫正偏心距。通常情况下，颈前内侧偏心距不受影响，因此该部位的轮廓可以用作前方和外侧偏心距矫正的模板。在大多数情况下，切除范围需要向远端延伸，接近股骨转子间线水平。

- 突出的 Cam 畸形：有时 Cam 非常突出，凸起部分在股骨颈远端呈现明显的台阶畸形。术前 X 线检查可以为关节镜下定位和切除 Cam 提供非常有价值的信息。

- 疝囊肿：通常在开始切除 Cam 前是看不到疝窝的。然而，在切除 Cam 过程中，囊肿逐渐显露出来，囊肿的位置和大小是非常有用的信息。结合术前 X 线片和 MR 图像，可以为切除 Cam 的深度和位置提供重要信息。需要考虑的是，大囊肿的底部可能超过 Cam 切除的深度，不能完全依靠 Cam 切除来完全清除大囊肿。

- 青少年骨骺生长板：与疝凹相似，在 Cam 切除前看不见骨骺。在切除过程中，需要将生长板纳入 Cam 切除范围。X 线片提供生长板的位置的信息，为近端切除的范围提供了重要信息。

④ Cam 切除的轮廓：操作过程中解剖结构可能会失真，在 Cam 切除过程开始之前，最好是用射频或磨钻标记切除的近端边界。这一步是有帮助的，特别是在学习曲线的开始阶段，以避免在骨成形术的后期术者失去了方向感。

(3) 前外侧 Cam 切除（外周间室）：对于 Cam 切除，使用直径 5.5mm 长柱状或圆形磨钻。从内侧滑膜皱襞附着的近端开始切除 Cam。通过 PALP^{PC} 入路进入关节镜，在股骨颈的前方向近端观察，以完整观察到前内侧头颈交界区，包括前内侧盂唇和内侧滑膜皱襞的起源。随着髋关节在中立位屈曲至 30°，磨钻通过 AP^{PC} 入路进入。从内侧滑膜皱襞的近端开始，切除 Cam 的前内侧延伸部分（图 3-4A）。

镜头向头侧移动并向远端旋转，以观察股骨颈前内侧，同时磨钻向颈部远端移动。近端切除术向内侧滑膜皱襞下方的前内侧颈部推进，内侧滑膜皱襞下方的轮廓和偏心距基本正常。从这开始，生理性颈部形态逐渐向股骨颈的前方和外侧推进。根据我们的经验，将磨钻绕股骨颈轴线作圆周运动，以减少股骨颈过度成形的风险（图 3-4B）。

再次将关节镜移回颈部，尽可能退回至关节囊侧，并向近侧旋转以观察股骨头的前外侧。

磨钻仍在 AP^PC 入路内，前内侧 Cam 切除的近端边缘向盂唇侧 12 点钟方向推进。

为了改变视角并获得最佳的股骨颈弧线和足够的切除深度，需要在远端位置向上观看和近端位置向下观看之间多次改变镜头的角度。

(4) 外侧 Cam 切除：为了切除 Cam 的外侧延伸部分，髋关节需要逐渐伸展和进行不同程度的内旋。由于磨钻仍通过 AP^PC 入路进入，内旋髋关节将股骨头颈交界区较外侧的部分从 AP^PC 入路带入磨钻的工作范围。

通常情况下，为了完全切除外侧的 Cam 畸形，磨钻需要移至 ALP^PC 入路。在关节囊穿透处，必须与盂唇平行切开强壮的外侧髂股韧带，切口长度约为 10mm，这样有利于器械的操作。如果切口很小，则不需要后期修复。由于关节镜仍位于 PALP^PC 入路，磨钻向后外侧推进至 Cam 切除部位的前外侧缘（图 3-5）。在大多数情况下，为了在股骨头和髋臼盂唇之间留出

几毫米的空间，需要牵引股骨头，这样有利于切除盂唇后下方的 Cam 畸形。从这个位置开始，近端后外侧切除与已成形的股骨颈外侧再次连接。通过 ALP^PC 引入磨钻处理后外侧 Cam 时，操作必须局限于股骨头，不能延伸到股骨颈，以免损伤旋股内侧动脉（medial circumflex femoral artery，MCFA）的末支血管。如果液体灌注压力降低，有时可以在皱襞内侧的骨膜上看到动脉搏动。

(5) 后侧 / 后外侧 Cam 切除（中央间室）：当枪柄征畸形较突出时，Cam 切除范围需进一步后移。通常情况下，这不能通过外周间室处理，必须从中央间室引入关节镜时才能解决。

将股骨头部从髋臼窝中牵开，关节镜从外周间室观察，建立 AP^CC 入路和 ALP^CC 入路进入中央间室。用镍钛丝或小滑槽维持 PALP^PC 入路。关节镜移到 AP^CC 入路，磨钻移到 ALP^PC 入路，而不是 ALP^CC 入路。ALP^PC 入路处理后外侧 Cam 时方向较好。此外，关节囊已经被切

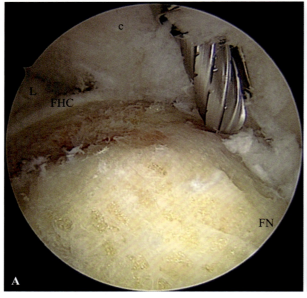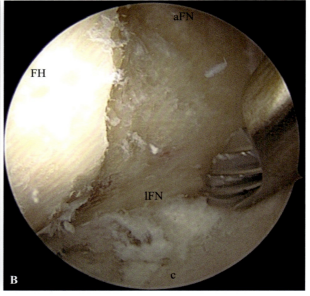

▲ 图 3-4　切除前方（A）和前外侧（B）Cam 畸形

从 PALP^PC 入路观察，磨钻通过 AP^PC 入路完成操作。c. 关节囊；FN. 股骨颈；aFN. 股骨颈前方；lFN. 股骨颈外侧；L. 髋臼盂唇；FH. 股骨头；FHC. 股骨头软骨（图片由 Michael Dienst, MD 提供）

开，以使磨钻更好地到达后外侧 Cam 畸形处。通过不同程度的内旋可以很容易地解决后外侧和后方 Cam 畸形（图 3–6 ）。

（6）关节镜和透视保证充分的 Cam 切除：

最后，需要确认已完成最佳的 Cam 切除（图 3–7 ）。处理完中央间室后，进行不同程度髋关节内旋的前后位透视图像，以检查头颈部外侧和后外侧交界处的轮廓。然后，松开牵引，获

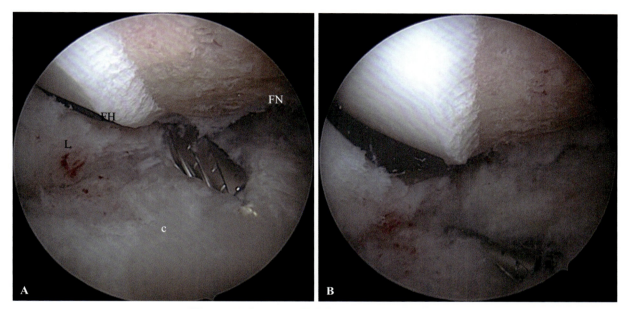

▲ 图 3–5　外侧 Cam 畸形切除前（A）和切除后（B）

从 PALP^{PC} 入路观察，磨钻通过 ALP^{PC} 入路完成操作。c. 关节囊；FN. 股骨颈；L. 髋臼盂唇；FH. 股骨头（图片由 Michael Dienst, MD 提供）

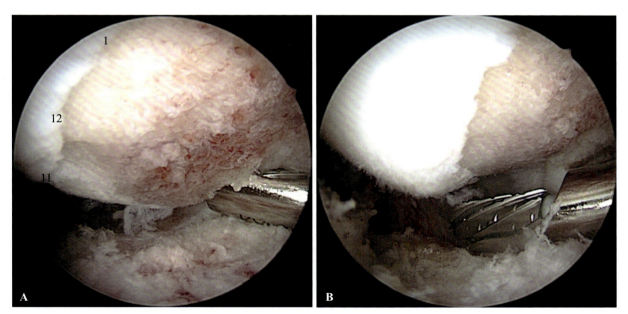

▲ 图 3–6　从中央间室切除外侧 / 后外侧 Cam 畸形

从 AP^{CC} 入路观察，磨钻经 ALP^{PC} 入路完成切除操作，切除前（A）和切除后（B）（图片由 Michael Dienst, MD 提供）

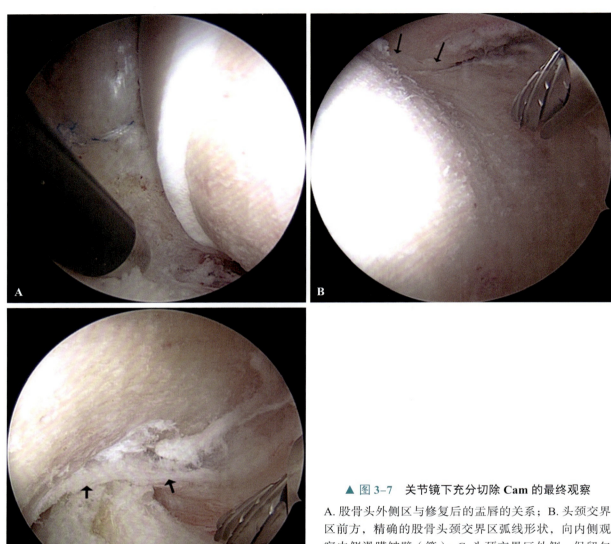

▲ 图 3-7　关节镜下充分切除 Cam 的最终观察

A. 股骨头外侧区与修复后的盂唇的关系；B. 头颈交界区前方，精确的股骨头颈交界区弧线形状，向内侧观察内侧滑膜皱襞（箭）；C. 头颈交界区外侧，保留包含股骨头供血血管的后外侧滑膜皱襞（箭）（图片由 Michael Dienst, MD 提供）

得不同程度屈曲和外展的透视图像，以检查前侧 / 前外侧头颈区的轮廓。

四、术后护理

1. 伤口护理

术后用厚敷料覆盖伤口，以吸收从入路处渗漏的液体。14～16 天后拆除缝合线。

2. 药物治疗

所有术后患者接受非甾体抗炎药至少 10 天，以减少术后水肿、关节积液和发生异位骨化的风险。每天皮下注射低分子肝素预防血栓栓塞，直到达到全负重。

3. 负重

如果是单纯的 Cam 切除，而没有盂唇修复或处理软骨，建议患者术后约 10 天后进行全负重。但 6 周内禁止进行激烈活动，以避免股骨颈应力性骨折的发生。对于骨质疏松患者或关节镜检查时发现股骨头颈处骨质较差的患者，特别是 40 岁以上的女性患者，建议 4 周内部分负重至体重的一半，因为这类患者发生疲劳骨折的风险较高。对于盂唇损伤修复后的患者，建议部分负重 20～30kg，时间持续 3～4 周；如果同时进行了其他软骨手术如修整、微骨折等，则时间需持续 6 周。

4. 活动范围和连续被动运动

在患者耐受的范围内，活动范围不受限制。应避免痛性的被动屈曲或旋转。从术后第 1 天开始持续被动运动，持续 4～6 周，每天至少 3 次，每次 30min，以避免关节内粘连，减少肿胀，促进软骨再生和盂唇重建。第 3 周可以增加固定自行车锻炼。

5. 物理治疗

理疗可以在术后第 1 天开始，例如进行步态训练和等长力量练习。本体感觉和协调训练可以从部分负重开始，直到完全负重，这取决于疼痛、软骨损伤的治疗和骨质量。物理治疗必须包括主动活动和开始时温和的被动髋关节活动。通常 8 周之后，可以开始弹力带和柔性板训练，进行外旋肌和外展肌的神经支配训练。在这个阶段，应该开始进行静态和动态的双腿稳定练习，然后是单腿站立练习。恢复稳定后，必须训练力量和耐力。运动员通常在第 9～14 周进行有控制的特定运动训练。

6. 重返运动

恢复竞技运动水平取决于各种因素，如关节状况、手术操作，最重要的是运动类型。根据我们的经验，大多数高水平运动员需要 4～5 个月才能重返赛场。

五、陷阱

一些研究表明，髋关节镜手术的并发症发生率较低[14-16]。如果髋关节外科医生的经验不足，那么以下几种风险会显著增加。

(1) 持续性 Cam FAI（Cam 切除不足）：Cam 切除不足和持续性 Cam FAI 可能是髋关节镜翻修最常见的原因。它导致残余撞击、症状不缓解和持续的关节恶化[17]。在外科医生学习曲线的开始阶段，Cam 切除不足并不少见。关节镜下的视野不足，对 Cam 畸形程度的低估，以及不知道如何评估 Cam 畸形是导致失败的主要原因。通常犯的错误是，切除仅局限于前外侧 Cam，但外侧或后外侧 Cam 处理不充分。

(2) 盂唇密封机制 / 关节负压的丧失（Cam 过度切除）：Cam 的过度切除很少发生。通常情况下，切除要么太深，要么太靠近近端。这两种情况都会引起髋臼盂唇和髋臼软骨与股骨头软骨失去接触，导致在髋关节屈曲和旋转时透明软骨面之间接触的减少和密封机制的丧失。有限元研究的结果表明，负荷运动过程中较高的传导力会导致过早地发生继发性骨关节炎。此外，过度切除会增加急性或疲劳骨折的风险[18, 19]。与"简单"的关节镜切除相比，过度切除 Cam 导致的翻修要困难得多。

(3) 髋关节不稳（关节囊的切除或大切口）：在关节囊处理方面，一些学者一直在推动更激进的方案以更好地显露头颈交界区，包括更大的髂股韧带 T 形切开和部分关节囊切除。最近的一系列病例报道表明，这些激进的关节囊处理方案的并发症包括直接脱位和微不稳。目前关于关节囊的处理共识是，不能切除关节囊，并且需要修复较大的关节囊切口[20, 21]。

(4) 股骨颈应力性骨折：有报道表明，Cam 切除后股骨颈可能发生应力性骨折。Möckel 和 Labs[22] 通过一项为期 5 年的多中心回顾性研究对 13 154 例患者进行了观察，报道了 12 例（占比约 0.1%）发生股骨颈应力性骨折的病例。发生应力性骨折的潜在危险因素是广泛的 Cam 切除，过早的激烈运动，老年、骨质疏松症患者和应用免疫抑制患者的骨质量较差。因此，具有这些危险因素的患者要在 4～6 周后再逐渐过渡到完全负重。发生应力性骨折的患者通常在术后4～5周出现疼痛加剧。在这个时候，X线检查通常是不可靠的，应力性骨折的明确诊断需要通过 MRI 来确认。

(5) 股骨头缺血性坏死（AVN）：文献回顾显示术后 AVN 非常罕见。在 Möckel 和 Labs[22] 的多中心研究中，13 154 例患者中有 7 例在关节镜下 Cam 切除后出现 AVN。

(6) 关节内粘连：粘连发生在显露的骨面和相对应的关节囊之间。Willimon 等报道，髋关节镜检后粘连的发生率为 4.5%，并且发现患者年龄较小、骨切除较多以及术后康复期间缺乏髋关节旋转松动治疗是发生这种并发症的危险因素[23]。目前比较公认的观点是，持续运动治疗和早期的髋关节旋转和外展练习是避免粘连形成的关键。

六、文献综述

表 3-3 显示了关节镜手术治疗 FAI 的一组病例的概述。

表 3-3 关节镜下治疗 Cam FAI 疗效观察

作 者	数 量	男 / 女	Cam/ Pincer/ 混合	评价随访时间（范围）（个月）	结 果	并发症
Larson 和 Giveans[27]	100	54/42	17/28/55	9.9	• mHHS 升高 22 分 • SF-12 升高 18 分 • VAS 疼痛评分从 7 分降至 2 分 • 后撞击试验阳性率从 100% 降至 14%	• 6 例 HO • 1 例 24h 坐骨神经部分麻痹 • 3 例 THA
Byrd 和 Jones[28]	100	67/33	63/18/19	24	• mHHS 升高 21.5 分	• 6 例关节镜翻修检查 • 1 例一过性阴部 NP • 1 例一过性 LCFN NP • 1 例轻度 HO
Javed 和 O'Donnell[29]	40	26/14	40/0/0	30（12～54）	• mHHS 升高 19.2 分 • NAHS 15.0 分	• 7 例 THA
Philippon 等[30]	65	17/34	10/15/75	42（24～60）	• mHHS 升高 34 分	• 8 例关节镜再检查发现关节囊盂唇粘连
Palmer 等[31]	201	99/102	152/0/49	46	• NAHS 22 分 • VAS 疼痛评分 6.8～2.7 • 钳夹切除的结果要差得多	• 13 例 THA • 1 例浅静脉炎 • 1 例浅表感染 • 1 例短暂性足部感觉异常 • 1 例 HO

（续表）

作　者	数　量	男 / 女	Cam/ Pincer/ 混合	评价随访时间（范围）（个月）	结　果	并发症
Malviya 等[32]	612	355/257	537/14/61	38.4（12～84）	• 76.6% 患者的 QoL 评分升高，14.4% 患者未改变，9.0% 患者下降 • 预测标志：术前 QoL 评分和性别 • 术前评分越低，术后 QoL 增益越高	• NR

mHHS. 改良 Harris 髋关节评分；NAHS. 非关节炎髋关节评分；NR. 未报道；QoL. 生活质量；SF-12. 简表 12；LCFN. 股外侧皮神经；THA. 全髋关节置换术；VAS. 视觉模拟评分；NP. 神经麻痹；HO. 异位骨化

关键点

- 应该避免在显露中央间室时的入路间行关节囊切开术，它会降低关节囊的张力，进而导致周围间室的视野范围缩小。
- 推荐采用髋关节周围间室到中央间室技术，直接显露并切除 Cam 畸形。
- 周围间室和 Cam 畸形的全面显露是成功切除 Cam 的先决条件。
- 通过扩张技术减薄轮匝带和选择性关节囊切开术通常足以获得充分的视野。
- 在大多数情况下，完整的 Cam 切除需要三入路式技术。建议近端前外侧入路用于观察，前外侧 Cam 畸形通过前入路切除，而后外侧 Cam 畸形最好通过前外侧或外侧入路切除。
- Cam 畸形的切除可以在有牵引和无牵引的情况下进行，Cam 的前外侧部分可以在没有牵引的情况下切除；为了处理后外侧 Cam，经常需要将股骨头从盂唇和髋臼缘牵开。
- Cam 切除时，需要将髋关节进行不同程度的屈曲、旋转和外展，以改善头颈交界区不同区域的显露，避免股骨头软骨损伤，确认股骨头在髋臼内活动时无撞击。
- 从股骨头到颈部的弧线应平滑过渡。
- 如果定位困难，视野不足，应使用透视确定 Cam 切除的正确范围和深度。此外，关节镜退出关节前需要通过透视确认已完成充分的 Cam 切除。
- 为避免股骨头缺血性坏死，需保留进入头颈交界区后外侧的旋股内侧动脉的末端血管。

第 4 章　髋臼缘修整 *

Acetabular Rim Trimming

Matti Seppänen **著**

李春宝　张　鹏　于康康　吴毅东 **译**

一、概述

在 Pincer 型股骨髋臼撞击综合征中，髋关节的活动受到凸起的髋臼缘限制。髋臼可能太深，可能在髋臼缘有一个区域性的"凸起"，或者髋臼的方向错误（髋臼后倾）。Pincer 畸形也可能是由过大的髋臼小骨引起的。髋臼前缘过大可能导致髋臼缘与股骨头颈部交界区异常接触，使股骨头与髋臼分离。这种分离可能会对髋臼后方软骨造成"对冲式"损伤[1]。

二、术前计划

当制订治疗症状性的 Pincer 型 FAI 的手术策略时，应特别注意髋臼的前后倾和髋臼的覆盖。如果站立位骨盆 X 线检查显示后壁征阳性和（或）坐骨棘征阳性，应完成 3D 成像检查（3D CT 或优选 3D 动态 MRI），计算髋臼总覆盖、前方和后方髋臼覆盖。如果髋臼后方覆盖减少，问题是髋臼后倾，而不是髋臼前壁的过度覆盖，正确的手术治疗是采用髋臼周围旋转截骨术（rotational periacetabular osteotomy，RPAO）纠正髋臼前倾角。在这种情况下，修整髋臼前缘

会加重前后向髋关节的发育不良。

如果髋臼小骨导致 Pincer 畸形，手术切除通常是一个好的选择。在决定手术之前，应特别注意切除后的髋臼覆盖情况。如果髋臼小骨很大，切除后髋臼的覆盖范围可能减少，会导致医源性发育不良的情况。在这种情况下，应考虑同时进行髋臼周围截骨术。

修整髋臼缘最常见的原因是，FAI 合并髋臼前缘、前上缘局限性凸起，以及股骨头颈交界区 Cam 凸起。这两种凸起类型的特性各不相同，但笔者认为，如果选择手术治疗，两者都应予以处理。

如果 Pincer 畸形是由髋臼过深或髋臼突出所致，则应准备好在同一手术中进行盂唇重建术。根据经验，髋臼越深，盂唇越薄，反之亦然。在盂唇从髋臼缘分离后，可能会出现剩余的盂唇只有几毫米厚的情况。

三、关节镜治疗（视频 4-1）

采用侧卧位牵引，在透视引导下建立外侧入路。在 70° 关节镜进入关节腔后，在直视下做中前入路。用刀或射频进行有限的关节囊切

---

*. 本章配有视频，可自行登录 https://doi.org/10.1007/978-3-662-61186-9_4 在线观看。

开术（约 1cm）。从髋臼的前方开始用射频从盂唇的外侧进行盂唇与髋臼缘的分离。如果盂唇软骨交界处是完整的，在盂唇分离的时候不应破坏盂唇软骨过渡区。特别注意，滑膜起自上盂唇的上面，因此上盂唇处的外侧隐窝几乎不存在[2]。前方盂唇分离完成后，观察镜头切换到中前入路，可通过前外侧入路继续向后分离盂唇[3]。由于髋臼后壁较薄，如果可能，应避免修整后方髋臼缘。因此，缝合后方盂唇可能很困难。

在分离出所需要的盂唇组织并评估 Pincer 范围后，用 4.5mm 或 5mm 的磨钻从髋臼前下部边缘开始修整。磨钻的宽度也可被用来测量切除的范围。

继续向上方切除，并特别注意一开始不要切除太多。更好的方法是先切除一点，先创造平坦的边缘，然后再加深切除范围，以磨出术前计划好的髋臼壁形态。在手术过程中，使用透视确保正确的切除位置和深度。在使用透视时，必须记住髋臼 X 线成像对骨盆的位置和 C 形臂的角度是非常敏感的，所以术前要做好计划。这一阶段最大的风险是，过度切除髋臼前缘或上缘，从而造成髋臼前覆盖不足。对于髋臼上缘部分的切除，从中前入路进行观察，从外侧入路继续进行盂唇的分离和髋臼上缘切除。

由于上方关节囊较薄，非常接近盂唇，肌纤维经常被显露出来。为了避免肌肉纤维影响视野，合理的做法是尽可能地降低灌注压（笔作者使用的液体泵压力为 35~40mmHg）。这也减少了腹腔外渗的风险。

当达到术前计划的外侧中心边缘（lateral center-edge，LCE）角度时，即可进行盂唇缝合。良好的 LCE 角度为 35°~30°。低于 30° 会增加局部覆盖不足的风险。由于髋臼缘修整的目标是接近最正常的 LCE 角度，此时 Tönnis 角度较小，而且髋臼外侧关节面非常水平，所以在进行打孔置钉时需要特别注意钻头的角度。

由于髋臼后壁较薄，笔者倾向于全部使用带线锚钉。应避免钻透髋臼关节面。锚钉彼此间距约 1cm，不要缝合得过紧。

因为盂唇很薄，褥式缝合不可能不损伤盂唇。捆扎缝合对于保护盂唇组织是有利的，因为分离的盂唇组织通常很宽，并且捆扎缝合线勒穿盂唇组织比较困难。

盂唇复位固定后，松开牵引，将关节镜移动到周围间室，评估股骨头头颈交界区的形状，决定是否需要行股骨头颈部成形术。

牵引时间不应超过 60min。如果 60min 后关节内的操作工作仍未结束，则放松牵引至少 15min。在这段时间内，可评估周围间室，必要时进行股骨头颈部成形术。周围间室的操作完成后，再进行牵引，完成盂唇缝合。

如果用足够的牵引仍无法获得满意的牵引空间，最好改变策略，从周围间室开始操作。然后，在没有牵引的情况下进行髋臼缘修整。特别注意不要屈曲髋关节，因为屈曲髋关节时候容易损伤股骨头软骨。一旦髋臼缘修整完成，可在牵引下完成盂唇缝合。

技巧

- CE 角超过 35° 时，应注意存在 Pincer 的可能。
  - 目标 CE 角是 30°~35°，避免过度切除。
- 骨盆 X 线检查显示后壁线位于股骨头中心内侧，坐骨棘清晰可见时，注意以下情况。
  - 注意髋臼后倾，进行 3D 成像整体评估。
  - 如果后方覆盖减少，请考虑 RPAO。
- 在全球 Pincer 畸形中，盂唇通常是小而薄，需要在同一手术中准备好盂唇重建或加强缝合。
- 切除较多的髋臼小骨可能导致医源性髋臼发育不良。
- 骨性矫正是手术治疗成功的关键。

第5章　开放股骨头颈骨软骨成形术及髋臼成形术 *
Open Femoral Osteochondroplasty and Rim Trimming

Alessandro Aprato　Matteo Olivero　Alessandro Massè　Reinhold Ganz　**著**

钟名金　欧阳侃　**译**

一、概述

股骨髋臼撞击的治疗目标是去除病理性股骨和（或）髋臼畸形，修复损伤的关节盂唇以恢复髋关节的正常功能。安全的髋关节外科脱位技术早在 15 年前就已经出现[1]，并被认为是治疗髋关节内病变的金标准[2]。自 21 世纪 00 年代中期以来，髋关节镜逐渐成为治疗 FAI 的主流手段。据 Bozic 等[3] 的报道显示，2006—2010 年，髋关节镜手术量增加了 600% 以上。但这种情况随着翻修手术量的增长而受到了一定程度的抑制，其主要原因是畸形切除不充分或病变类型无法确定[4, 5]。

当畸形较为复杂或存在多个畸形时，开放性手术是首选方法，如髋臼过深的全髋臼过度覆盖、严重髋臼后倾、合并股骨后倾、大转子高位。股骨干骺滑脱引起的严重股骨后倾或复杂的股骨头部畸形（如 Perthes 病）也是开放手术的适应证，关节镜手术失败后的髋关节也是如此。无论在何种情况下，全面的术前评估都将作为先决条件，通常包括检查软骨状况的磁共振成像（MRI）和评估轴位畸形的计算机断层扫描（CT）。

二、髋关节外科脱位

可以使用全身麻醉或脊髓麻醉，但全身麻醉可松弛肌肉，推荐首选。

将患者置于侧卧位，并用软垫做好防护。在髋关节脱位时，传统上用于全髋关节置换术的前支架放于前方的袋子里，这可能会影响腿的自由放置。因此，单个的方形耻骨支架成为首选（图 5-1）。

手术准备应以大转子为中心消毒铺巾，同时保证腿部可活动。在患者前方的手术台边缘悬挂一个无菌袋，用于在髋关节脱位时接住腿部。

可以使用 Kocher-Langenbeck 和 Gibson 入路[1]。使用直 Gibson 入路不会导致臀大肌裂开，可使瘢痕变得更美观，皮下组织的"鞍背变形"更少[6]。沿着大转子的前 1/3 做皮肤切口，同时保持髋关节完全伸展（图 5-2）。而较大的脂肪层有利于皮肤切口向头侧延伸，便于在转子截骨术中定位摆锯[7]。阔筋膜切开与皮肤切口一致，位于穿支血管水平。不劈开臀大肌，而是向后方拉开，从而避免了前肌纤维的神经血管损伤[8]。

然后将腿向内旋转，显露臀中肌的后缘。

---

*. 本章配有视频，可自行登录 https://doi.org/10.1007/978-3-662-61186-9_5 在线观看。

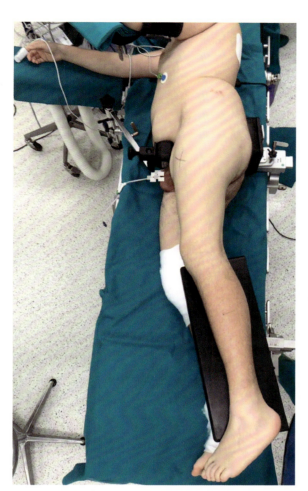

▲ 图 5-1　患者侧卧位，单个耻骨联合前方支撑。因此，它不会干扰腿的各种位置，从而使关节的所有区域都能获得最佳的通路

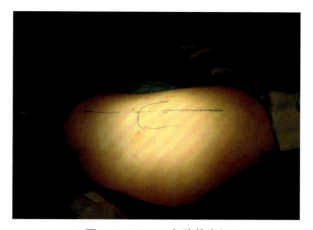

▲ 图 5-2　Gibson 入路的直切口

与 Kocher-Langenbeck 入路相比，它的有创性更小，并且通常能使大腿轮廓更加美观

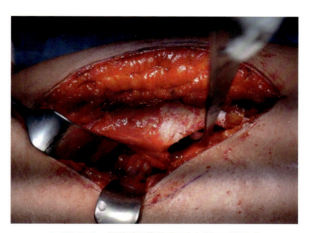

▲ 图 5-3　早期报道的直形大转子截骨术

从大转子后缘到股外侧嵴后缘的直线。截骨术平行于股骨干的长轴进行，止于大部分臀中肌后止点的前方。臀中肌的少量纤维附着在股骨的稳定部分（骨块撬起时）被松解

此时不牵拉臀中肌，以辨别梨状肌肌腱[1]。

　　切开转子周围滑囊后，可以看到旋股内侧动脉深支（medial femoral circumflex artery, MFCA）转子支。该分支可作为识别股方肌上缘的标志，在该区域，MFCA 深支作为闭孔外肌腱周围的后吊索[9]。转子支可在预计的转子截骨术中进行烧灼，而不会损害股骨头血供[7]。

　　保持腿部内旋 20°～30°，以便于转子截骨术的进行。骨块是臀中肌 / 臀小肌的近端和股外侧肌远端的连接处。所有的外旋肌群都应该留大转子的稳定部位。

　　早期的手术技术描述，报道了一种直转子截骨术[1]（图 5-3）。截骨线位于后转子嵴前部，近端出口位于转子尖中部。手术时，臀中肌附着点的一些纤维会残留在可移动的骨块上，在松动骨块的过程中必须将其切断。它有助于保持梨状肌附着点在转子的稳定部分[1, 6]。摆锯不应离开转子的前皮质，骨刀撬起骨块时会将其损坏。通过这种技术，所有的外旋肌群都与大转子的稳定部分保持相连，从而可以保留 MFCA 的深支，该深支在上孖肌水平成为囊内支[1]。

　　通过分步截骨术，可以使骨折更稳定地固

定，降低转子畸形愈合和骨不连的风险[10]。两个表面之间的距离应为 5mm 左右[7]（图 5-4）。

当需要股骨转子向远端推进时，应进行直截骨术。在不需要推进的情况下，我们更偏好阶梯式或 Z 形截骨术，尽管它在技术上要求更高。

现在可以用 Hohmann 牵开器将截骨片向前移动。为了保证充足的活动范围，必须切断前上部周围的牢固纤维连接。只有在大转子显著前移的病例，才有必要在重新固定额外松解臀小肌腱的长肌腱。如果梨状肌腱的一部分仍然附着在游离的骨块上，这些纤维就会在靠近粗隆骨块的位置被切断，骨块就可以倾斜并完全向前移动。

开始显露关节囊的安全间隔位于梨状肌腱和臀小肌之间。肢体处于轻微屈曲和外旋状态。找到间隔的最好办法是从贴近大转子稳定部分开始。股骨头的所有血管和吻合都位于梨状肌的远端。将臀小肌从关节囊上剥离，向头侧牵拉。注意不要损伤梨状肌。梨状肌腱的完整性有利于保护从其下方进入骨盆的坐骨神经，以及臀下动脉和旋骨内侧动脉深支的吻合。这些稳合沿着梨状肌腱的下缘走行，在深支损伤的情况下，它也可以保证股骨头有足够的血供[9, 11]。

腿在不同屈、伸角度同时内、外旋，有利于关节囊的完全显露。通常右髋关节行 Z 形关节囊切开，左髋关节行反 Z 形关节囊切开[1]。先沿股骨颈轴线的前外侧切开，近端平行于髋臼沿向后方延伸，直到梨状肌回缩肌腱。由内而外的切口有助于避免损伤关节盂唇和关节面。关节囊切开术的前支起始于关节囊在股骨前方的止点附近，并朝向髋臼的前下缘（图 5-5）。

之后可行髋关节脱位。使用 Langenbeck 牵开器将软组织保持在 12 点钟位置。牵引、屈曲和外旋髋关节使其轻微半脱位，同时在跟骨周围放置骨钩以帮助脱位。切开圆韧带，进一步的屈曲和外旋实现髋关节完全前脱位。然后将患者的腿放在前方的无菌袋中。如果之前有相关手术史或创伤史，在髋关节周围留下瘢痕，必须在髋关节完全脱位之前进行坐骨神经检查和解剖位置确认，以避免损伤神经[1]。随着髋关节完全脱位后髋关节移位，在屈曲 - 伸展、屈曲 - 外展 - 外旋（FABER 试验）和屈曲 - 内收 - 内旋（FADIR 试验 / 撞击试验）的联合运动中，可以确定撞击的区域。后下缘区域可通过完全伸展和外部旋转进行检查。

通过活动下肢可以获得完整的 360° 视野，以及髋臼和股骨近端的近 360° 视角。

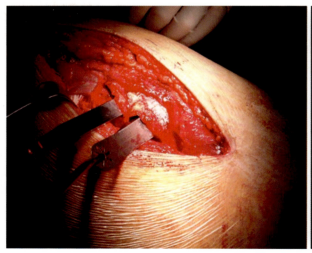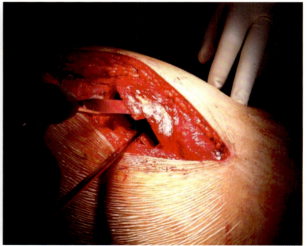

▲ 图 5-4　大转子 Z 形截骨术

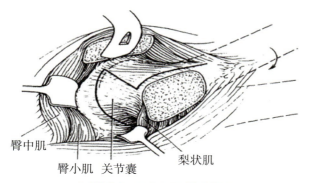

▲ 图 5-5　Z 形关节囊切开术

臀中肌　臀小肌　关节囊　梨状肌

先沿股骨颈前外侧切开，近端平行于髋臼缘向后延伸，远端于前方延伸至小转子

当髋关节脱位和软骨完全显露在外时，应经常用生理盐水冲洗以防止其干燥 [6, 7]。

三、髋臼

评估髋臼时，需要使用两个额外的牵开器，一个在髋臼边缘前方，另一个在髋臼横韧带的下方。当助手推动膝关节进一步显露髋臼时，应保持大腿与地面平行。如果髋臼的显露仍不理想，在髋臼上缘放置一个小的 Hohmann 牵引器，可使颈部后缘更好地显露（图 5-6）。为了显露后缘，需将腿从无菌袋取出，伸展髋部以游离后肌瓣和坐骨神经。小 Hohmann 放置在髋臼后缘后方可以将股骨颈部牵开，便于检查后下关节。

髋臼软骨和盂唇的损伤类型取决于髋关节的形态 [12]。在凸轮型或包容性撞击中，髋臼前上方区域（1 点钟位置）的软骨经常受损。在疾病的早期，当软骨从盂唇部向髋臼窝中心分离时，关节盂唇通常稳定且没有损伤。在后期，盂唇也成为退化的一部分。相反，在钳夹型或冲击型撞击中，撞击首先损伤盂唇。典型的损伤类型是盂唇内的囊肿形成和一小部分邻近软骨的退化。在髋关节后倾时，该区域位于前上方，而在髋臼过深时，该区域可呈环状 [7, 12]。

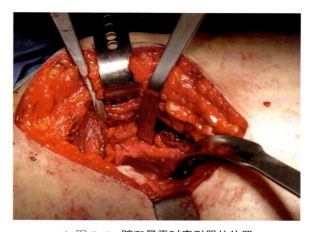

▲ 图 5-6　髋臼显露时牵引器的位置

一个在 12 点钟位置，一个在髋臼缘前面，细长且弯曲的 Hohmann 牵引器位于髋臼边缘后方，紧靠股骨颈

在后期，可以发现盂唇撕裂。反复微小创伤可导致盂唇底部骨错位，进一步加重撞击损伤 [13]。

如果强制屈曲，股骨头后下段和髋臼之间的压力会增加半脱位，并且股骨头和髋臼软骨上也会出现对冲性损伤 [7, 12]。

单独的凸轮型和钳夹型撞击是罕见的，大多数患者同时具有这两种类型，因此，多有软骨和盂唇的混合损伤。低位或负位股骨会导致前撞击，而髋内翻有后下方撞击的倾向 [14]。关节外撞击可发生在大、小转子和髋臼周围骨之间，有时只有在去除关节内撞击后才会变得明显 [15]。

钝探头可以用来评估盂唇是否脱落或撕裂。如果盂唇撕裂无法修复，则可对部分唇裂进行清创修整。使用自体筋膜组织进行唇部重建的结果令人满意 [16]。

在过度覆盖范围最大的区域，将盂唇从髋臼边缘分离出来（图 5-7）。然后，用弯曲截骨刀（视频 5-1）或 5mm 高速磨头切除髋臼边缘。术前通过 X 线检查和 CT 扫描中所示的交叉征和外侧中心边缘角粗略评估切除量，但这些参数在很大程度上取决于骨盆的放射投影。分层软骨所在区域可以作为边缘切除幅度的标志，一般来说，每侧切除 1mm 对应的髋臼覆盖

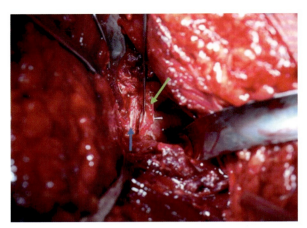

▲ 图 5-7 通过锐器剥离从髋臼边缘分离的盂唇

用小探针评估盂唇。绿箭：分离的盂唇；蓝箭：髋臼边缘

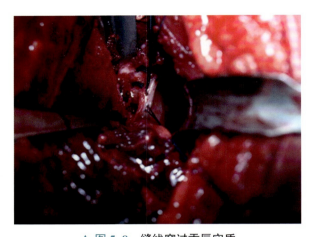

▲ 图 5-8 缝线穿过盂唇实质

只有在髋关节复位后，才能进行收紧缝线，以使盂唇在解剖上更加整齐和更加的缝合张力

就减少 2°[7]。术中边缘切除到重复试验不再出现进一步撞击。过度切除可导致髋关节不稳定和髋臼覆盖不足，类似于髋臼发育不良。Peters 和 Erickson[17] 建议切除剥离的软骨和软骨下骨，然后在新建的髋臼边缘前部重新连接盂唇。然而，这可能会增加髋关节不稳定风险。

如果发现是全层软骨损伤，可进行微骨折。

在边缘切除术后，清除盂唇磨损严重和不健康组织，并留下尽可能多的健康组织。在出血的骨表面上使用可吸收缝合锚钉进行再附着[18, 19]。在大多数情况下会使用 3～4 个缝合锚钉[20]。重新连接或修复撕裂的盂唇则需要足够大的健康的组织。Philippon 等[18] 建议切除 7mm 宽的盂唇，以修复和重新连接而不增加盂唇宽度。锚钉必须放置在距软骨边缘 2～3mm 的位置。锚钉必须远离软骨，以避免将其穿透。缝线穿透盂唇（图 5-8）。缝合线也可以环状的方式绕过唇部，以避免进一步的组织损伤[18]，但这会导致盂唇的密封能力下降。固定缝合线最好在髋关节复位之后，可使盂唇抬起和缝合结的张力更均匀[7]。缝合结必须在盂唇关节囊侧，避免与关节面接触[21, 22]。

在早期的盂唇清创术之后，盂唇复位成为首选方法，这样能够获得更好的患者愈后

结果[6, 17, 18, 21, 23]。

四、股骨

为了使股骨近端达到最佳显露状态，需要将腿置于无菌袋中，同时把膝关节降低、髋关节内收并向外旋转。在股骨颈周围放置两个钝性 Hohmann 牵引器（图 5-9）。整个操作过程中，在进行任何其他操作之前，都必须确认并保护包含有血管的后上支持带[9]。如果在手术前没有做好准备工作，很容易在脱位的髋关节发现反转的股骨。过大的前倾角或相反的后倾角会产生撞击，最后需延长入路进行股骨转子下截骨术。

通常，股骨隆起位于头颈部前上方交界处。该区域被描述为从大转子前缘到股骨头的前外侧骨块，可能是股骨颈最后骨化的那一部分。

撞击区通常表现为炎性外观。软骨可呈粉红色外观，有时可见非球形区域附近的囊肿[7, 24]。透明塑料模具有助于更好地识别非球形区域的数量和范围，并明确成形范围（图 5-10）。

下一步是去除异常骨骼，以恢复正确的股骨偏心距。这种骨软骨成形术可以使用弯曲的

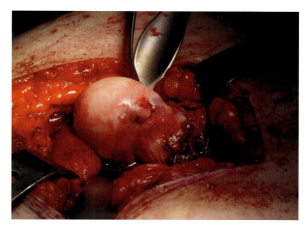

▲ 图 5-9　股骨头和颈部外露时牵开器的位置
在颈部放置两个钝性 Hohmann 牵开器，进一步抬高股骨头

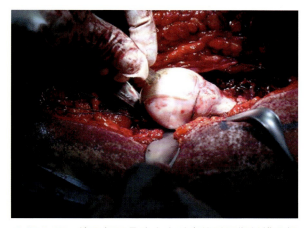

▲ 图 5-10　使用与股骨头大小对应的透明塑料模具识别和评估股骨撞击

骨刀或高速磨头进行[17]，必须一步一步小心地进行，并持续关注支持带的完整性。必须使用模板定期重新评估轮廓，并行撞击试验测试（图 5-11）。

含有血管的支持带区域约 2cm，可肉眼辨认。无论隆起大小如何，都必须小心保护股骨头内血管入口区的支持带。如果撞击产生的隆起向后延伸至支持带，那么在切除时不仅要考虑到支持带血管的穿孔区域[7]，还要考虑到血管在骨内的走行是相当浅的[25]（图 5-12）。

过度切除颈部会增加颈部骨折的风险，并损害盂唇的密封效果。几位作者的报道显示，最大切除量为颈部直径的 30%，这样不会增加骨折风险[26-28]。

髋关节复位前，可先清创圆韧带残端，并在清创的骨面上涂抹骨蜡以减少出血（图 5-13）。

据 Nötzli 等[29]报道，在脱位期间，股骨头的血流灌注减少了 10%。术中"出血征"可证实股骨头血供充分。该测试是在股骨头非承重区域进行 2.0mm 的钻孔，钻孔后立即出现活动性出血为阳性[1, 30]。这项测试已被证实是手术脱位后股骨头预后良好的可靠指标[30]。一些作者报道了可使用电子设备监测流入海绵样骨的血液产生的脉搏波[29, 31]。然而，这些评估非常

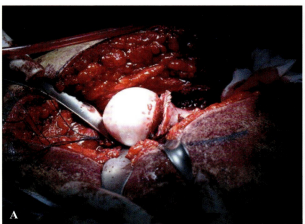

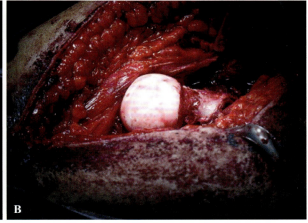

▲ 图 5-11　A. 股骨头颈交界区骨软骨成形术；B. 骨软骨成形术后的头颈交界区

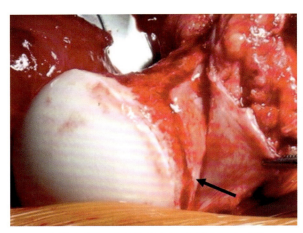

▲ 图 5-12　支持带皮瓣近端有限性骨切除

可见后上骨膜瓣（黑箭）

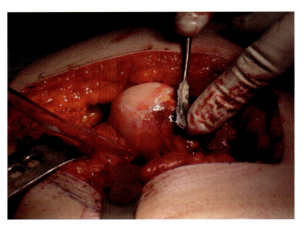

▲ 图 5-13　在已成形的骨表面涂抹骨蜡

耗时，而且并不能明显提高对于股骨头活力的预估能力[30]。

五、复位

通过牵引和控制内旋，可以轻松实现股骨头的复位，注意不要撕脱盂唇缝合线，也不要翻转盂唇。膝关节屈曲时比伸直时更便于复位。

在髋关节复位和盂唇缝线收紧后，关节囊闭合前，对关节活动范围进行最终评估来确定有无残余撞击（视频 5-2）。

只有修复关节囊的垂直切口需要用到低张力的可吸收缝线。拉紧甚至折叠缝合关节囊可能会牵扯支持带血管并减少股骨头的灌注[29, 30, 32, 33]。

之后，复位转子骨块。如果进行 Z 形截骨术，则很容易实现解剖复位，用 2～3 个 3.5mm 螺钉从大转子的外侧向内侧固定骨块[7]。如果进行直线截骨术，大转子骨块可在解剖位置复位或向远端推进，以相对延长股骨颈并改善外展肌的功能，但应避免矫枉过正。直线截骨术也应该用 2～3 个 3.5mm 螺钉固定骨块[19, 32]（图 5-14）。阔筋膜、皮下组织和皮肤以分层方式仔细缝合。

要点与技巧

- Gibson 的直形切口入路可提供更美观的外形，避免囊样畸形。
- 转子截骨术应在臀中肌最后方止点的近端正前方退出，以确保所有外旋肌保持在稳定部位。
- 关节囊的显露应严格从梨状肌肌腱的近端开始，以保护 MFCA 的深支和所有吻合口。
- 避免过度切除髋臼缘，以免导致髋关节不稳。
- 坚持尝试修复和重新连接唇来重建密封效果。
- 只有在股骨头复位后，才能收紧用于盂唇复位的缝线，以便获得最佳的盂唇对齐与缝合紧密性。
- 在进行股骨软骨成形术时，避免损伤支持带血管。
- 头颈交界区过多的骨切除会削弱股骨颈，增加骨折风险。
- 避免关节囊缝合过紧。
- 避免转子骨块向远端过度推进。

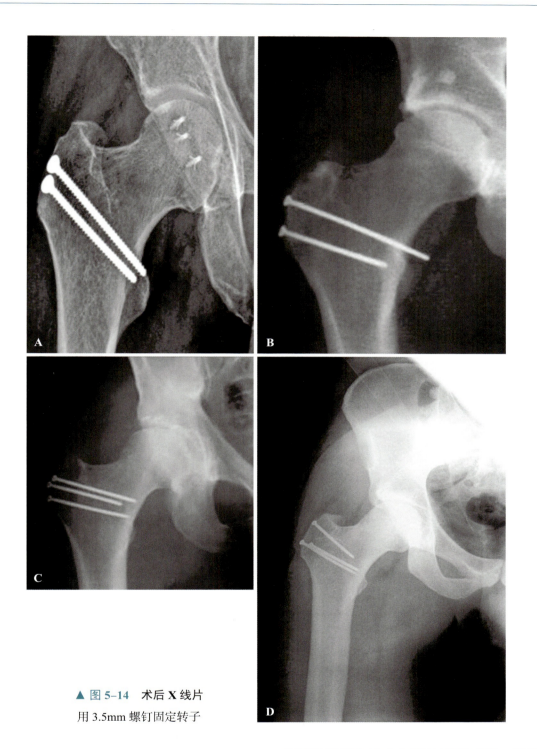

▲ 图 5-14　术后 X 线片

用 3.5mm 螺钉固定转子

六、结论

　　开放性外科脱位治疗股骨髋臼撞击有以下几个优点。首先，该手术是安全的，因为其缺血性坏死的风险和发病率低。其次，外科脱位使得整个髋臼和股骨近端变得完全可视化，因此可以识别和治疗主要的病理畸形。最后，通过一个手术入路，外科医生可以在髋臼、股骨和软组织上进行多种外科手术。

　　关节镜手术和开放性手术都证明了其对股骨髋臼撞击的治疗效果，两者都有特定的适应证。评估所有可能导致撞击的畸形是治疗的基础。

第6章 髂前下棘撞击减压
Subspine Impingement Decompression

Ali Bajwa　Muhanmed Adeel Akhtar　Richard Villar　著

陈　刚　译

一、概述

髂前下棘撞击是一种髋关节周围的关节外撞击方式。"撞击"这个词在剑桥词典中被定义为"对某事产生影响，通常以某种方式限制某物而引起问题"。髋关节撞击综合征由 Ganz 等提出，作为髋部疼痛的一种原因，引起了学术界的关注[1]。传统意义上 FAI 分为凸轮型（Cam 型）和钳夹型（Pincer 型）两种形式[1, 2]，但在过去的 20 年中，不仅发现了关节外撞击变异，还认识到它们可能共同存在。现在已经认识到的髋关节周围各种形式的撞击现象，包括凸轮型（Cam 型）、钳夹型（Pincer 型）（局部型和广泛型）、混合型、坐骨股骨撞击和广义的髂前下棘撞击[1, 3-5]。髂前下棘撞击是指髋关节极度屈曲下，髂前下棘（anterior inferior iliac spine, AIIS）和髋臼缘之间的骨性突起与股骨颈的骨性突起的撞击。这可能与潜在的突出的髋臼缘（Pincer 型）、异常的 AIIS（真正的 AIIS 撞击）或囊内和囊外的软组织损伤同时存在，也可能不存在。我们必须了解解剖结构才能理解这些细微的差异。其治疗方式包括非手术治疗、开放手术和关节镜干预。

解剖注意事项

髂前下棘是股直肌直头和髂关节囊肌的附着点。它占据大部分髋臼外侧的前内侧。AIIS 骨突的平均长度为 31.5mm（范围 23～39.5mm），平均宽度为 11.9mm[6, 7]。AIIS 向外突出平均 6.4mm（范围 3.5～10mm），通常被描述为 AIIS 的高度。显然，长、宽、高的异常会导致撞击现象。然而，从髋臼缘到 AIIS 基底部的距离及该区域的形状或许是最为重要的因素。在大多数人中，AIIS 下方的骨缘是一条平滑的凹形曲线，从而让髂股韧带和部分髋关节囊附着，从 AIIS 基底部到髋臼缘的平均距离为 21.8mm（范围 10.4～32.3mm）[6-9]。然而，这种形状和距离在某些个体中可能会受到影响，并导致髂前下棘撞击。在解剖学上，AIIS 有两个面：上极为股直肌直头的附着点，下极为髂关节囊肌的附着点[9]。

通过对 53 名髋关节撞击患者的计算机断层扫描三维重建，将 AIIS 的形态分为三个亚类[10]：Ⅰ 型 AIIS 最下极和髋臼之间为髂骨平滑线；Ⅱ 型为 AIIS 趋于水平或略高于髋臼前上缘；Ⅲ 型为 AIIS 突出到髋臼缘远端。然而，这种简单的描述并没有考虑到撞击现象中的软组织成分。

Brian Kelly 等通过关节镜评估棘下形态并分为三个亚类[11]：Ⅰ 型为正常型，指 AIIS 尾部和髋臼缘形成凹面或平面；Ⅱ 型是指棘下区域肥大隆起，骨突凸向髋臼缘但不超过髋臼缘；

Ⅲ型为棘下区域的突起达到髋臼缘前下方，但与髋臼缘明显分开。

二、临床表现

髂前下棘撞击通常出现在喜欢运动的人身上，表现为腹股沟出现与活动相关的不适。通常，这些人从事的运动会增加髂股韧带和髂关节囊的压力，包括反复伸展（如跑步），或在运动中改变方向而旋转髋关节[8, 12]。一部分患者报告了髋屈肌受伤的创伤病史。这可能是股直肌的陈旧性损伤，并可能在影像学上找到陈旧损伤的痕迹[9]。绝大多数患者起病隐匿，从剧烈活动时的腹股沟区出现疼痛，进展到日常功能受影响。坐在低椅子上时腹股沟区出现钝痛。髋关节过度屈曲、内收和内旋会使疼痛加重。这些症状可能与相关的软组织损伤，包括关节内结构的损伤有关。

建议进行全面的临床评估，包括一般检查和特殊检查。如果怀疑有髂前下棘撞击，检查应包括评估患者的过度活动程度，静态和动态下的生物力学评估、步态评估、足部和鞋具评估，功能性深蹲，在沙发上检查，对髋关节进行全面评估，并与对侧进行比较，包括活动范围、肌力和激发性试验。此外，必须进行腹股沟评估，以排除可以模拟撞击的腹壁或腹股沟的病变。

三、检查

对疑似髂前下棘撞击的检查包括骨盆的 X 线片、骨盆前后位（anteroposterior, AP）片和双髋侧位片进行比较。X 线片非常有助于评估 AIIS 形态、髋臼缘形态（包括任何交叉征），识别坐骨棘征，明确股骨头颈交界前部形态以评估凸轮型（Cam 型）撞击[3, 9, 13, 14]。临床上大多数情况为混合型撞击。作者总是以 MRI 扫描评估关节

内结构、股骨头血管分布，并排除其他病变，如应力性骨折或肿瘤。CT 扫描和动态 CT 辅助评估用于更复杂的病例，有助于术前方案制订[3, 5]。此外，仅对怀疑存在潜在全身问题的患者进行血液学检测，在特定病例中这些检测包括 HLA B27、全血细胞计数、红细胞沉降率、C 反应蛋白、自身抗体筛查和维生素 D 水平（表 6–1）。

表 6–1　对疑似髂前下棘撞击的检查

所有病例	特定病例	怀疑有系统性疾病
• 骨盆前后位片 • 双髋侧位片 • 髋关节和骨盆的 MRI	• CT 平扫 • 动态 CT 评估 • 诊断性注射 • 动态超声	• 全血细胞计数 • C 反应蛋白 • 红细胞沉降率 • 风湿指标筛查 • 自身抗体筛查 • HLA B27

四、治疗

治疗方案需要与患者讨论。非手术治疗值得考虑，即物理治疗、运动和训练调整、生物力学矫正，以及短期使用非甾体抗炎药。难治性病例考虑进行手术干预。笔者对髂前下棘撞击患者只进行关节镜干预，然而开放手术也有报道。大多数情况下，采取关节镜手术；但对于特定形态的 AIIS，为避免关节囊过度损伤，可以内镜方法联合关节镜治疗。

在全身麻醉加腰丛神经阻滞下，手术以侧卧位进行。单次预防性使用抗生素。患者被放置在垫有良好衬垫的专用牵引台上。会阴柱偏移，使其位于坐骨上，以避免对会阴造成额外压力。透视下尝试牵引检查后，牵引完全释放。给患者仔细准备，并铺巾。后外侧和前外侧入路用于进入髋关节，后外侧入路最初用作观察通道，前外侧入路用作主要工作通道。然而，随着髂前下棘撞击减压的进行，入路交换，已

完成后退，同时避免软组织过度破坏。首先，在任何手术操作之前必须对中央间室仔细检查诊断清楚，在12：30方向延长切开关节囊。常规不取下盂唇。在这个阶段，使用射频刀打开盂唇周围沟。先用90°射频头，然后根据入路角度换成50°射频头。观察髋臼的上缘。识别并保留股直肌的反折头，显露 AIIS 的尾部。这些均可在透视下得到证实。提起并移开关节囊而不是切除，以便在最后能够修复关节囊。在这个阶段，有限的髂股韧带和髂囊肌可能需要松解。使用4.5mm的磨钻以8000转/分的速度开始刨削。泵压维持在35～50mmHg，以避免过多的液体外渗。关节镜磨削部分通过透视确认。按照术前计划仔细进行磨削，直到预定深度。在磨削过程中，优先减少牵引力以保持牵引时间有限。在关节镜和透视控制下，任何悬垂的骨化都能被发现并以类似的方式处理。在此阶段，如果有指征和计划，可以通过盂唇后沟进行髋臼缘磨削。只在磨削髋臼缘中切下盂唇。此时有必要进行髋关节屈曲的动态测试，以评估磨削的深度；髋关节再次被牵引开，并根据指征进行盂唇修复。髋臼侧使用缝合锚钉进行关节囊修复。如果需要，在手术结束时修复关节内软骨表面。

在特定的情况下，如果 AIIS 形状过度异常，在股直肌附近有明显的"钩状"征或钙化，可以使用内镜方法。从关节囊外通路直接到达骨性突起，在透视下从关节外入路用关节镜探针，并用 Seldinger 方法建立入路。皮肤入路与后外侧和前外侧入路的建立方法一样。仔细的透视检查是为了避免神经血管损伤。显露骨突，使用射频消融，并用4.5mm的磨钻进行磨削。引起 AIIS 撞击的骨性突起磨削后，建议行动态试验。整个过程不加任何牵引。

手术结束前，要进入外周间室。为了避免对关节囊造成进一步的损伤，使用上外侧入路，髋关节屈曲40°，外展35°，膝关节轻度屈曲，构建单独的外周间室通路。这能放松前关节囊。一旦建立了观察通道，工作通道就可以不切开关节囊直接使用前外侧入路。全面诊断外周间室，包括动态评估。任何相关的凸轮型撞击病变（如果存在）都在此阶段处理。此外，评估盂唇缝合和前上关节囊修复。笔者在没有广泛囊切开术的情况下进行外周间室操作，并且在外周间室中保留了包括轮匝带在内的关节囊完整性。术后，关节腔注入透明质酸。

以一名26岁的足球运动员为例，他因出现腹股沟和髋部隐匿性疼痛中断了比赛。他没有明显的创伤史，但曾有几次"腹股沟拉伤"。临床检查符合股骨髋臼撞击征。患者在当地医院进行了多次非手术物理治疗都已失败。进一步的评估包括生物力学检查、X 线片、MRI 扫描和 CT 评估。如三维 CT 重建（图6-1和图6-2）所示，他有混合型撞击现象、Ⅲ型棘下撞击、AIIS 形态异常和 Cam 病变。笔者团队讨论并精心计划了关节镜治疗。手术如前所述。使用关节镜穿刺针按计划进入髋关节，以避免髂前下棘撞击病变超出髋臼缘（图6-3）。建立后上观察通道和前上工作通道。在处理髋关节撞击病灶之前仔细检查髋关节的关节内结构。髋关节稳定，圆韧带完整（图6-4）。前上方有软骨盂唇损伤，全层髋臼盂唇损伤和Ⅲ度软骨损伤（图6-5）。在保护股直肌反折头的同时，在12:30方向使用射频处理盂唇后沟。不切除并保护髋臼盂唇（图6-6）。用射频依次消融撞击病灶（图6-7）。使用4.5mm的磨钻，以8000转/分的速度，流水抽吸，仔细磨削撞击病灶（图6-8）。用透视确定磨钻和撞击病灶的位置（图6-9）。在直视下，磨削撞击病灶的悬垂钩状残余部分（图6-10），并通过透视确认（图6-11）。评估棘下区域撞击病灶的满意减压效果（图6-12至图6-14）。为处理关节内病变，再次施加牵引。

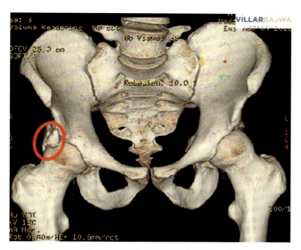

▲ 图 6-1　三维 CT 重建显示右髋关节 Ⅲ 型髂前下棘撞击损伤

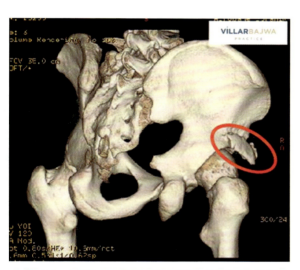

▲ 图 6-2　三维 CT 重建显示髂前下棘形态异常伴凸轮型撞击损伤

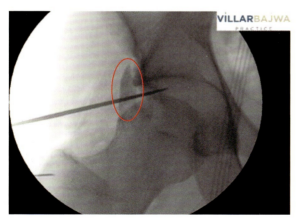

▲ 图 6-3　在透视引导下进入髋关节，同时避免碰到髂前下棘撞击损伤

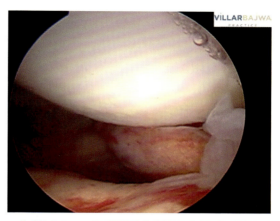

▲ 图 6-4　关节镜下可见髋臼窝和圆韧带完整

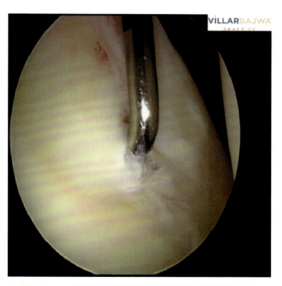

▲ 图 6-5　关节镜探钩探查髋臼软骨表面前上方断裂和邻近软骨损伤

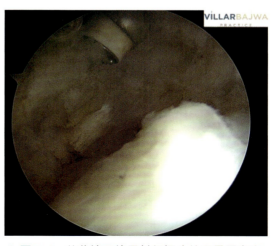

▲ 图 6-6　关节镜下使用射频探头处理盂唇旁沟，同时保持髋臼盂唇和股直肌反折头完整性

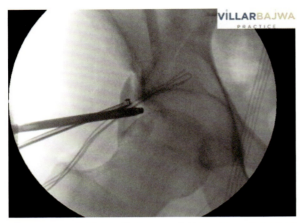

▲ 图 6-7　透视图像显示使用射频探头和关节镜在髋臼边缘外勾画髂前下棘撞击病灶

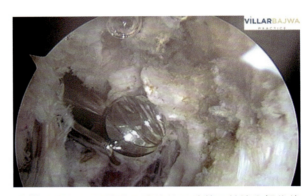

▲ 图 6-10　关节镜显示磨钻处理髂前下棘撞击损伤钩状部分

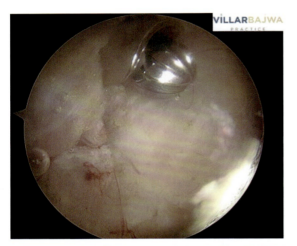

▲ 图 6-8　关节镜显示 5.5mm 高速球形磨钻磨削髂前下棘撞击病变

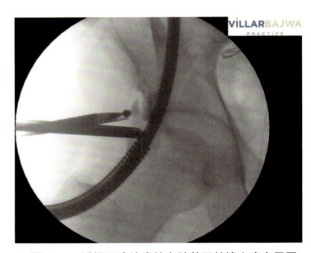

▲ 图 6-11　透视下确认磨钻在髂前下棘撞击病变周围

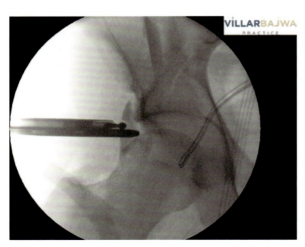

▲ 图 6-9　透视示图，球形磨钻磨削髂前下棘撞击病变，同时减少牵引

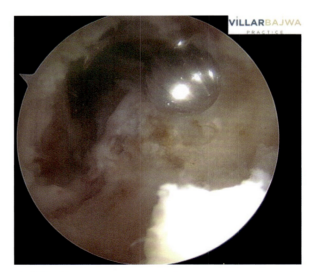

▲ 图 6-12　关节镜下示髂前下棘撞击病变切除的最后阶段

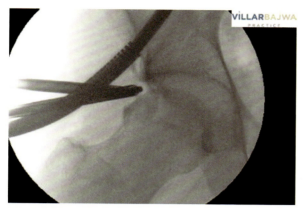

▲ 图 6–13　透视下指导髂前下棘撞击病变切除的最后阶段

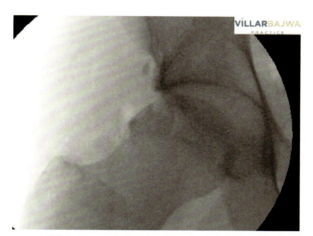

▲ 图 6–14　透视下评估切除髂前下棘撞击病变

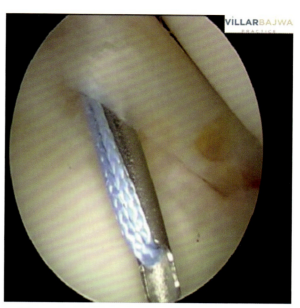

▲ 图 6–15　在清除髂前下棘撞击病变时，放置缝线固定髋臼盂唇

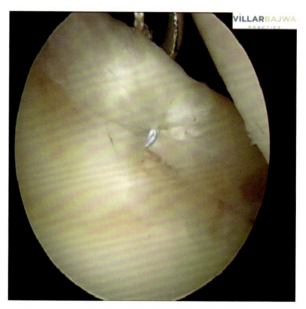

▲ 图 6–16　关节镜下使用全缝合锚钉修复盂唇，注意在前面可见一块相邻的软骨剥脱

用缝合锚钉固定髋臼盂唇（图 6–15 和图 6–16）。通过盂唇后入路，用骨髓间充质干细胞和纤维蛋白支架稳定软骨剥脱瓣（图 6–17 和图 6–18）。用缝合锚钉修复关节囊，但暂不打结。髋关节复位。最后，通过上外侧入路和前外侧入路进入外周间室，而不进一步切开关节囊。用 5.5mm 磨钻，8000 转 / 分，划定和切除（图 6–21）凸轮撞击损伤（图 6–19 和图 6–20）。泵压始终保持在 40mmHg 以下，以避免过多的液体外渗。大腿屈曲 15°～20°，用已固定缝合锚钉修复关节囊。髋关节腔注射透明质酸，简单缝合皮肤切口。

患者术后 2 周保持部分负重或直到能控制臀肌。不使用支具。我们的目标是相对早期恢复完全负重。4 周可以全角度屈髋，但避免过度外旋。

10 周避免阻力带屈髋和伸膝。术后 4 周使用单剂量低分子肝素（low-molecular-weight heparin，LMWH），结合弹力袜和早期活动（预防血栓形成）。不常规预防异位骨化，但是对于高危患者可以考虑。物理治疗从手术当天开始，并随着活动水平增加，进行 4 个月的结构化方案。在康复

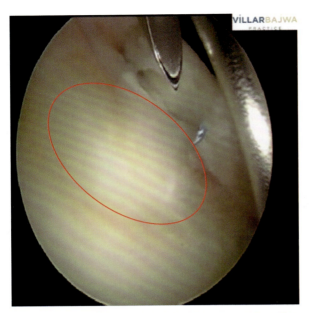

▲ 图 6–17　关节镜下示穿刺进入髋关节，准备处理软骨剥脱

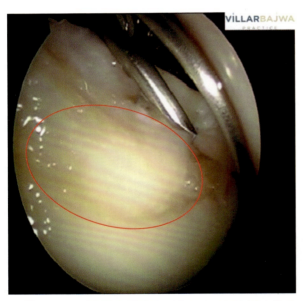

▲ 图 6–18　关节镜显示干燥的髋关节，其中可见使用骨髓间充质干细胞修复软骨剥脱

期间使用基于里程碑的方案，重返运动。

五、讨论

　　髂前下棘撞击是髋关节撞击综合征的一种变体，可能与 AIIS 撞击共存或仅作为髂前下

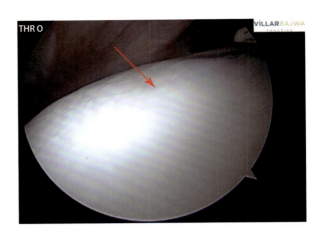

▲ 图 6–19　关节镜示从外周间室观察 Cam 撞击（红箭）

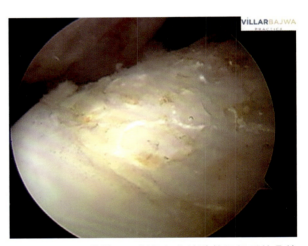

▲ 图 6–20　关节镜显示射频部分清除软组织后的凸轮型撞击

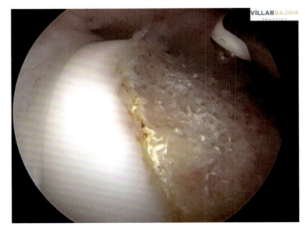

▲ 图 6–21　关节镜显示用上外侧入路进入外周间室，切除凸轮型撞击病变，以利于早期切除髂前下棘撞击病变。也可见完整的盂唇密封

棘撞击存在。通常存在可能需要处理的相关软组织损伤。因此，即使已采用内镜治疗，也强烈建议使用关节镜。此外，髂前下棘撞击可作为混合撞击现象的一部分出现，其中可能存在钳夹型（Pincer 型）和凸轮型（Cam 型）病变。对患者进行个体化仔细评估很重要，例如腰椎骨盆评估、活动状态或过度活动和功能需求，包括运动需求的评估。必须注意撞击病变的软组织成分，包括对原有髋关节的任何损伤，应同时按一定顺序方式处理。伴有软组织损伤的孤立性髂前下棘撞击通常可以通过生物力学矫正和训练调整来治疗。因此，不可忽视非手术治疗的作用。在髂前下棘撞击的难治性病例中，通过仔细选择患者和功能计划，关节镜治疗结果可与凸轮型（Cam 型）或钳夹型（Pincer 型）撞击相媲美。鼓励基于里程碑的物理治疗方案，可早期重返运动，恢复完全负重。

第7章　内镜治疗臀深部综合征技术：坐骨股骨撞击减压[*]

Endoscopic Deep Gluteal Syndrome Techniques: Ischiofemoral Impingement Decompression

Luis Perez-Carro　Natalia Fernandez Escajadillo　Moises Fernandez Hernando
Luis Cerezal Pesquera　Ivan Saenz Navarro　Aleksandar Vojvodick　著
陈　刚　译

一、概述

坐骨股骨撞击综合征（ischiofemoral imping-ement syndrome，IFI）是一种未被充分认识的非典型关节外髋关节撞击症，其定义为与坐骨结节和股骨之间间隙狭窄相关的髋部疼痛。坐骨股骨间隙变窄导致肌肉、肌腱和神经改变[1, 2]。自从 1977 年 Johnson 首次描述了股骨小转子和坐骨之间的撞击综合征[3] 以来，坐骨股骨撞击逐渐被认为是髋部疼痛的一个被忽视的原因。坐骨和股骨小转子之间摩擦可能导致股方肌水肿。该综合征可能因炎症或水肿而急性起病，也可能因纤维组织形成导致坐骨神经（sciatic nerve，SN）受压而慢性起病。

击髋关节运动范围影响的研究发现，当颈 – 干角增加（≥ 135°）且股骨扭转（≥ 25°）时，会发生坐骨股骨撞击[41]。在原本的髋关节疾病中，IFI 已被认为是显著髋外翻畸形的结果[5]。其他作者认为 IFI 患者有股骨过度前倾和骨盆解剖结构的其他变化[6]。Gómez-Hoyos 等[7]在 11 例确诊为 IFI 的患者中评估了股骨颈倾角（femoral neck version，FNV）和小转子倾角（lesser trochanter version，LTV），其平均 LTV 没有发现显著性差异，但有症状患者的平均FNV（21.7° vs. 14.1°）高于无症状患者，具有统计学意义。股方肌痉挛或解剖变异对坐骨神经的孤立动态卡压尚未见报道。表 7-1[8] 列出了坐骨股骨撞击的潜在病因和易感因素。

二、病因和易感因素

坐骨股骨间隙应该被理解为一个与步态相关的动态区域，该处的疾病有几个促成和诱发因素。最近一项关于股骨近端角度畸形对无撞

三、临床检查及症状

- 对 IFI 患者的临床评估很困难，因为症状不确切，可能与其他腰椎和髋关节内、外疾病，包括臀深部综合征相混淆[9]。

---

[*]. 本章配有视频，可自行登录 https://doi.org/10.1007/978-3-662-61186-9_7 在线观看。

表 7-1　基于病理生理学机制的 IFI 的潜在病因和易感因素[8]

原发或先天性（骨科疾病）
- 髋外翻
- 小转子突出
- 先天性股骨后内侧位
- 股骨横截面变大
- 股骨前倾异常
- 髋内翻
- 骨盆骨性解剖变异

继发或获得性
- 功能性异常
  - 髋关节不稳
  - 骨盆脊柱不稳
  - 内收 / 外展失衡
- 坐骨结节附着点病
- 创伤性、过度使用和极度髋关节运动
- 医源性
- 肿瘤
- 其他病因（膝外翻、小腿差异、小腿内旋）

- 患者通常表现为臀深部轻度至中度非特异性的慢性疼痛，有时会逐渐加重。这种疼痛也可能位于坐骨外侧、腹股沟和（或）臀部中央。

- 不能久坐，并且包括大步行走在内的体力活动受限经常发生。这些症状的持续时间从几个月到几年，通常不会导致伤害（与创伤相关的病例除外）[1, 10-12]。特殊体格检查包括长步步行试验和 IFI 试验[8, 10, 13]。坐骨股骨间隙（ischiofemoral space，IFS）注射试验既可以用于诊断，也可以用于治疗。

四、医学影像

　　尽管医学文献中越来越多地讨论 IFI，但它仍然是一个鲜为人知的疾病，因为它的症状通常是非特异性的。因此，影像学在其诊断和治疗中起着重要作用。出现不明原因臀部疼痛的

患者必须首先进行腰椎和骨盆影像学检查，以排除脊柱病变和（或）少见的盆腔肿块。

1. X 线检查

　　IFI 没有特定的 X 线表现。X 线上的 IFS 变窄并不常见，并且与临床表现或其他影像学检查无关。尽管可能存在小转子和坐骨结节的慢性骨性改变，但不确定它们之间的慢性接触是否是病因。然而，髋部和骨盆的 X 线检查有助于诊断可能导致获得性 IFI 的骨性异常或排除疼痛的其他原因[8]。

2. 磁共振成像

　　与健康对照相比，MRI 特征性表现是坐骨股骨间隙减小 [坐骨股骨间隙为（23±8）mm，股骨间隙为（12±4）mm] 和股方肌的信号改变，这导致水肿、肌肉撕裂或萎缩[13, 14]（图 7-1 和图 7-2）。然而，9.1% 的无症状患者的 IFS 内存在软组织 MRI 信号异常（1.4% 的水肿和 7.7% 的脂肪浸润）[15]。不幸的是，常规 MRI 所需的肢体休息位，无法再现导致日常生活不稳定的状况。此外，在大约 50% 的无症状个体中，左右两侧 IFS 之间存在 ≥ 10% 的差异[15]。这些测量值取决于行 MRI 时髋关节旋转、内收和伸展的程度；因此，这些值的有效性有待验证[16, 17]。尽管如此，这些研究并非无用。据报道，使用 ≤ 15mm 的临界值，敏感性为 76.9%，特异性为 81.0%，总体准确度为 78.3%。对于股方肌间隙使用 ≤ 10.0mm 的临界值，敏感性为 78.7%，特异性为 74.1%，总体准确度为 77.1%[13]。

五、保守治疗

　　已经提出了几种缓解症状的治疗方案，但还没有明确推荐的治疗方法。最初的治疗应该是保守的[8]。几份报道描述了成功使用非手术疗法治疗的患者，该疗法可以使髋关节的运动

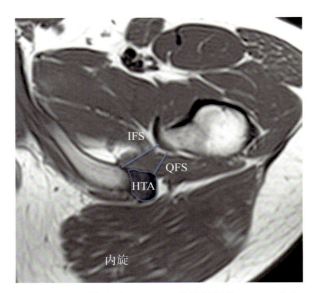

▲ 图 7-1　内旋小转子（LT）夹端的轴位 MR T$_1$ 加权成像显示正常的左坐骨股骨间隙（IFS）、股方肌间隙（QFS）和腘绳肌腱区（HTA）

IFS 为坐骨结节和髂腰肌腱之间的间隙，LT 和 QFS 为腘绳肌腱的上外侧表面和髂腰肌腱的后内侧表面或 LT 之间的最小间隙

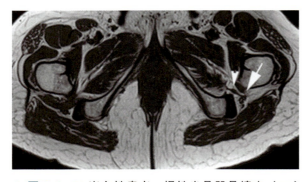

▲ 图 7-2　53 岁女性患者，慢性坐骨股骨撞击（IFI）继发左臀深部综合征

轴位质子密度加权 MR 成像显示双侧坐骨股骨间隙变窄。左侧股方肌萎缩和残留的 2 型纤维带（箭头）卡压坐骨神经（箭）

范围恢复正常。其中伸展运动和增强脊柱和臀部肌肉是必不可少的。

锻炼计划必须针对髋关节的外旋肌，特别是股方肌和外展肌组织，以充分减轻髋关节的疼痛和增加髋关节的运动范围，并增加其对髋关节的稳定作用。这种方法对于解决继发于萎缩或与髋部、骨盆和脊柱不稳定有关的病例可能是必不可少的。非甾体抗炎药和浸润试验可以作为锻炼计划的辅助手段。

尽管注射试验并不总是确定的治疗方法，但它在特定患者中是一种非手术的替代方案，可以缓解症状。大多数患者在针头进入 IFS 时可以辨识出疼痛的位置，这可以作为成功注射的一个指标。他们在注射后症状立即显著减轻，可维持 1 天至 9 个月[18]。

六、手术治疗

作为一般指南，只有保守措施失败的患者才考虑手术治疗。外科手术的类型（开放手术或内镜手术）取决于临床和影像学诊断。靶向注射的反应有助于预测手术是否成功。直到最近，开放性手术切除小转子仍被推荐作为坐骨股骨间距狭窄的 IFI 的常规手术技术[19]。作为开放性手术的替代方案，关节镜下 IFS 减压显著提高了临床评分，最近报道有很高的成功率[10, 20-22]。

内镜手术技术

1. 适应证
- 股方肌水平坐骨神经卡压损伤。
- 坐骨股骨撞击。

2. 解剖
股方肌是一块扁平的四边形肌肉，位于髋部的臀下间隙内[23]。潜在的危险结构是旋股内侧动脉和旋股外侧动脉，它们在股方肌的上缘走行[24]。一项尸体解剖研究结果表明，旋股内侧动脉与小转子的距离平均为 18mm[25]。

3. 小转子手术入路
由于小转子的位置，关节镜手术可以从前面或后面进行，并且可以部分或完全切除小转子。手术的目标是重新建立正常距离，这可能不需要完全切除小转子。我们同意其他作者的观点，即后外侧跨股方肌入路是最合适的入路[10, 26, 27]。血管的解剖表明，从小转子后面进入的安全性更高[28]。这种方法的另一个优点是，如果需要，它可以同时进行坐骨神经评估和腘绳肌修复。必要时也可以用这种方法进行坐骨成形术。小转子后1/3的骨成形术的目的是获得至少17mm的IFS，同时保持非撞击骨和髂腰肌腱附着完整。与完全切除相比，部分切除而不是松解所有髂腰肌腱附着点，会降低应力性骨折的潜在风险，这对于高水平运动员尤其重要[10]。下面将描述后入路部分切除，我们通过这种方法取得了良好的预后，没有任何并发症。

4. 患者体位

(1) 牵引台上取仰卧位或侧卧位。髋关节镜的标准准备，无须牵引。如果有指征，可以同时对中央间室和（或）外侧间室进行髋关节镜检查。

(2) 腿外展15°～20°，以打开转子和髂胫束（iliotibial band，ITB）之间的间隙，腿内旋20°～40°或更多，使小转子进入视野（图7-3，视频7-1）。

5. 所需仪器／设备／植入物

(1) 关节镜刨刀和磨钻。

(2) 30°～70°关节镜镜头：在某些情况下或较大的患者中，需要使用更长的关节镜。

(3) 射频：使用射频时，打开套管以保持冲洗液流动。此外，单极射频激活3s、5s和10s内，激活期间的温度分布在距坐骨神经3～10mm的距离是安全的[29]。血管电凝的标准方法是间隔3s的射频激活，并保持持续灌洗。

(4) 钝的交换棒：其可被用于轻轻分离和触

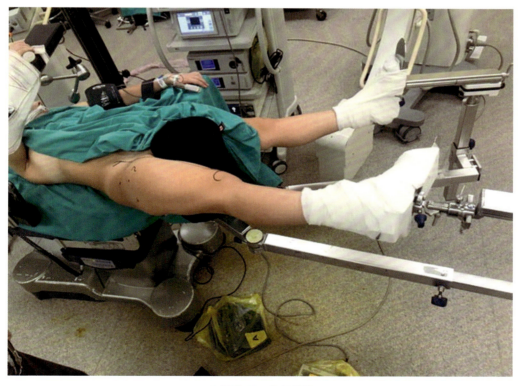

▲ 图7-3　患者体位

显露右髋，牵引台上取仰卧位，髋关节镜标准准备，无牵引，对侧倾斜20°。腿外展15°～20°，腿内旋20°～40°，以打开转子和髂胫束之间的间隙

诊组织，以提高显露。

(5) 透视：频繁使用术中透视确认内镜在正确位置。

6. 入路

坐骨神经内镜减压技术需要丰富的髋关节镜手术经验，熟悉臀下间隙的大体解剖和内镜解剖[23]。臀下间隙是转子周围间隙的后方延伸，因此通过建立穿过转子周围间隙的入路进入该间隙，转子周围间隙位于大转子和髂胫束之间。已经报道了不同的入路来进入转子周围间隙。这些入路大体上可以分为两组：①重新定向进入转子周围间隙的标准入路（前外侧、前侧和后外侧入路）；②进入转子周围间隙的入路[30]（近端前外侧副入路、远端前外侧副入路、转子周围间隙入路和辅助后外侧入路）。位于小转子水平的辅助远端入路（坐骨股骨撞击入路）对于完成这类手术至关重要[10]（图 7-4）。

7. 后外侧跨股方肌入路技巧

(1) 目标

- 小转子后 1/3 的骨成形术获得至少 17mm 的 IFS，保留非撞击骨和髂腰肌附着完整。
- 坐骨神经松解。慢性炎症变化和粘连在肌肉和坐骨神经之间形成瘢痕组织，导致髋关节运动过程中坐骨神经卡压。在这种情况下，需要对坐骨神经进行内镜下神经松解术。

(2) 进入转子周围间隙的方法：首先建立转子周围间隙入路。5.0mm 金属套管位于 ITB 和大转子侧面之间，套管尖端可用于清扫近端和远端，以确保放置在正确的位置。透视也可用于确认套管位于紧邻股骨嵴大转子的位置。

(3) 方向：关节镜垂直于患者放置，从远端方向观察，以明确臀大肌腱附着在股骨后方的股骨嵴上（图 7-5）。

8. 手术方法：手术的分步说明

(1) 在内镜下使用 3～4 个入路进入臀深间隙：前外侧、后外侧和辅助远端，在小转子的水平（坐骨股骨撞击入路）。前外侧入路用于获得视野。后外侧入路和辅助远端坐骨股骨入路用来引入探针、关节镜磨钻、弯曲的牵开器或关节镜镜头（图 7-6）。

(2) 主要手术步骤：转子周围检查和滑囊切除，识别股方肌和坐骨神经，在透视下用钝探针触诊小转子。

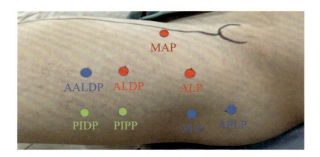

▲ 图 7-4 左臀区显示臀下内镜的入路的体表位置

MAP. 中前入路；AALDP. 副远端前外侧入路；ALDP. 远端前外侧入路；ALP. 前外侧入路；PLP. 后外侧入路；APLP. 辅助后外侧入路；对于坐骨股骨头撞击减压，小转子水平的辅助远端入路（坐骨股骨头撞击入路）是进行此类手术的关键；PIDP. 远端坐骨股骨后入路；PIPP. 近端坐骨股骨后入路

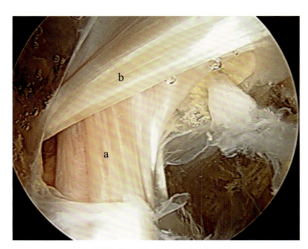

▲ 图 7-5 左髋关节内镜视图

通过转子周围入路显露，检查开始于臀大肌附着点在股骨嵴。a. 臀大肌附着点；b. 股外侧肌

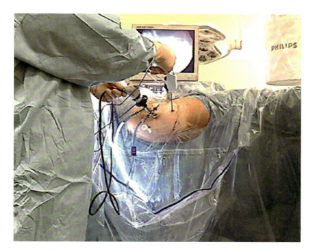

▲ 图 7-6　右臀区显示坐骨股骨撞击减压的入路

前外侧入路获得视野，远端前外侧入路放射频，坐骨股骨头撞击（IFI）入路放交换棒，辅助后外侧入路放套管

（3）在股方肌中打开一个小窗口进入小转子（图 7-7）。

（4）该窗口位于旋股内侧动脉（近端）和股动脉第一穿支（远端）之间（图 7-8）。为了保护血管，建议保留近端和远端肌肉。

（5）必须对臀下脂肪内的坐骨神经（sciatic nerve，SN）进行评估，以便在卡压的情况下进行神经松解。SN 识别并解压是获得最佳预后的关键，通常伴随存在。

（6）当股方肌存在撕裂时，提示需进行清创。如果存在晚期退行性改变，可完全切除。

（7）然后进行小转子后 1/3 的骨成形术。目标是至少 17mm 的坐骨股骨间隙，并保留非撞

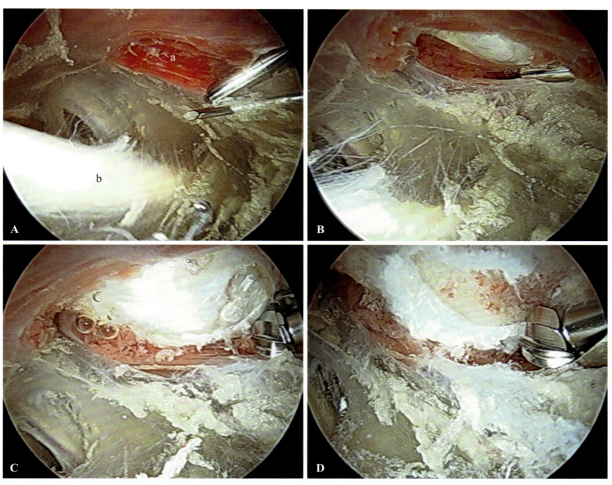

▲ 图 7-7　右髋内镜视图：显露小转子，打开股方肌从小窗口进入
a. 股方肌；b. 坐骨神经

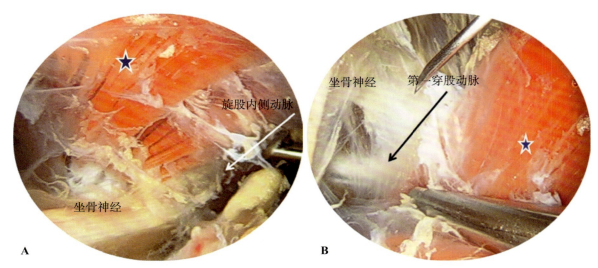

▲ 图 7-8 左髋内镜视图：显示了进入旋股内侧动脉（远端）和第一穿股动脉之间小转子窗口的间隙
星号 . 股方肌

击骨和大部分髂腰肌附着完整（图 7-9）。这种切除是通过逐步和仔细磨削完成的。后股骨皮质将定义切除水平。这种特殊的骨膜下入路保留了附着在小转子和股骨的前部的髂腰肌腱。

(8) 通过术中内镜和透视确认坐骨股骨间隙成功减压。建议进行术中动态测试以避免切除不足或过度切除（视频 7-2）。

(9) 如果需要修复腘绳肌，则需要使用刨削刀和缝合线进行部分撕裂清创（每撕裂 1cm，使用一个缝合锚钉）。

9. 术后护理与康复

(1) 术后最初 4 周的指导包括挂拐，部分负重，以及髋屈肌伸展。术后充分恢复的重要标志是腰骨盆平齐和稳定，能控制髋关节伸直外展。然后，避免在负重期间骨盆下垂或下肢过度内收[31]。

(2) 不建议主动抬腿以保护剩余的肌腱附着。

(3) 神经滑行练习可以在疼痛耐受的范围下应用。

七、避免陷阱和并发症

并发症包括术后活动过度的患者术后早期使用非甾体抗炎药引起的血肿。我们按照与髋关节和膝关节置换术术后相同的方案预防用氨甲环酸，术后引流 18h 来控制可能的出血。

可以使用抗粘连凝胶控制坐骨神经周围的瘢痕形成，以预防疼痛性瘢痕神经病变。

必须清除多余的骨碎片，以最大限度地减少异位骨化的风险。

八、结果

已经报道了 IFI 的几种治疗策略，其中大多数具有良好的短期和中期结果，并发症发生率低。Nakano 等系统回顾了 17 篇相关论文，最终结果的定性评估均没有对照研究，均为病例系列和病例报道。其中 8 项研究（47.1%）使用了非手术治疗，包括注射和增生疗法、内镜手术（5 项研究，29.4%）、开放手术（4 项研究，23.5%）。参与者的平均年龄为 41 岁（11—

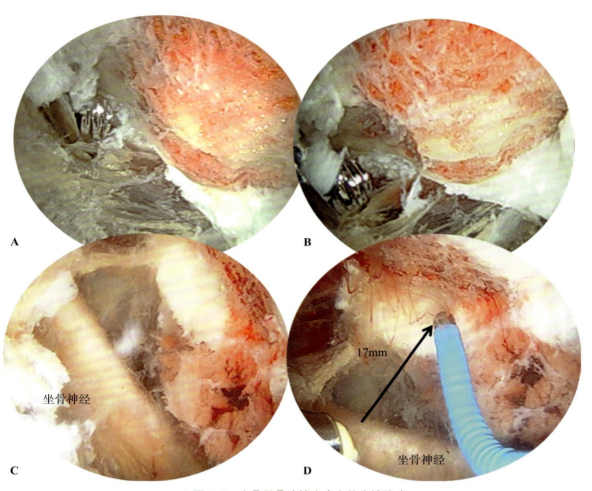

▲ 图 7–9　坐骨股骨头撞击患者的内镜治疗

术中内镜图像显示小转子前（A 和 B）和后（C 和 D）进行切除。小转子后部 1/3 的骨成形术的目的是获得至少 17mm 的坐骨股骨间隙，保持非撞击骨和髂腰肌止点完整

72 岁），平均随访时间为 8.4 个月，时间范围为 2 周至 2.3 年，系统回顾中未发现并发症或不良反应。在系统评价的 17 项研究中，有 5 项研究报道了使用内镜手术治疗 [10, 20-22, 32]。他们都报道了部分或完全切除小转子，以及良好的短期到中期结果（4 个月至 2.3 年），没有任何神经系统或血管并发症 [33]。

笔者回顾并评估了 2011 年 11 月—2018 年 4 月期间在所在诊所接受坐骨股骨撞击和内镜后外侧经股方肌入路小转子减压治疗的 14 名患者（15 例髋关节患者中，14 名为女性；9 例右侧髋关节患者，6 例左侧髋关节患者）的结果。平均年龄为 38 岁（20—52 岁）。平均改良 Harris 髋关节评分从术前的 58 分增加到最后一次随访时的 92 分，未发现并发症或不良反应。

大多数研究在他们的分析中缺乏定量指标，因此无法得出定量结论来推荐一种而非另一种治疗策略，因此这个领域未来的研究应该重点比较各种治疗方案的有效性 [33]。

九、结论

IFI 是一种未被充分认识的疾病，其病因是多因素的。内镜手术与开放手术相比似乎有很多优势，尤其是在软组织损伤程度方面，但它需要很高的手术技巧。

要点与技巧

- 在坐骨股骨撞击综合征中，小转子后 1/3 的骨成形术的目的是获得至少 17mm 的 IFS，保持非撞击骨和髂腰肌插入完整。
- 通过转子周围入路可视化，检查从臀大肌止点处开始。
- 通过位于旋股内侧动脉（近端）和第一穿支股动脉（远端）之间的股方肌中的小窗口，可以进入小转子。
- 使用与髋关节和膝关节置换术中同样的氨甲环酸预防血肿，使用术后引流 18h 来控制可能的出血。
- 建议进行术中动态试验，以避免切除不足或过度切除。

第 8 章　髋臼小骨：摘除还是固定

Os Acetabuli: Removal or Fixation

Filippo Randelli　Alberto Fioruzzi　Manuel Giovanni Mazzoleni

Vittorio Calvisi　Daniela Maglione　著

黄添隆　译

一、概述

髋臼小骨是髋臼缘的游离骨块。1737 年，Albinus[1] 第一次发现并描述其为骨盆主要骨化中心周边的游离骨化中心。1876 年，Krause[2] 将其命名为髋臼小骨。1909 年，Lilienthal[3] 认为其为骨盆次级骨化中心，但最终未能与骨盆诸骨融合一体。1943 年，Zander[4] 认为髋臼小骨是在髂骨、坐骨和耻骨融合初始阶段出现的新骨化中心。Zander 和 Pöschl[4, 5] 认为髋臼小骨就是坐骨和耻骨前方的骨化中心，9—14 岁时出现于骨盆环的前上方，18—24 岁时与骨盆环相融合，偶尔终生不融合，成为独立小骨。Ogden[6] 认为髋臼小骨是 Y 形软骨的次级骨化中心。Ponseti[7] 认为青春期存在 3 个髋臼软骨的次级骨化中心，其中髋臼小骨属于耻骨骨骺，参与形成髋臼的前壁。髋臼小骨通过生长板与关节面平行分离，透明软骨覆盖其关节面，周边有盂唇附着。

最近有学者认为，有些髋臼小骨为髋臼缘的疲劳骨折，是由于髋关节发育不良存在不稳定，或股骨髋臼撞击周缘反复微创伤所致[8-10]。后者常见于凸轮畸形，髋臼后倾或前方过度覆盖造成髋臼缘局部应力增加也可发现髋臼小骨。

髋臼小骨和髋臼边缘骨折两个概念经常混淆，目前尚不清楚两者是同一疾病的不同阶段还是不同疾病（图 8-1）。Martinez 等[8] 认为它们是不同的疾病，骨块的位置能够帮助鉴别两种疾病。骨块上附着盂唇，关节面覆盖关节软骨提示未融合的次级骨化中心和髋臼边缘骨折形成假关节。真正的髋臼小骨来源于软骨生长板并与关节面平行，而真正的髋臼边缘骨折的骨折线常垂直于关节面[8]。

对于髋臼小骨，初级和次级骨化中心的间隙充填着软骨生长板。而对于髋臼边缘骨折，间隙中为结缔组织，但同时需与盂唇钙化相鉴别。Jackson 等[11] 认为，钙化组织与髋臼小骨在影像学上有两点差异，即前者体积较小，并且没有骨松质。

二、流行病学

Martinez 等[8] 发现，髋臼小骨 / 髋臼边缘骨折在股骨髋臼撞击中的发生率为 3.6%。Jackson 等[11] 使用关节镜治疗 94 例患者，其中 5% 存在髋臼小骨。Singh 和 O'Donnell[12] 对接受髋关节镜治疗的橄榄球运动员进行调查发现，7% 患者存在髋臼小骨，并且均合并

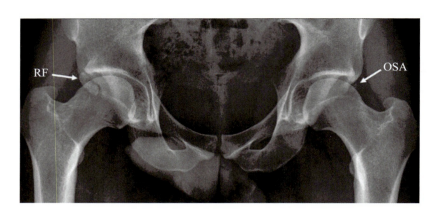

◀ 图 8-1　1 例青年男性的骨盆 X 线片显示右侧髋臼边缘骨折（RF）和左侧髋臼小骨（OSA）

盂唇撕裂。一项髋关节镜治疗股骨髋臼撞击症的回顾性研究[13]发现，髋臼小骨的发生率为 7.7%，其中 95% 为男性患者，100% 存在凸轮畸形。因此目前文献报道表明，髋臼小骨主要存在于健康青年男性，往往有较高的运动需求[8, 11, 12, 14-16]。

三、体格检查

体格检查与股骨髋臼撞击症患者相似，患者往往主诉髋关节前方或腹股沟疼痛，运动后加重。屈髋内收内旋和屈髋外展外旋撞击试验阳性，髋关节内旋和屈曲活动度受限[17]。部分患者存在髋关节外展时疼痛和不适，可能与头颈交界区与髋臼小骨撞击相关。

四、影像学表现

影像学检查能够确诊髋臼小骨。为充分显示股骨和髋臼的解剖情况，需要标准的骨盆 X 线片、假斜位片和 Dunn 位片[18]，评估外侧中心边缘角、前方中心边缘角和 Tönnis 角[19]，同时明确是否存在髋臼小骨。

CT 具有重要的作用，评估和测量髋臼小骨 / 髋臼边缘骨折的大小以明确是否手术，是摘除还是固定，以及需要几枚螺钉固定。同时可以明确其解剖位置，尤其是与髂前下棘的关系，从而确定手术入路。

磁共振和（或）磁共振造影用来明确有无软骨缺损和盂唇损伤，还有些学者认为，其可以协助鉴别该骨块为髋臼小骨还是髋臼边缘骨折[8]。同时通过磁共振和（或）磁共振关节造影还能确定是否有软骨下囊肿和（或）髋臼软骨下水肿，以判断保守治疗的有效性。

五、治疗

对于髋臼小骨 / 髋臼边缘骨折，是采取摘除还是固定的手术方式需要慎重考虑。其决策影响因素（表 8-1）包括骨块的体积、摘除骨块后髋关节的稳定性，以及是否存在预后不良的危险因素[8]。对于本身存在发育不良或摘除骨块后会导致不稳定的患者，需要进行复位内固定手术[14]。摘除骨块后引起外侧中心边缘角 < 25° 和前方中心边缘角 < 20° 时，都应进行内固定手术[20]。Larson 等[16]认为，固定骨块同时解除撞击因素可以消除剪切应力，促进骨块愈合。

（一）髋臼小骨摘除

当摘除髋臼小骨没有造成髋关节覆盖不足和不稳定时，可以摘除髋臼小骨。牵引下使用70°关节镜评估中央间室，使用刨刀和射频分离关节囊和盂唇以显露髋臼小骨。记住从关节

表 8-1 髋臼小骨的处理技巧

关键点	技 巧
明确没有发育不良	摘除骨块后引起外侧中心边缘角＜ 25° 和前方中心边缘角＜ 20°，提示发育不良
明确骨块来源	关节镜从关节内观察骨块与髋臼是否存在间隙
明确骨块稳定性	如果骨块又小又不稳定，摘除比固定更容易
分离骨块时不要损伤盂唇	如果发生需要缝合盂唇
股骨头颈成形术	在摘除或固定骨块之前，往往行股骨头颈成形术
螺钉类型、数目	根据骨块大小决定，使用标准螺钉或无痛螺钉，一般需要垫圈
牢固固定	使用拉力螺钉技术，推荐使用半螺纹钉
避免骨块再骨折或对位不良	应分辨出骨块的中心部位，计划好骨块在髋臼缘的正确位置
避免骨块旋转	拧紧螺钉时使用两根平行导针
选择恰当的固定角度	前外侧辅助入路（DALA）往往更合适，必要时使用 C 形臂
保护髂外血管	导针应往后方置入
避免螺钉成为游离体	螺钉头处拴线后再置入，线同时还能用于缝合盂唇
确认骨块的压力和稳定性	结合 C 形臂，活动下评估骨块情况

内观察关节软骨往往是连续的，关节内观察无法发现髋臼缘和髋臼小骨之间的间隙。明确髋臼小骨后，使用探钩或刮匙评估其稳定性，此时可以松开牵引。

髋臼小骨可以使用持物钳取出，也可以使用磨钻清除（图 8-2）[13]。关节软骨和盂唇是需要缝合的，注意避免扩大其损伤。因此，笔者更加推荐使用磨钻清除（图 8-3）。

（二）髋臼小骨固定

2009 年，Epstein 和 Safran[14] 首次在关节镜下使用 2 枚 4.5mm 的螺钉固定髋臼边缘骨折。随后很多作者也报道了相关病例，并分享了镜下固定髋臼小骨的病例和手术技巧[15, 16, 21-23]。

骨块面积大小决定了螺钉大小和数量。部分作者推荐使用无头螺钉避免突出的螺钉头刺激关节囊。为了保证足够的加压和稳定性，一般推荐联合垫片[13]使用拉力螺钉或半螺纹螺钉。2017 年，Pérez Carro[21] 描述了使用同一颗螺钉完成髋臼小骨的固定和盂唇缝合，作者在

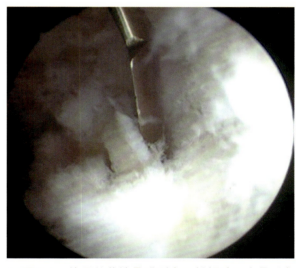

▲ 图 8-2 使用关节镜骨膜剥离子松解髋臼小骨（左髋镜下观）

螺钉近端预置一根缝线，螺钉固定骨折后缝线用于缝合盂唇。目前对于固定前是否需要清理髋臼小骨和髋臼缘之间的纤维组织尚没有共识。部分作者[15, 16]提倡使用克氏针在髋臼缘钻孔以促进愈合。

准备固定前，可以松牵引，必要时使用磨

钻打磨髋臼小骨，打磨时注意保护关节软骨和盂唇。此时同时可以进行股骨头颈成形术，辅助C形臂的直视下动态观察以评估成形的范围。完成骨床准备后再次牵引，使用导针和半螺纹螺钉将髋臼小骨复位固定，如果骨块大小允许，平行打入第二根导针以保证拧紧螺钉时骨块不会发生旋转。一般应用前外侧辅助入路（distal anterolateral accessory，DALA）打导针，必要时使用C形臂明确方向。应计划好骨块在髋臼缘的正确位置，分辨出骨块的中心部位作为导针的进针点。如 Epstein[14] 所描述，导针方向应朝向后方以避免损伤髂外血管。第一个骨道往往是单皮质，注意在关节镜和C形臂监控下选择适合的骨道长度，使用螺钉将骨块固定在恰当位置（图 8-4）。使用加长起子拧螺钉以保证安全和牢固的固定，然后在关节镜和C形臂下明确固定的牢固性。建议在螺钉头处拴线，避免螺钉掉入软组织或髋关节腔，Pérez Carro[21] 建议使用该线进行盂唇缝合。当髋臼小骨复位固定后，活动髋关节验证固定的可靠性。

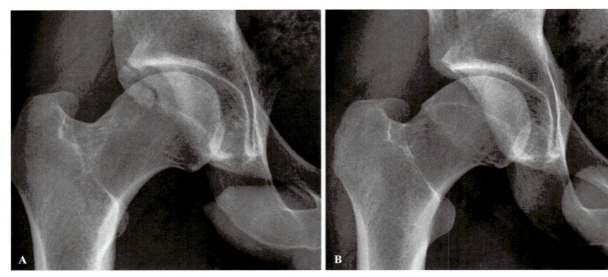

▲ 图 8-3　关节镜下髋臼小骨摘除术前、术后骨盆 X 线片

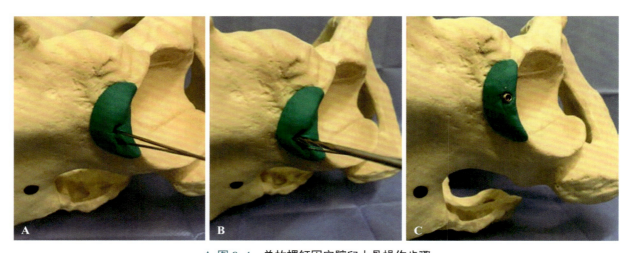

▲ 图 8-4　单枚螺钉固定髋臼小骨操作步骤

先使用 2 枚导针固定骨块，中心导针预先钻孔方便之后埋头，然后沿中心导针螺钉固定骨块

（三）术后康复

术后康复计划往往是个性化的，需要结合具体问题和伴随损伤。术后第 1 天即可开始无阻力固定自行车锻炼以预防关节粘连，或者每天进行 3h 持续被动锻炼[13]。术后 4～6 周内免负重，限制屈曲和外旋 6 周，使用预防异位骨化药物 3 周。

患者全负重，恢复正常活动度后即可开始力量锻炼。术后 3～4 个月 X 线复查确定骨折愈合后可以完全恢复正常活动[14-16, 21]。

（四）结果

文献报道髋臼小骨固定术效果良好，术后平均 4 个月能够达到之前活动水平[14-16, 21]。术后改良 Harris 髋关节评分（modified Harris Hip Score，mHHS）提高到 100 分，视觉疼痛评分（visual analogue scale，VAS）下降明显。

Giordano 等[24] 认为，髋臼小骨合并股骨髋臼撞击症的患者预后会优于单纯髋臼小骨患者，遗憾的是术后 2 年随访并未发现统计学差别。

文献报道一名术前外侧中心边缘角为 15° 的 42 岁女性患者，在手术摘除髋臼小骨后的 10 个月后，骨性关节炎进展而转为全髋置换术[20]。

综上所述，对于髋臼小骨摘除术，只要适应证把握良好，结果令人鼓舞[13, 25-27]。

第 9 章　关节镜下髓心减压和细胞疗法
Arthroscopic Core Decompression and Cell Therapy

Ioannis K. Triantafyllopoulos　Athanasios V. Papavasiliou　著

黄添隆　译

一、概述

非创伤性股骨头缺血坏死（osteonecrosis of the femoral head）好发于体力活动较多的年轻患者，并且常常引起严重的功能障碍[1]。"osteonecrosis"一词起源于希腊语"osteo"，意思是骨组织的坏死或骨死亡。非创伤性股骨头缺血坏死的病理生理学尚未完全清楚，但是人们已经提出了各种可"归咎"的因素，包括血管损伤、脂肪栓塞和骨内压增高等。如果未得到有效治疗，60%～70% 患者的股骨头坏死区会发生塌陷，并最终导致骨性关节炎[2, 3]。

治疗需要综合考虑多个方面，如病变特点，包括坏死区域的面积，诊断时是否存在塌陷，是否累及髋臼，患者年龄，以及是否存在其他疾病[2, 4]。理想的治疗方法尚不明确，但有多种临床路径和手术方案已应用于临床以延迟疾病进展，但治疗的成功率高低不一[5]。对于晚期塌陷患者的治疗，全髋关节置换术是最常用的治疗手段，而对于有症状又未发生塌陷的患者来说，髓心减压是最常用的治疗方法[6]。历史上，全髋关节置换治疗股骨头缺血坏死疗效不佳的原因是患者年轻、运动量大，或者合并其他相关疾病导致的慢性髋关节外展肌群功能不全。在 20 世纪 80 年代和 90 年代早期，有研究报道全髋关节置换术治疗股骨头缺血坏死的失败率高[7, 8]。与最初的研究报道相比，近来越来越多的报道和系统性综述提示，更新型的植入物的不断引进和手术技术的不断提高实现了更好的临床疗效和更高的假体生存率[9, 10]。但实际上，我们将要面对的患者大多数为年轻人，因此仍然存在全髋关节置换失败或翻修的现实可能性。因此，早期干预非创伤性股骨头缺血坏死以保存原始的关节功能仍是目前的临床热点。在疾病早期阶段，最常使用髓心减压术，通过降低骨内压力，增加坏死区域的血供，同时缓解疼痛，改善功能和炎性细胞浸润病变区域[5, 6]。

本章着眼于关节镜辅助下髓心减压术的手术技巧，探讨通过相关细胞治疗提高手术疗效。这些关于生物学的研究焦点是基于将相关采集细胞植入股骨头坏死区域，重新填充病变区域，恢复局部细胞群，并增强再生和重塑的假设[11, 12]。

二、髓心减压术

针对中、小面积股骨头缺血坏死，尤其是股骨头尚未塌陷的患者，髓心减压术是最常用的治疗手段[13, 14]。该术式往往会结合其他多种术式，包括带血管移植物、未带血管移植物、

070

细胞注射、电刺激等[15]。髓心减压术技术要求较高，往往术中需要正侧位 X 线检查，以保证髓内减压钻在坏死区的合适位置进行减压[13]。

过去 10 年，微创处理髋关节疾病的相关技术快速发展。如今，髋关节镜在治疗股骨头缺血坏死中能够探查关节腔，处理软骨损伤、盂唇撕裂、游离体、凸轮畸形，同时能够协助找到髓心减压的正确部位[16]。

理论上牵引和髋关节镜时的高灌注压可能压迫股骨头末端血供，从而导致非创伤性股骨头缺血坏死病理改变的恶化。目前大量髋关节镜治疗非创伤性股骨头缺血坏死手术经验显示，这仅仅是个理论上的担心而非临床事实[17]。但是，在已经发生非创伤性股骨头缺血坏死的情况下，由于牵引和高灌注压对股骨头血供的影响尚不明确，因此对于股骨头缺血坏死的病例，我们单位仅在进行中央间室操作时进行牵引，同时灌注压一般控制在 40mmHg 以内。

三、逆行髓心减压技术

对股骨头缺血坏死病例进行髋关节镜手术时，由于病灶区骨坏死[16, 18]，往往可以发现股骨头局部软骨变软或不规整。用探钩轻压局部可以发现软骨下陷，松开后软骨弹回，此为"气泡征"阳性，提示局部软骨软化，缺乏软骨下骨支撑[18]。明确该病变可以辅助逆行髓心减压，可以通过关节镜下和影像学透视下明确坏死区域钻孔减压的中心点，从而提高定位的准确性。

髓心减压术为经皮手术。大腿近端外侧行纵行小切口，在关节镜和透视引导下将导针打入股骨头坏死区域。正侧位片明确导针的位置和行程。由于钻孔过程可以在关节镜下直视监控，因此可以减少钻头穿透股骨头和损伤关节软骨的可能。使用 8～10mm 空心钻沿导针到达

病灶（图 9-1A 和 B）。钻头与软骨下骨应至少保持 3mm 的距离。使用长刮匙通过钻孔道彻底清理坏死病灶。此时，透视下观察有助于评估坏死病灶清除程度（图 9-1C）。

在髓心减压过程中，将关节镜置入骨隧道当中（骨内镜）也可以确认骨隧道位置和行程是否正确，因为在镜下坏死骨区域与正常骨不同，往往呈白色[16, 19]。

四、头颈结合部钻孔减压技术

Mont 改良了逆行钻孔减压技术，从股骨头颈结合部开窗进行股骨头的减压，称之为活板门技术[20]。然而，这一新兴的方法技术要求较高，切开组织较广泛[15]。

目前可以采用微创的方式进行该项操作，通过前入路或者辅助入路，在关节镜直视下从外周间室进入股骨头坏死区域。由于该区域就是凸轮成形区域，髋关节镜医生对于该部位的解剖都非常熟悉[21]（图 9-2A 和 B）。

使用头颈部钻孔减压，由于不能同时观察软骨软化区，因此无法使用两点定位技术直达坏死区，然而头颈部钻孔减压的创伤更小。通过活动髋关节可以很容易地到达股骨头坏死区。通过屈曲外旋髋关节，可到达股骨头前下区域，通过伸直内旋髋关节，可到达股骨头后上区域。利用这种技术，笔者提倡使用 2～3mm 钻头进行多骨道减压。钻孔位置的进针点及方向与骨道接近，并且平行于股骨头软骨表面（图 9-2B），因此可以减少粗骨钻减压引起的软骨下骨塌陷的风险。髋关节镜专用镍钛合金导丝可以经骨道到达股骨头坏死区域，同时可以感觉到坚硬的软骨下骨，这样可以避免钻孔减压时穿透关节软骨（图 9-2C）。

多骨道钻孔减压术效果良好，转子下骨折等并发症发生率低[22, 23]。近年来有研究对比

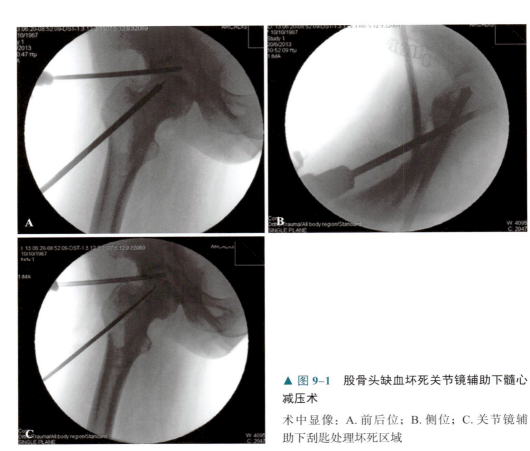

▲ 图 9-1 股骨头缺血坏死关节镜辅助下髓心减压术

术中显像：A. 前后位；B. 侧位；C. 关节镜辅助下刮匙处理坏死区域

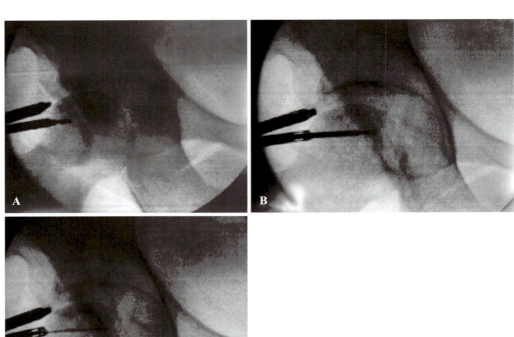

▲ 图 9-2 A 和 B. 关节镜辅助下外周间室经头颈结合部到股骨头坏死区域的钻孔减压术术中前后位照片；C. 导针经骨道插入股骨头，遇到硬组织后中止前进以避免穿透关节软骨

了镰状细胞贫血患者行标准髓心减压术和多骨道钻孔减压术的疗效和并发症，未发现统计学差异[24]。

相反，无论有无塌陷，72% 的患者出现了继发于股骨头缺血坏死性滑膜炎的关节积液[25]。笔者认为，关节镜下行关节冲洗和滑膜切除术具有很好的临床效果，能够减轻疼痛，缓解关节肿胀，改善活动度，并且通过关节液引流尽可能降低关节囊内压力，从而改善股骨头血供[16]。

钻孔减压后，经骨道可以植入多种生物材料至股骨头坏死区域。

五、股骨头缺血坏死的细胞治疗

绝大部分股骨头缺血坏死机制都包括股骨头血供变化引起的氧合减少、毒性增加，进而导致细胞坏死。引起股骨头缺血坏死的公认危险因素众多，包括大剂量糖皮质激素应用、酒精滥用、血红蛋白病、Gaucher 病和凝血功能障碍[1, 13, 21, 26]。

单核干细胞的数量减少和功能改变影响股骨头缺血坏死的进展和随后发生的修复过程。假使细胞功能缺陷在股骨头缺血坏死中起到了重要作用，那么理论上可以考虑使用细胞疗法促进相关坏死骨的再生。

尽管临床上观察到死骨能够被活骨替代，但股骨头坏死区域的成骨修复能力较差。已经发现股骨头坏死区域成骨干细胞较转子间区域明显减少，这可能是股骨头坏死修复期骨爬行替代能力减弱的原因。这能解释为什么钻孔减压术后尽管有局部的修复重建，但往往速度缓慢且重建不充分[27, 28]。

尽管目前对单核干细胞的多种修复途径的机制尚不明确，但在骨坏死的自然进程中，它起码有以下两种不同的功能：①分泌各种细胞因子，包括抗炎症、抗凋亡、促血管生成、增殖和趋化等；②启动相关功能组织的修复分化[29]。骨髓单核干细胞由于其容易获取（髂骨嵴或股骨髁）、数量充足及突出的成骨能力[29-32]，是目前临床上最常用的单核干细胞。相关研究显示，直接植入股骨头缺血坏死区域的骨髓单核干细胞 24h 后约 56% 的细胞仍在原处。类似动物实验也显示，术后 12 周时仍有移植干细胞存活并复制[33-35]。

六、细胞获取技术

根据术者喜好和患者体位，可以从髂嵴的前部和后部获取骨髓（图 9-3A）。一般使用专门穿刺针从髂嵴中采集骨髓。有很多这样的可获取的商用采集系统。要获取包括足够数量干细胞/祖细胞的骨髓，往往需要从多个不同的部位采集，每次采集 1～2ml，因为如果仅从单一部位采集，周围血液很容易混入并稀释骨髓[36]。因此在连续抽吸骨髓时，要旋转针头确保进入骨髓腔最大处。每完成一次抽吸就缓慢移除针头，然后重复前述操作。质量不佳的采集物虽然容量能够达到 30～120ml，但一经分离，大部分为细胞聚集物和脂肪（图 9-3B）。良好的采集物应减少容量以增加干细胞浓度。通过离心技术祛除红细胞（无核细胞）和血浆，留下有核细胞（单核干细胞、单核细胞和淋巴细胞）。通过祛除无核细胞，采集物提炼为浓缩的骨髓来源的干细胞悬液，可用于再次注射。

七、关节镜下将细胞注入骨内

在股骨头钻孔减压时进行关节镜下细胞的骨内注入。股骨头钻孔减压完成后，将导针沿骨道置入病灶区域，然后将关节镜腰穿针沿导

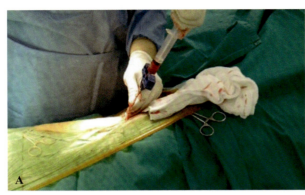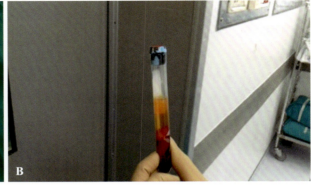

▲ 图 9–3　**A.** 自髂前上棘抽吸骨髓；**B.** 离心后的采集骨髓，注意明显的细胞分层

针置入。这样可以确保将骨髓单核干细胞沿着钻孔准确打入坏死区域。由于骨髓液往往弥散到周围股骨头松质骨，注射完毕后回抽时并不能观察到注入的骨髓单核干细胞。注射过程中股骨头内压力往往增高，但注射完毕后可恢复正常[29]。如果在股骨头钻孔减压的同时行头颈结合部凸轮畸形成形术，注射 10～15ml 骨髓液之后可以观察到部分液体从显露的成骨部位的松质骨表面溢出，此时成形后的松质骨区可起到压力释放阀的作用[21]。

八、结论

目前已经有大量临床实践证明髋关节镜辅助治疗股骨头缺血坏死安全有效。髋关节镜在探查伴有股骨头缺血坏死的关节并解决其机械症状时有其独特的价值。髋关节镜独特的技术手段也有助于头颈结合部钻孔减压或逆行钻孔减压术时找到合适的进针点。但是，由于细胞功能缺陷在骨坏死的病因中具有重要作用，理论上使用相关细胞治疗能够促进坏死或缺损骨的修复。尤其是在股骨头缺血坏死早期阶段，使用相关细胞治疗能够改善临床效果，提高保髋成功率，降低关节置换率。目前移植细胞的理想来源上有很大争议，移植细胞获取的方式和方法仍不标准。尽管细胞治疗方法众多，但如何控制植入细胞的生长分化尚不清楚，因此引发了临床上对众多细胞治疗的长期安全性的担忧。目前尚无严重不良事件的报道，但研究证据的质量仍不充分和可靠，仍需要长期数据支持其安全性[35]。

作者认为，在这个微创技术的时代，以细胞治疗为基础的髋关节镜辅助治疗安全，手术时间短，技术要求不高，供端并发症少，并且能改善钻孔减压术的疗效。我们同意其他已发表文献的观点，有足够的证据支持细胞疗法，该治疗方法应该作为一项正在发展的技术，而不仅仅是一项实验性探索[37, 38]。

第 10 章 骨折治疗

Fracture Treatment

Raul Zini　Manlio Panascì　**著**

孙　炜　**译**

一、概述

髋关节创伤是最适合关节镜治疗的领域之一。在伴有骨折/脱位的严重髋部创伤病例中，脱位复位后可能会从髋臼缘或股骨头留下不同大小的关节游离体，总是会存在不同程度的圆韧带病变，髋臼盂唇也会发生病变，关节软骨也会出现不同程度的钝性损伤。

关节镜在急性损伤后可以进行微创治疗，而不需要通过股骨头脱位来显露关节，从而最大限度地减少开放手术的风险。

关节镜针对性治疗的主要优势在于能去除关节碎片和清理关节，从而降低骨关节炎发展的风险；而如果不治疗，很可能会发生骨关节炎。不久前临床对关节创伤仍选择非手术治疗，这是因为人们认为，非手术治疗比过于激进和冒险的手术方法更具安全性。

根据文献[1]报道，在患者脱位后创伤性骨关节炎的风险非常高，发生率为24%～54%，并且与当前损伤的程度密切相关。

骨关节炎持续进展的诱发因素是关节内持续存在的骨软骨碎片，这些疏松软骨颗粒的存在，增加了关节区域溶解酶的产生。

有将近24%的骨关节炎发生于单纯脱位，这可能也是由肉眼不可见的微小碎片造成的。

Katayama 等认为在单纯创伤性脱位的病例中，髋关节 CT 和 MRI 可能检测不出小于 5mm 的软骨碎片。Mandell 等[2]研究显示，43.3% 的患者术前 CT 扫描没有发现关节内碎片，在关节镜检查时确实检出了碎片。

因此，这些作者建议进行关节镜检查以获得完整的关节评估和清理，从而降低骨关节炎进展的潜在风险。

文献研究

文献中关于髋关节创伤关节镜技术的研究并不多，但所有作者都认为它有很大的帮助。Keene 和 Villar 在 1994 年[3]首次强调了创伤性髋关节脱位后通过关节镜下取出游离体的优势。1996 年，Byrd[4]报道了 3 例接受髋关节镜检查以清除创伤后游离碎片的年轻病例。在 2001 年，Kashiwagi[5]处理了 1 例与圆韧带撕脱相关的骨碎片清理病例。Yamamoto 在 2003 年[6]强调了关节镜在创伤学中的重要性，首次报道了有一定数据量的案例研究，10 名患者中 11 个髋关节接受了关节镜手术；其中 7 例存在未诊断出的骨软骨小碎片，通过关节镜对其进行了清理；2 例较大的碎片被去除；2 例使用生物可吸收钉回植固定骨块。Svoboda 和 Murphy 在 2004 年[7]提出关节镜在发生髋关节后脱位后取出骨碎片的重要性。Mullis 在 2006 年[8] 报道了一组 36 例患者 39 个髋关节手术：其中 92% 的病例游离体被移除，78% 的患者 X 线检查和 CT 扫描疑似阴性。Owens 在 2006 年[9] 报道了 11 例与统计相关的盂唇损伤关节碎片切除病例，这些病例没有出现后续问题或并发症。Lansford 在 2012 年描述了 2 例关节镜下碎片切除术治疗 Pipkin Ⅰ 型骨折[10]。Park 等在 2014 年描述了 3 例移位的股骨头碎片骨折，采用关节镜下复位内固定治疗[11]。2016 年，Kekatpure 等报道了在关节镜下复位和内固定治疗 Pipkin Ⅰ 型股骨头骨折[12]。

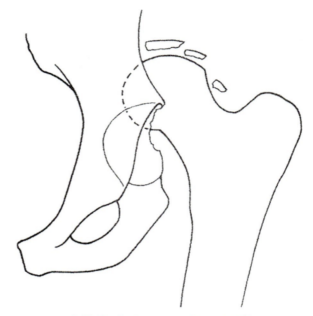

▲ 图 10-1　Thompson-Epstein 3 型

二、适应证

髋关节后壁骨折 / 脱位后，可能会出现关节腔内软骨碎片，如髋臼缘或股骨头的碎片。

Thompson–Epstein 分类描述了五种逐渐进展的病理类型：1 型单纯创伤性脱位，无明显骨折或伴有小的分离碎片；2 型髋臼后缘大片分离；3 型伴有髋臼后缘粉碎性骨折碎片；4 型髋臼底骨折；5 型股骨头骨折。

Pipkin 分类是 Thompson-Epstein 5 型骨折 / 脱位的一个亚分型，根据损伤程度描述了四种不同类型病变，1 型股骨头骨软骨或多或少的大块碎片，而 2~4 型描述了更严重的病例，累及股骨颈和髋臼。

关节镜治疗适用于那些在脱位复位后关节内游离碎片不足以需要骨性缝合固定的患者。

Thompson-Epstein 3 型（图 10-1 至图 10-3）和 Pipkin 1 型（图 10-4 至图 10-6）是关节镜治疗的典型病例。根据文献，适应证也可以扩展到 Thompson-Epstein 1 型，关节镜有可能在关节中找到标准 X 线检查或 CT 扫描都检测不出最小尺寸的碎片。

然而，只有在完成影像评估后才能评估适

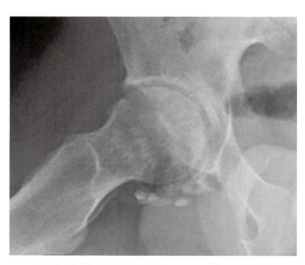

▲ 图 10-2　复位后的 Thompson-Epstein 3 型

应证；除了标准的 X 线检查和 CT 扫描，磁共振能更好地确定软骨状况，可能有助于获得充分的评估。手术时间必须考虑患者的病情。因为通常存在多发伤，因此必须要有一个完整的综合评估，病情也需要几天时间从创伤后的危重症中恢复过来。他们通常都是需要迅速康复的年轻患者，所以只要一般情况得到改善和稳定，手术将安排在创伤后的第 1 周内进行。在

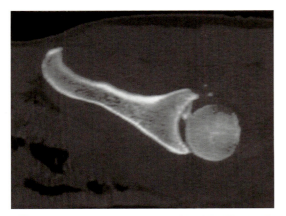

▲ 图 10-3　Thompson-Epstein 3 型：复位后 CT 扫描

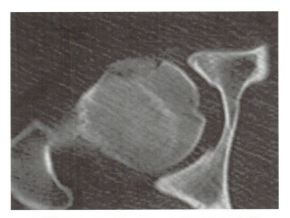

▲ 图 10-6　Pipkin 1 型：复位后的 CT 扫描

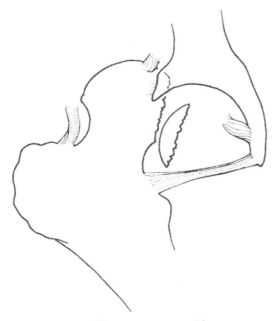

▲ 图 10-4　Pipkin 1 型

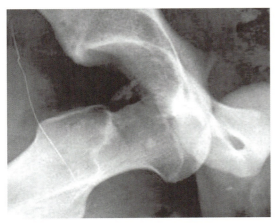

▲ 图 10-5　Pipkin 1 型

特殊情况下，为了获得相同的治疗效果，适应证评估可以推迟几周。

三、关节镜技术

关节镜检查在牵引床上以仰卧位进行。如前所述，必须逐渐施加牵引力，不断用放射透视检查关节，以尽可能小的牵引力牵引开关节囊。

器械配置是所有髋关节镜检查中常用的器械；建议使用 70° 内镜，因为它允许更宽、更全景的关节视野；建议使用 40～50mmHg 压力值的关节泵，以避免液体外渗；鉴于经常出现大块碎片，有必要使用不同尺寸的抓钳和一个宽松体抓钳（图 10-7）。

关节镜技术有前外侧、前方和后外侧三个入路。三个入路配合用以探查整个关节，并使抓钳能到达骨折碎片可能掉落的所有区域。

一旦建立入口，排出积血；进行适当的灌洗，使用射频头对囊膜和滑膜层面进行止血。一旦获得良好的关节内视野，就进行关节诊断检查。通常观察到片状（图 10-8）水平的碎片，或多或少黏附在滑膜组织上。碎片从发生骨折的髋臼后缘脱落，表面延伸至髋臼窝（图 10-9）。

在骨折下方，发现大小不同的包膜撕裂；

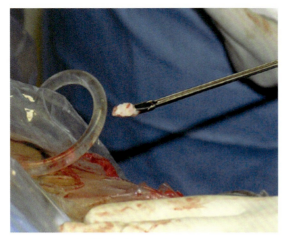

▲ 图 10-7 游离碎片去除

探查股骨头始终是至关重要的（图 10-10），因为在此处，除了小的软骨撕裂外，还可以观察到软骨挫伤。术前磁共振有助于寻找可能与撞击相关的软骨疾病，这需要仔细探查和探钩触诊；由于圆韧带经常撕裂、出血、体积增大，还需要评估圆韧带（图 10-11）。最后必须对髋臼盂唇进行评估，因为髋臼盂唇也经常出现撕裂或分离（图 10-12）。

一旦完成关节评估，手术操作就可以开始了。入路转换有助于从不同角度到达每个病灶而提供更好的治疗；游离体（图 10-13）用

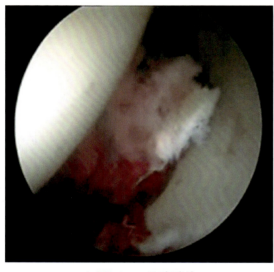

▲ 图 10-8 臼底碎片

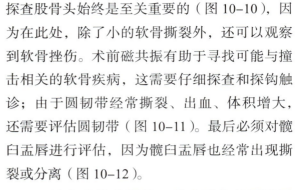

▲ 图 10-10 软骨下骨损伤的股骨头 Pipkin 1 型

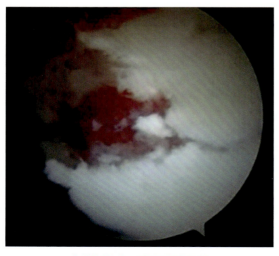

▲ 图 10-9 髋臼后部骨折

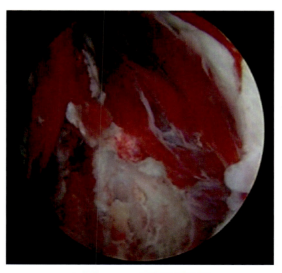

▲ 图 10-11 撕裂的圆韧带

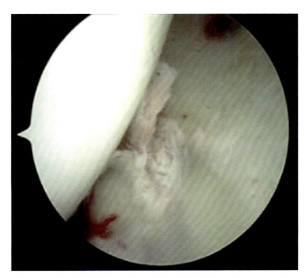

▲ 图 10-12　盂唇撕裂

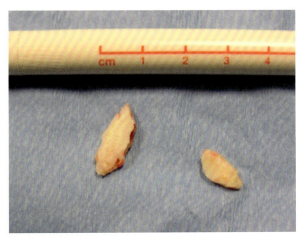

▲ 图 10-13　切除的骨碎片

特殊的抓钳抓取，通常从前路抓取。为了方便取出碎片，必要时延长关节囊切口或皮肤切口。如果分离碎片太大，有卡在软组织通道中的风险，因此建议将其劈开并分块取出。更多的下方碎片可以通过后外侧入路取出；一旦碎片从关节中取出，通过切除撕裂的部分来修复圆韧带。建议使用柔性射频装置进行该手术，以避免出血和之后的血肿。最后，修剪任何存在损伤的盂唇、髋臼缘，以避免小碎片脱落。

四、并发症

在髋关节创伤中，虽然需要对有常见复杂合并症的患者进行格外关注，但使用关节镜检查后也不会有特殊的并发症风险。

手术最好在选择性蛛网膜下腔麻醉下进行，考虑到患者的临床情况，如果可能的话，最好快速手术，以避免进一步的并发症。

牵引力可能小于平均水平，因为脱位后关节囊撕裂使关节更加松弛。此外，撕裂的关节囊的存在可能是一个缺点，因为它会促进液体外渗。在手术时间超过平均时间的高难度病例中，这种情况可能会导致非常严重的后果。在文献中，Bartlett[13] 描述了 1 例严重的液体渗入腹腔内导致患者心搏骤停；这种情况发生在为清理关节碎片的关节镜手术期间，该手术之前经历了长时间的骨折复位固定开放手术。

如上所描述的严重并发症，即使不是唯一的，也是非常罕见的；而不太严重的并发症可能更频繁，但仍然很重要。过度牵引实际上可以导致坐骨神经麻痹，而过度腹股沟压迫可以产生会阴部神经麻痹。

五、案例研究和结果

2000—2017 年，33 例患者接受了关节镜手术，在没有急救的诊所开始私人执业后，病例数占比逐渐减少，其中 25 名男性和 8 名女性；最低年龄为 14 岁，最高年龄为 54 岁，平均年龄为 25 岁；右侧 17 例，左侧 16 例。创伤和手术之间的平均间隔时间为 6 天，最短为 3 天，最长为 21 天；26 例在创伤后 10 天内得到治疗。28 例归类为 Thompson-Epstein 3 型，5 例归类为 Pipkin 1 型。28 例切除髋臼骨软骨碎片；5 例取出股骨头骨软骨碎片；在 4 个病例中，髋臼和股骨头碎片同时存在；8 例出现圆韧带撕脱的骨软骨碎片；在 12 例病例中，小碎片与一个盂唇碎片一起从髋臼缘撕裂。既没有进行过不伴 CT 的关节镜检查（图 10-14），也没有进行较大碎片的可吸收钉合成术。这些患者的治疗结果是可喜的，并在短时间内关节功能恢复和早期康复。对所有患者进行复查，平均随访 4 年，证实初始结果良好。在 33 个髋关节 Harris 评分中，30 个表现良好，HHS 平均得分为 97 分（81～100 分）。

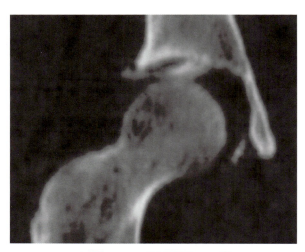

▲ 图 10-14　游离碎片 CT 观

要点与技巧

- 透视检查对检查关节囊松弛（进行性牵引）很有用。
- 进行囊内血肿抽吸以提升视野清晰度。
- 仅进行间断关节囊切开术，以避免关节囊不稳定（关节囊缝合是必要的）。
- 尽可能处理外侧支持血管，以确认血供。
- 关节镜套管可能有助于碎片清除。
- 进行动态评估，以确认关节减压。

六、结论

创伤学可以被认为是关节镜手术的热点领域。适应证相对广泛，主要是临床和放射学，需要严格把控病例的选择。

急性髋关节后壁骨折 / 脱位的关节镜治疗与传统的关节切开术相比具有很大的优势，并且提供了快速的功能恢复和快速康复。关节镜检查适用于治疗所有那些过去没有治疗过的病例，从而避免发生更严重手术后问题的风险。考虑到患者的平均年龄很小，在统计学上，创伤后骨软骨碎片的去除大大降低了发生创伤后髋关节病的风险。

第 11 章　开放髋臼周围截骨术
Open Periacetabular Osteotomy

Kjeld Søballe　著

许　鉴　译

直到 20 世纪 80 年代初期，临床已经引入几种重定向髋臼的三联截骨术或球形髋臼截骨术来治疗髋关节发育不良 [1-3]。这些技术都没有成为治疗髋关节发育不良年轻人的主流保髋方法。1983 年，一个由来自瑞士伯尔尼的 Reinhold Ganz 教授领导的小组开始开发一种新的髋臼周围截骨术来治疗髋关节发育不良 [4]。这种技术已经成为有症状性髋关节发育不良的年轻人的首选保髋方法 [5-15]。它通常被称为"伯尔尼"或"Ganz"髋臼周围截骨术。本章描述了由资深作者（K. S.）发明的一种新的髋臼周围截骨术（periacetabular osteotomy，PAO）微创方法。

一、髋臼周围截骨术

在髋臼周围截骨术中，重新定位髋臼以改善股骨头的覆盖范围，其目的是实现髋关节的一致性，稳定髋关节，使髋关节中心居中，并减少接触压力 [4, 11, 16, 17]（图 11-1）。这将减轻疼痛，改善功能，并可能防止盂唇、软骨和软组织进一步负荷过度，从而延缓或预防骨关节炎的发展 [5, 6, 8, 10, 12, 13]。正如 Ganz 等 [4] 所述，与现有技术相比，髋臼周围截骨术具有多项技术优势，即后柱保持完整，骨盆稳定，内固定最少，术后可立即部分负重，髋臼骨块的大范围移动

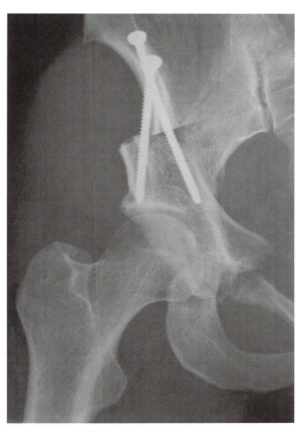

▲ 图 11-1　骨盆前后位 X 线片的一部分，显示髋臼周围截骨术后的右髋

是可能的，髋臼的血液供应不受影响，并保持真骨盆的尺寸。一般而言，髋臼周围截骨术是在 Y 形软骨闭合后的患者中进行的，但不同机构之间髋臼周围截骨术的确切适应证可能有所不同。对于日常临床实践，已制订以下适应

证：①由持续性疼痛导致的症状性髋臼发育不良；②中心－边缘角＜25°；③合适的髋关节；④髋关节保持屈曲＞110°的活动范围；⑤对应于Tönnis 0～1级的术前骨关节炎。

二、手术方法和技术

自从髋臼周围截骨术的发展以来，已经使用了几种手术方法。大多数外科医生更喜欢髂腹股沟或改良的Smith-Petersen（髂股）入路[6, 12, 18-20]。附录中简要概述了手术技术。这些经典方法对组织造成广泛创伤，有些涉及肌肉（如股直肌和缝匠肌）分离。手术入路的类型可能会影响并发症的发生、手术持续时间、术中失血量、输血需求、获得最佳髋臼重新定位的能力和住院时间[6, 20, 21]。髋臼周围截骨相关的学习曲线已有充分文献记录，经验丰富的外科医生也报道了技术和神经血管并发症[4, 8, 17, 20-22]。为改善与手术方法相关的结果，资深作者开发了一种用于髋臼周围截骨术的新型微创经缝匠肌方法。

三、髋臼重定向

实现最佳髋臼重新定向是髋臼周围截骨术的基石。髋臼矫正不足或过度矫正分别会导致不稳定感和撞击等症状[9, 22, 23]，并对此次保髋手术的目标产生了负面影响[6, 13, 14]。重新定向的目的是实现髋臼指数角在0°～10°，中心边缘角在30°～40°，以及髋臼适当前倾。

四、手术结果

一些报道髋臼周围截骨术结果的研究通常展现了异质性患者群体的诊断、发育不良的严重程度、术前骨关节炎，以及同时采取的其他手术和随访时间[5-8, 10-14, 18, 24-29]。改良的Smith-Petersen、髂腹股沟和直接前路方法已被采用[5-8, 10, 12-15, 18, 21, 24, 27]。手术持续时间、术中失血量和输血要求等参数反映了具有有创性特征的髋臼周围截骨术（表11-1）。据报道，手术的平均持续时间为3～4.5h[6, 12, 14, 18, 21]，平均术中失血量为700～2300ml[6, 8, 11, 12, 14, 18, 28]。一项研究报道，完成所有手术后均需要输注4袋血液[14]。关于住院时间很少有研究报道，然而5～10天住院时间似乎很正常[12, 18, 28]。最常报道的是使用不同的手术入路[4-8, 10, 12, 18, 25, 30]导致中等到严重程度的神经血管并发症，其发生率为0%～5%。在一些研究中，与并发症发生相关的学习曲线[4, 8, 17, 20, 21]也会影响手术效果。因此，髋臼周围截骨术可以被认为是一种具有致残风险的广泛的外科手术难题。

在大多数研究中，在考虑平均术后中心边缘和髋臼指数角[5, 10-13, 25, 27]方面，重新定向的目的均已实现。在大多数研究中，髋关节的短期存活率＞90%。很少有研究报道中长期髋关节的存活率[11, 13, 14]。最近，据报道，平均随访20.4年的研究中，髋关节存活率为60.5%[13]。髋臼周围截骨后，临床评分有所改善，有证据表明，显著改善可持续10年[14]。当代髋臼周围截骨术中的一个争议是，是否应该进行关节切开术和必要的盂唇处理。没有具有足够具有价值的结果来支持任何一种观点。

五、保守治疗

尽管许多无症状的轻度和中度髋关节发育不良病例在早期几十年不会发展为骨关节炎[31]，但仍不清楚是否所有持续性髋部疼痛的有症状病例都会进展为骨关节炎。在髋臼周围截骨术的情况下，这可能会导致在边缘病例中进行不必要的手术。保守治疗可能是一种治

表 11-1 报道手术持续时间、失血量、输血需求或住院时间的研究总结

作者	髋关节数	平均年龄（范围）（岁）	同时行股骨截骨术	手术入路	手术时长（范围）/h	平均失血（范围）/ml	输血港植入率及数目（范围）	平均住院时间（范围）/天
Siebenrock (1999)[14]	75	29.3（13—56）	16	改良 Smith-Petersen	3.5（2~5）	2000（750~4500）	100% 4个（1~11个）	—
Trumble (1999)[6]	123	32.9（14—54）	33	56 例改良 Smith-Petersen 67 例髂腹股沟	4.5（–） 6.5（–）	800（–） 1400（–）	—	—
Matta (1999)[18]	66	33.6（19—51）	—	改良 Smith-Petersen	+股骨截骨 3.1（2~5） +股骨截骨 4.1（3.2~6）	939（400~2000） 980（500~1800）	—	7.9（4~29）
Davey (1999)[21]	70	36.5（16—53）	—	改良 Smith-Petersen	3.4（–）	—	—	—
Pogliacomi (2005)[12]	36	35*（15—55）	0	4 例改良 Smith-Petersen 32 例髂腹股沟	3.3（1.8~7）	2300（800~6900）	—	–（7~10）
Kralj (2005)[11]	26	34（18—50）	—	—	—	1400（–）	—	—
Peters (2006)[8]	83	28（25—47）	14	改良 Smith-Petersen	—	715（–）	—	—
Atwal (2008)[28]	122	23.6（18—28）	—	—	—	2191（1200~4021）	—	5.3（4~8）

-. 无此参数报道；*. 平均年龄

疗选项，但选择标准未知。然而，当有持续症状的患者被转诊时，他们往往会遭受会影响日常生活的中度或重度疼痛，并且考虑到髋臼周围截骨术能够缓解疼痛、改善功能和保护关节[5, 6, 8, 10, 12, 13]，进行手术治疗是合理的。

六、微创方法

传统上，通过髋臼周围截骨术对髋关节发育不良进行手术治疗，需要大的伤口和广泛剥离，可能会导致严重的并发症。这为手术治疗的进步留下了空间。实现最佳髋臼重新定向的安全外科手术是成功进行髋臼周围截骨术的手术支柱。为了改善与手术方法相关的结果，资深作者开发了一种用于髋臼周围截骨术的经缝匠肌新型微创方法。

（一）微创手术技术

患者以仰卧位放置在射线可透的手术台上。铺单的放置允许在手术侧充分活动下肢。透视评估在整个手术过程中是必要的，因此骨盆保持在中立位置以避免过度倾斜或旋转。透视设备的位置便于获得前后视图和60°（假轮廓）视图。

皮肤切口从髂前上棘开始，沿缝匠肌向远端继续。切口长度约为7cm。小心切开筋膜，分离股外侧皮神经并小心牵开。为了更好地横向拉开软组织，在进行截骨术的过程中保持髋关节半屈曲的位置。为此，可使用夹板来固定髋关节。使用骨膜剥离子从髂前上棘开始沿髂骨内侧的剥离，并一直剥离到终线下方。腹股沟韧带在髂前上棘的附着处被切断，允许进一步移动软组织。然后将骨膜剥离子推向内侧，沿其纤维方向分离缝匠肌，并切断肌肉的深筋膜。然后用钝性牵开器替换骨膜剥离子置于髂骨的内侧，拉开髂腰肌并将缝匠肌的内侧部分

向内侧拉开。此时进行截骨术（图11-2）。在入路上花费的时间大约是5min。

（二）截骨操作

1. 一般外科原则

重新定向后的髋臼指数和中心边缘角应尽可能接近正常解剖结构（髋臼指数角为0°～10°；中心边缘角度为30°～40°）。外科医生获得适当的髋臼前倾角同样重要。在手术结束时评估活动范围和关节稳定性将有助于外科医生评估髋关节力学的变化。这篇关于微创手术方法的描述将让读者了解软组织如何牵拉、器械操作，以及如何行截骨操作术。在手术过程中，对解剖学的理解和透视的使用是行安全及最低限度有创性行髋臼周围截骨术的关键。

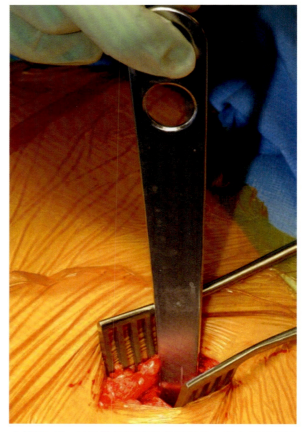

▲ 图 11-2 钝性拉钩沿髂骨内侧定位，以向内侧牵开髂腰肌和裂开缝匠肌的内侧部分

2. 耻骨截骨术

通过骨膜剥离子进入耻骨上支骨膜下。耻骨截骨术应在上支内侧进行，这一点很重要，否则耻骨太厚，导致实施截骨术和牵拉困难或不可能。在耻骨上支后面的闭孔窝内放置一个弯曲的钝性牵开器。将牵开器置于骨膜下以保护闭孔动脉和神经是很重要的。然后在截骨位置前内侧放置一个带夹板的牵开器，以牵拉髂腰肌内侧保护髂动静脉和股神经（图 11-3）。使用略微弯曲的骨刀在直接可视化下对上支进行截骨。使用骨刀直到截骨术完成是非常重要的，否则弧形拉钩的重新定位会变得困难，因为它会滑入截骨区域。当骨完全截断后，外科医生通常能够听到和感觉到（失去抵抗）。通过在手术过程中感受，以避免造成截骨不足和将骨刀推进软组织。

3. 坐骨截骨术

当进行坐骨截骨术时，弧形拉钩保持在其原有位置，以向内侧牵拉髂腰肌。用一把大的剪刀穿过耻骨截骨外侧和远端的间隙，然后将剪刀推进髋臼下方的坐骨。保持剪刀在原位，可以在坐骨上放置一个 30° 角的骨刀。使用 X 线检查（前后视图）验证骨刀的正确放置。截骨开始于 X 线泪滴远端约 5mm 处。实施 1.5cm

的截骨术分两步进行，从内侧边缘开始，然后在下一步之前将骨刀侧向移动（图 11-4）。可使用 30° 角的骨刀在现有的 1.5cm 截骨区域中，沿着骨盆内侧向前推进，直到可以用截骨刀的一侧放置在坐骨内侧。骨刀的放置和截骨本身是在严格的透视控制下进行的，利用所谓的假斜位，与前后视图成 60° 角（图 11-5）。然后从内侧到外侧对坐骨进行截骨，截骨长度等于截骨刀的 2～3 倍宽度（图 11-6）。这种截骨倾向于略微弯曲，凹陷朝向髋臼。为了在与最初的 1.5cm 截骨术相同的平面上前进，并获得几

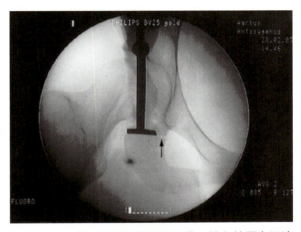

▲ 图 11-4　前后位透视视图显示骨刀横向放置在泪滴下方的坐骨处，可以看到在坐骨内侧边缘进行的截骨（黑箭）

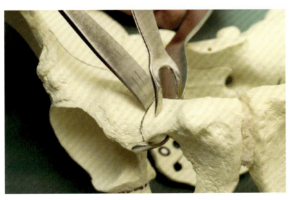

▲ 图 11-3　耻骨截骨部位和器械放置

在耻骨后面放置一个弯曲的钝性拉钩，以保护闭孔神经和动脉。弧形拉钩将软组织向内侧牵拉，用略微弯曲的骨刀实施截骨术

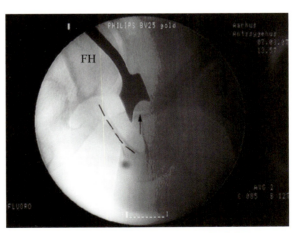

▲ 图 11-5　与前后视图成 60° 角的透视假斜位片

在现有的截骨中正确放置截骨刀的一侧（黑箭）。黑虚线标志着耻骨朝向闭孔的边界。FH. 股骨头

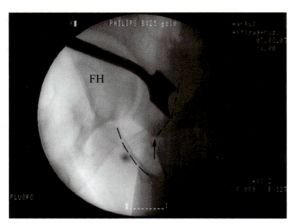

▲ 图 11-6　正确放置骨刀实施坐骨截骨最后一步

如黑虚线所示，截骨略微弯曲。黑箭标记已执行的第一步截骨的水平。右侧的黑虚线标志着耻骨与闭孔的边界。FH. 股骨头

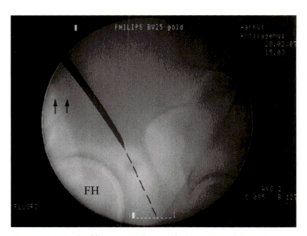

▲ 图 11-7　与前后视图成 60° 角的透视假斜位图

显示直截骨刀沿着在髂骨截骨的第一步（黑箭）后继续推进。保持关节和后柱之间的前侧开放成角约为120°，继续推进截骨（黑虚线），直到到达坐骨截骨。FH. 股骨头

乎水平的截骨术，必须将 30° 角的骨刀手柄向内侧推。坐骨后部截骨术后，如果骨刀在横向上截骨太远，坐骨神经可能会受损。

4. 髂骨截骨术

最初，沿着骨盆内侧插入一根克氏针，距髋臼头侧约 3cm。这样做是为了与关节保持适当距离。根据经验，我们发现如果达到保持克氏针与关节的一定距离，髋臼侧更容易移动和控制。髂骨截骨的第一步从髂前上棘和髂前下棘之间的克氏针水平开始。使用摆锯一直摆到距离终线约 1cm 停止。在一些患者中，从髂前上棘到髋关节头侧的距离相对较短。在这些情况下，建议在髂前上棘下方进行小的斜截骨。为了保护髂骨外侧的结构，在髂骨前上棘和前下棘之间的区域，沿着髂骨的外侧，在靠近骨骼的位置放置一个钝性拉钩。钝性牵开器必须靠近骨骼，否则会损伤臀上动脉的血液供应。通过钝性拉钩保护髂骨内侧的结构。然后，使用宽而直的骨刀继续进行截骨术的第一步。截骨的前侧开放角度保持约为 120°，在髋关节后方向前推进，直到截至坐骨，同时保持后柱完整。在此过程中必须使用 X 线透视髂骨截骨术的最后一步（60°，假斜位观）（图 11-7）。

5. 重新定向

将带有手柄的施氏针放置在髋臼截骨侧骨块，约距髂骨截骨处 2cm 远。髂骨和坐骨截骨可以使用 30° 角的骨刀来回截敲，以确保没有骨桥或凸起留下，从而影响髋臼侧骨块的移动。医生可通过施氏针在三维重新定位过程中完全控制骨块。髋臼重新定向的第一步是获得足够的外侧覆盖，这是通过内移骨块来实现的。根据我们的经验，这种手法足以使髋关节中心居中，而在发育不良的髋关节中，髋关节中心往往偏侧。根据经验，髋臼重新定向后的指数角应接近 0°（硬化髋臼顶的水平定位），并且不得小于 0°，因为这将导致过度覆盖和撞击。

髋臼重新定向的第二步是实现充分的前覆盖。这是通过移动延伸骨块来完成的。根据我们的经验，几乎只需要移动非常小的距离就可以形成足够的前部覆盖。在这一点上，在重新定向过程中，前方覆盖和后倾过多的风险很大。通过评估髋臼前缘和后缘之间的关系，可通过对整个骨盆进行正位透视，以评估髋臼的形态。当后缘位于前缘和股骨头中心的外侧，前缘位于股骨头中心的内侧，并且无交叉征时，可实

现充分的前倾角。如果合适地移动髋臼侧骨块并重新定向后，在正位 X 线检查中可以观察到耻骨上支的头侧移位和泪滴的头侧及内侧移位。如果没有观察到这些情况，骨块不能移动可能是由于坐骨截骨未完成造成的（图 11-8）。然后将一根大螺纹克氏针从髂骨置入髋臼侧骨块，以暂时固定移动后的新位置。初始重定位时，应避免骨盆过度倾斜和旋转。髋臼侧必须如前所述处理，必要时需要对重新定向进行微调。当不需要进一步调整时，将两颗不锈钢螺钉从髂骨前部髂前上棘置入髋臼侧骨块以固定其位置。使用 X 线透视观察螺钉的位置，并通过对骨块施加力来测试固定的稳定性。评估髋关节的运动范围，通过内旋转弯曲髋关节，不应有撞击表现。通过弯曲髋关节并将膝关节向着手术台方向下压，测试关节的后部稳定性。盐水冲洗后，复位缝合腹股沟韧带，软组织分层闭合。不需要使用引流管。

6. 术后护理

术后第 2 天，患者挂着拐杖行走，手术侧承重 30kg 重量。患者可以自由活动。术后和 8 周后拍摄 X 线片，此时患者可以完全负重。使用这种康复策略，没有继发移位或骨不连的风险[32]。患者在术后第 2 天出院。

（三）手术结果

我们在两项研究中评估了微创手术的结果[33, 34]。这两项研究的目的：①评估新的微创经缝匠术髋臼周围截骨术是否是安全的，是否可允许髋臼重新定向，并将组织损伤降至最低，同时评估住院时间、手术持续时间、术中失血、血红蛋白降低、输血需求、髋关节存活率、并发症和髋臼重新定向的实现情况；②评估新的微创入路是否能产生与"经典"髂腹股沟入路行髋臼周围截骨术的相似结果。将这些方法与前面提到的结果参数进行比较，以探讨结果是否支持继续使用微创方法。两项研究的结果如表 11-2 所示。

七、结论

髋臼周围截骨术在世界范围内得到应用，是有症状的髋关节发育不良年轻人的首选关节保留治疗方法。该手术有可能通过延迟甚至预防早期骨关节炎的发展来缓解疼痛、改善日常生活功能并保护髋关节。髋臼周围截骨术被认为是成人髋关节保留手术领域的一项重大进步。但是，需要更多关于中期和长期结果的报道。

通过开发用于髋臼周围截骨术的微创方法，手术取得了进一步的进展。使用这种方法，可以安全地进行髋臼周围截骨术，同时优化髋臼重新定位，并最大限度地减少组织创伤。手术时间、失血量和输血需求都处于非常低的水平，短期髋关节存活率令人鼓舞。

附录

本机构改良 Smith-Petersen 入路和髂腹股沟入路的手术技术简述：已有报道 Smith-Petersen 方法的具体修改细节[20]。皮肤切口起自前 1/3

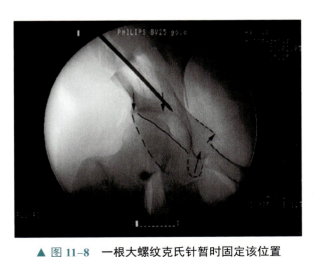

▲ 图 11-8 一根大螺纹克氏针暂时固定该位置

注意硬化髋臼顶的内侧和外侧范围（箭）的水平定位，髋臼的前倾结构（后缘为虚线，前缘为实线），耻骨上支的头侧移位和泪滴形的头侧内侧移位

表 11-2　髋臼周围截骨术微创入路疗效研究总结

项　目	Troelsen（2008）[33]	Troelsen（2008）[34]
入路	微创	• 微创 • 髂腹股沟
患髋数	94	• 165 • 98
平均年龄（岁）	37	• 35 • 31
平均手术时间（min）	70	• 70 • 100
平均出血量（ml）	250	• 250 • 500
平均血红蛋白下降（g/L）	33	• 32 • 40
输血率及输液港植入数	平均 3%，植入 2 输液港	• 平均 4%，植入 2 输液港 • 平均 18%，植入 2 输液港
平均住院时间（d）	8	• 7 • 9
获得的 CE 角及 AI 角	平均 CE 角 34°，AI 角 3°	• 平均 CE 角 33°，AI 角 2° • 平均 CE 角 31°，AI 角 9°
髋关节 Kaplan-Meier 生存分析预计	4.3 年随访，98% 生存率	• 4.9 年随访 97%，生存率 • 4.9 年随访 93%，生存率

髂嵴至髂前上棘，切口向远端弯曲，延伸约 10cm 与阔筋膜张肌垂直。显露在阔筋膜张肌和缝匠肌、臀中肌和股直肌之间的神经平面。与之前描述的 Smith-Petersen 入路修改相比，股直肌没有分离。在一些最初的案例中，缝匠肌的止点是通过截骨术分离的。

髂腹股沟入路如前所述[35] 进行，但没有沿髂嵴横向延伸。皮肤切口从髂前上棘沿腹股沟韧带延伸，并终止于靠近中线的耻骨联合水平。切开腹股沟韧带，使腹部肌肉组织和筋膜的起点连接到裂韧带的近端。通过切开分隔肌肉腔隙和滋养腔隙的髂耻筋膜进一步深入。这样可拉开髂腰肌，并将髂外血管的往内侧拉开，通过两个窗口进行截骨术：一个在髂腰肌内侧，一个在髂腰肌外侧。

第 12 章　反髋臼周围截骨术
Reverse Periacetabular Osteotomy

Michael Wettstein　**著**

程　徽　**译**

一、概述

正常的股骨偏心距和正确的髋关节活动中心是髋关节完成正常活动的必要条件。在可能的形态异常中髋臼后倾，使髋臼开口或多或少朝向后方 [1]。这种情况会引起股骨颈和髋臼缘的异常接触，也就是钳夹型髋关节撞击综合征 [2]。髋关节撞击综合征会导致腹股沟区疼痛，影响髋关节屈曲和内旋，并最终会造成髋关节骨关节炎 [2]。

最简单的治疗方法是修整髋臼前方突出的骨赘 [3]。然而对于真正的后倾髋臼而言，这种治疗方式会减少髋臼覆盖，并造成医源性髋关节不稳。因此，在这种情况下，通过反髋臼周围截骨术重建髋臼旋转中心不失为一种不错的选择 [4, 5]。

二、髋臼后倾的定义

钳夹型髋关节撞击综合征的原因包括髋臼过度覆盖、髋臼过深、髋臼内突及髋臼后倾 [2]。因为治疗手段的选择基于髋臼的解剖形态，所以区分病因尤为重要。

髋臼后倾的诊断有赖于临床表现和影像学检查：通常情况下，患者会主诉腹股沟前方疼痛，并伴有髋关节屈曲和内旋受限 [5]。髋关节前方撞击试验时患者会出现腹股沟区疼痛 [6]。

传统的影像学检查基于骨盆前后位 X 线片。拍摄时须以耻骨联合为中心，并严格限制骨盆的倾斜和旋转。改变髋臼的投照角度会影响影像学表现，最终导致误诊 [7]。如果对骨盆前后位片有疑义，可以采用分析软件校准骨盆的影像 [8]。

我们可以通过正确的骨盆前后位片来评估髋臼壁的相对位置。正常人髋臼的前壁缘位于后壁缘的内侧，两者以锐角相交于臼顶（图 12-1A）。如果髋臼的前壁缘和后壁缘交叉（交叉征阳性），那么就可以用后倾指数来评估交叉的程度。这项指标反映了前壁缘覆盖后壁缘的比例。如果后倾指数低于 30%，提示髋臼过度覆盖（图 12-1B）。如果后倾指数高于 30%，就有很大可能是髋臼后倾。在这种情况下会有更为特殊的征象，包括后壁征阳性（后壁缘位于股骨头中心的内侧）和坐骨棘征阳性（髂耻线内侧可见坐骨棘），这些都是髋臼后倾的典型影像学表现（图 12-1C）[5, 9-11]。髋臼前壁完全覆盖后壁的情况罕见，只可见于髋臼完全后倾的极端病例中。对这些病例而言，髋臼前后壁很容易混淆。当髋臼前后壁在臼顶外缘的相交角不太锐利时，应注意是否存在这种髋臼后倾的情况。

有文献报道单纯髋臼后倾的发病率为 5% [12]。

髂骨翼变大、髂前下棘更突出、闭孔变窄都被认为是半骨盆整体外旋的结果 [13, 14]，也是髋臼后倾的附加诊断标准。

因为有 17%～37% 的先天性髋关节发育不良存在髋臼后倾，所以必须评估股骨头的外侧覆盖[15-17]。Fuji 等研究表明，与外侧壁或前壁的髋关节发育不良比较，髋臼后倾的髋关节发育不良临床症状出现得更早[18]。这也能解释为什么后壁相关的髋关节发育不良更加严重。

股骨头颈连接处偏心距减少（凸轮型髋关节撞击综合征）的病例也有很多，这种情况也能够在常规的影像学检查中进行评估[2]。通常来说，我们使用股骨轴位片（穿桌位、Dunn 位、蛙式位等）用来观察股骨头颈连接处的前方。然而骨盆前后位片可以显示股骨的外侧偏心距，也可以通过观察 Perthes 病的垂索征了解股骨头颈的前方偏心距（图 12-2）[19]。掌握了这个影像学特征，我们就可以不给患者拍轴位片，因为垂索征和关节轮辐状 MRI 有良好的相关性。

第二项检查是由 Lequesne 提出的骨盆假斜位 X 线检查[20]。这项检查主要用来分析髂前下棘的形态和关节间隙。对于发现早期的关节间隙狭窄，无论是凸轮型髋关节撞击综合征造成的前上方狭窄，还是钳夹型髋关节撞击综合

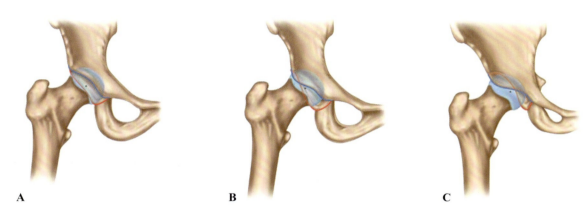

▲ 图 12-1　**A.** 正常髋臼的前缘和后缘呈锐角相交于髋臼"眉弓"，股骨头中心位于后缘的内侧，坐骨棘不可见；**B.** 髋臼过度覆盖"交叉征"阳性，但是股骨头中心依旧位于后缘的内侧，并且坐骨棘不可见；**C.** 髋臼后倾，"交叉征"阳性，股骨头中心位于后缘的外侧且坐骨棘可见。此外，后倾指数大于 **30%**，前、后缘交角变钝，髂骨翼变大，髂前下棘向外侧突出更明显，闭孔变小

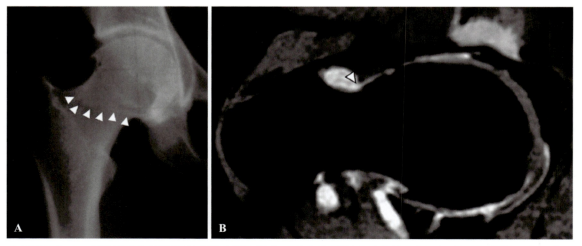

▲ 图 12-2　**A.** 右髋关节正位片中以白箭头标注的为股骨头外侧缘，"垂索征"阳性，提示股骨前方偏心距减少；**B.** 同一患者的右髋关节 MRI 显示股骨头颈交接处的表现与"垂索征"一致

征造成的后下方狭窄，骨盆假斜位 X 线片都比骨盆前后位片更有优势。这便于我们评估软骨的情况，任何髋关节间隙变窄或股骨头移位的征象（股骨头半脱位伴新月征阳性）均提示有严重的软骨损伤，这些情况都是保髋手术的禁忌证[21]。

进一步的盂唇和软骨评估有赖于髋关节MRA。金标准是通过获得轮辐状序列和牵引成像，来提高骨形态的三维可视化和对盂唇软骨损伤的识别[22, 23]。股骨远端的图像可以用来测量股骨颈前倾角，这种方法近来在髋关节撞击综合征的研究中关注度逐渐攀升[24]。

通过 CT 检查，可以进行髋臼的 3D 重建及股骨颈前倾角的评估。但是这项检查很少被学者提及，因为前面所提到的几种检查手段提供了所有必要的信息。也有一些学者习惯用髋关节MRI 代替 CT 造影术来评估盂唇 - 软骨复合体。

髋臼后倾经常会被误用在涉及交叉征阳性的文献中。为了避免概念误导及不恰当的治疗，笔者建议应用前面提及的骨盆后倾定义，并且只有在这种情况下才应该使用"骨盆后倾"这个词汇。其他交叉征阳性的情况应被称为"髋臼过度覆盖"。

三、适应证与禁忌证

Steppacher 等研究发现，后倾的髋臼与正常髋臼的月状软骨面大小一致[4]。这就意味着，后倾髋臼并不是前壁过大、后壁过小，而只是它们的相对位置异常。

髋臼后倾患者行前壁修整都会造成医源性损伤，并可能引起关节不稳。对于髋臼过度覆盖（后倾指数＜ 30%，坐骨棘征阴性）的患者而言，髋臼前壁的修整是首选方案。对于前方软骨损伤严重的年轻患者，反 PAO 会将受损的软骨转向负重区。这种情况下，局部软骨修整和偏心距矫正就是一种不错的保守手术方式。

值得一提的是，无论是行关节镜手术还是髋关节外科脱位手术，都要根据具体情况进行。

真正髋臼后倾的患者，需要通过反 PAO 纠正髋臼的开口方向。我们以往认为这种手术方式只适用于 40 岁以下的患者，但是有研究表明，对于年龄较大的患者也能起到不错的效果[25]。因此，我们认为软骨健康程度是比实际年龄更为重要的指标。当然手术的重要性需要权衡各种因素，如年龄、软骨状态、可能的结局及患者的预期。

骨关节炎 Tönnis 分期大于 1 期，髋关节 MRI提示明确软骨损伤，骨盆假斜位 X 线片提示股骨头半脱位，以上这些都是髋关节保守手术的禁忌证。

因为凸轮畸形常常存在，所以诊断必须基于术前影像学检查、屈髋时的内旋活动度检查[26]。如果髋关节屈曲 90° 时内旋不能达到30°，我们认为必须行关节切开以矫正股骨头颈偏心距以避免髋关节撞击。尽管在 PAO 手术同时处理凸轮畸形的实际疗效尚存争议，还是值得增加一些手术时间行关节切开，以避免进一步软骨损伤的风险和二次手术的可能性[27-30]。

如果术前已发现有明显的股骨前倾角异常（正常的股骨前倾角度为 5°～25°，理想的情况为 15°～20°），应同时进行股骨旋转截骨术，以避免残余不稳或撞击[24, 31]。

四、患者体位及切口选择

手术入路和截骨技术与标准 PAO 没有区别[32]。

患者置于可透视手术床上，予全身麻醉。因为术腿需要在手术过程中自由活动，故而术腿需无菌悬垂。需常规使用自体血回输设备及氨甲环酸，以降低潜在出血风险并减少异体输血[33,34]。

五、手术入路

最初，我们采用改良的 Smith-Peterson 入路，后来根据 Lara 等的建议，采用更小的纵向切口入路[35]。实际上，低位髂腹股沟切口或比基尼切口目前更受青睐，原因是其具有更好的美容效果，并且更容易显露耻骨支。该切口位于髂嵴下 2cm，与髂嵴平行，切口的内侧端更靠下方，便于进入关节（图 12-3）。行阔筋膜张肌内侧的操作时，不要解剖缝匠肌表面的皮下脂肪，必须注意避免损伤股外侧皮神经（lateral femoral cutaneous nerve，LFCN）。

距内侧边界约 2cm，纵行切开阔筋膜张肌，肌腹向外侧牵拉至筋膜鞘内，进一步保护 LFCN（图 12-4）。髋关节屈曲 30°，使用支腿架固定以减少肌肉张力，纵向切开深筋膜，进入股直肌。远端剥离不应超过旋股外侧动脉升支，该分支跨越阔筋膜张肌和股直肌之间的间隙，需要保护。

将腹肌与髂嵴的前 1/3 分离。行髂前上棘截骨，将缝匠肌牵向内侧（图 12-5）。相比骨膜下剥离腹股沟韧带而言，截骨能更好地保护 LFCN[36]。然后用海绵将髂肌从髂窝上推开。

下一步是分离股直肌起点外侧，并将髂囊肌起点从髂前下棘和前关节囊上分离下来。然后将腰大肌腱和髂耻囊从关节囊上提起，实现股骨距水平前内侧的充分显露。适当的屈曲和

内收髋关节有利于完成上述操作。

触诊坐骨前，以长剪刀分离介于关节囊和腰大肌腱之间的筋膜，这些筋膜分隔股后肌群。剪刀的尖端可以通过向内和向外移动来感觉坐骨的宽度。

六、坐骨部分截骨

将宽 15mm 前端成角 30° 的弯骨刀（Ganz 骨刀或髋臼周围截骨骨刀）插入关节囊和腰大

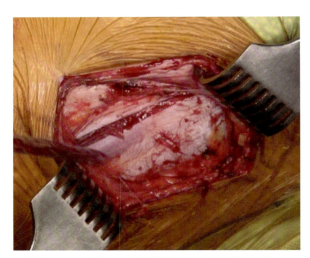

▲ 图 12-4 在肌肉上切开阔筋膜张肌以保持与股外侧皮神经的安全距离

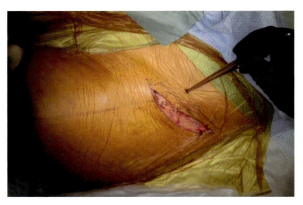

▲ 图 12-3 改良的腹股沟切口或比基尼切口与髂嵴平行
镊子指的位置是髂前上棘。为了减轻皮肤的张力，切口要比阔筋膜张肌内侧缘再向内 2～3cm

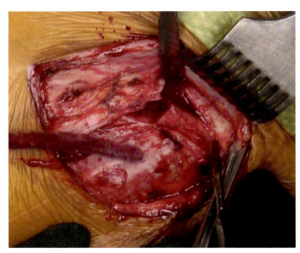

▲ 图 12-5 髂前上棘截骨后，腹肌与髂嵴分离，用海绵将髂腰肌与内侧髂骨翼推开，髂腰肌向内侧回缩。缝匠肌起点和腹股沟韧带依然附着于髂前上棘

肌间的间隙。现在已经制作出类似的弧形骨刀，新的骨刀行坐骨截骨术更加顺手。

外展髋关节，保护坐骨神经。触及髋臼下沟（髋臼后下壁与坐骨之间的缺口）并将弯骨刀置于正确的位置，这个位置可以通过术中透视来确认（图 12-6A）。术中透视是很有助益的，尤其对于初学者而言。作为经验丰富的手术医生，则不强制进行行术中透视。值得注意的是，后倾髋的髋臼下沟不如髋关节发育不良明显，难于触及，增加了关节内截骨的风险。弯骨刀应一直朝向对侧肩膀，避免向外截骨，损伤坐骨神经[36]。将弯骨刀截进坐骨 3~4cm，因为坐骨是部分截骨，需要保留后柱的完整性，所以不能截得太深。骨刀的弧度使得截骨朝向坐骨棘，平行于髋臼后壁。第一刀截完以后会向内侧截第二刀，这一刀截断内侧皮质。第一刀截骨截开外侧皮质，这仅仅是做一个标记（图 12-6B）。在这个位置的任何截骨都不能向上超过 10mm，因为离坐骨神经太近[37]。最后，拔出骨刀，透视确认截骨线横向贯穿坐骨（图 12-6C）。

七、耻骨截骨

在髂耻隆起的内侧 2cm 打入尖 Hohmann

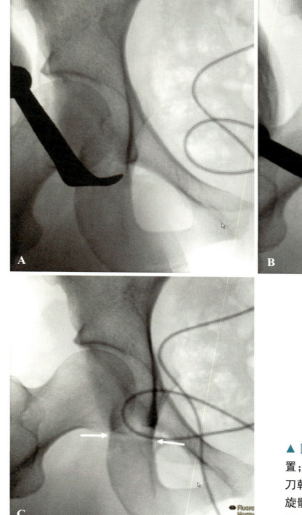
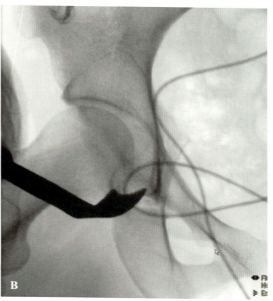

▲ 图 12-6　**A.** 术中 **X** 线透视可见弯骨刀的位置；**B.** 术中 **X** 线透视可见截外侧皮质，弯骨刀朝向对侧，以避免离坐骨神经太近，外展外旋髋关节以保护坐骨神经；**C.** 术中 **X** 线透视可见贯穿坐骨整个宽度的截骨线（白箭之间）

牵开器，显露耻骨支。这种方法保护了腰大肌及神经血管。然后纵向切开耻骨骨膜，在耻骨支的近端和远端骨膜下分别放置两个钝性牵开器。在髂耻骨隆起行向内侧斜（45°）耻骨截骨。斜向截骨避免了穿透髋臼，同时也降低了闭孔神经血管束损伤的风险。耻骨内侧支应随着骨刀的移动而移动，以确保截骨完成。

在髋臼后倾的病例中，于截骨水平的近端皮质去掉一个小骨块（2～3mm）很有意义。这样做能够降低复位骨块时骨皮质卡住的风险。

八、髋臼上、后截骨

自髂骨翼内板子剥离髂肌，可见髂腰动脉的髂骨滋养支沿着弓状线走行[38]。因为动脉断后会缩进骨板里，所以需要通过钻孔来增大滋养孔，再用骨蜡填塞。

于坐骨切迹和闭孔之间的平行四边形表面做钝性分离，进一步显露骨盆。然后在坐骨棘水平放置反向 Eva 牵开器或骨盆牵开器。

在髂前上棘下棘之间，沿骨盆外壁，坐骨切迹剥离臀小肌和臀中肌形成通道。此通道内放置钝性牵开器，保护肌肉和坐骨神经。这种有限的剥离保护了阔筋膜张肌和臀小肌的附着点及臀上动脉的深支。这支血管对于髋臼骨块的血液供应很重要[38]。

髂骨截骨（又称髋臼上截骨）起于髂前上棘下方，朝向弓状线的水平截骨。这个过程用摆锯完成。由于患者为仰卧位，锯片的方向垂直向下。根据盆腔的形状，截骨会在弓状线上方 1～2cm 停止。

髋臼后方截骨则从髂骨截骨线后端开始，向远端与截骨线成 100°～120°，指向位于坐骨棘上的牵开器的尖端（图 12-7）。整个过程用骨凿完成。此外，需触诊坐骨切迹以确保不切断后柱进入坐骨切迹内。应保留 1～2cm 的骨

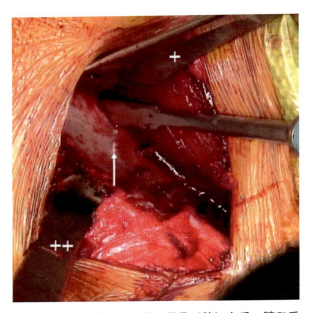

▲ 图 12-7　完成髋臼上水平截骨（箭）之后，髋臼后方截骨则从髂骨截骨线后端开始，向远端与截骨线成 100°～120°，指向位于坐骨棘上的牵开器（+）的尖端。外侧牵开器（++）位于坐骨切迹处，在截骨过程中保护坐骨神经

桥。截骨深度约为 4cm。

这一步截骨可以透视下完成，但笔者认为在没有透视的情况下，用手指触诊坐骨切迹也足够安全，可以准确完成截骨。

髂骨外侧皮质用弯曲的 Simal 截骨刀完成，该骨刀置于截骨线的上方，指向外侧。

此时，将一枚 5mm 的 Schanz 螺钉从髂前下棘置入，在髋臼上骨质内打向后方。将椎板撑开器置于髋臼上截骨线和髋臼后截骨线内，使截骨在张力下进行（图 12-8）。

用尖端成角 30° 宽 20mm 的弯骨刀（Ganz 骨刀或髋臼周围截骨骨刀）向第一次坐骨截骨的方向，完成四边形表面截骨（图 12-9）。截骨起始点位于弓状线下方 4cm，骨刀手柄垂直向下。这次截骨的平面与四边形平面成角 50°。弯骨刀的拐角放置在离骨刀尖端 4cm 的地方，有助于定位。弯骨刀接下来向闭孔截骨并与坐骨截骨会师。因为在此水平，坐骨神经恰在坐骨外侧，截骨过程中应小心地外展下肢，避免穿透[36]。

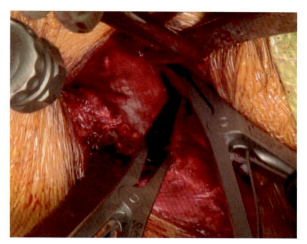

▲ 图 12-8　向髂前下棘置入 Schanz 螺钉

将撑开器置于髋臼上截骨线和髋臼后截骨线，使截骨在张力下进行

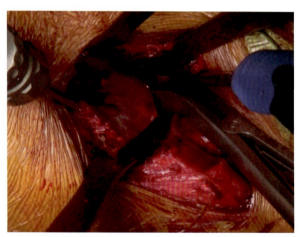

▲ 图 12-9　在弓状线下 4cm 处，沿着先前坐骨截骨的方向将 Ganz 弯骨刀置于髋臼后截骨块旁

还有另一种方法完成髋臼后截骨。于弓状线后方 4cm 处，使用 Ganz 骨刀截向坐骨截骨的方向。只切开内侧皮质，以降低坐骨神经损伤的风险。

撑开器张力降低说明截骨完成。内旋 Schanz 螺钉和外旋椎板撑开器的反向运动可使髋臼骨块脱离稳定的骨盆（图 12-10）。如果骨块没有明显活动，则应再次检查确定截骨是否完全。最常见的情况是，坐骨截骨不完全，需重复进行。这时坐骨截骨可按照上面的步骤再次进行或从四边体进行。

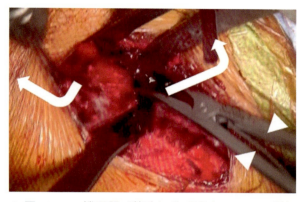

▲ 图 12-10　撑开器（箭头）造成张力，Schanz 螺钉来回旋转髋臼（箭）。撑开器使截骨线延伸（定向骨折），最终使骨块完全游离

九、髋臼截骨块的移动和重整

后倾髋臼的矫正是通过沿纵轴方向内旋髋臼骨块实现的（图 12-11）。内旋的程度和后倾的角度有关。每一个患者都要个性化进行截骨块的内外移，来实现前后壁的完美平衡。然后用两根 2.5mm 螺纹克氏针临时固定截骨块。

如果臼顶反倾，那么截骨块就需要沿水平轴后伸。这样做能够获得一个水平的臼顶，并避免股骨头的外侧覆盖过度。由于截骨块往往存在后伸受限，可以从髋臼截骨块上方外侧截下一个楔形骨块，截骨的角度与髋臼需要纠正的角度一致。这时将截骨线闭合就可以完成髋臼的后伸。因为坐骨截骨水平的骨茬可能会挂住截骨块，所以这一步往往是最困难的。必要时可以将 Ganz 弯骨刀插入坐骨截骨处撬动骨块，但是不要向外推动骨刀，以免损伤坐骨神经。

十、术中透视、关节活动度检查和最后的固定

术中必须用影像学来评估髋臼截骨的准确性。可以用骨盆前后位片或术中透视[32, 39]。术中透视是我们的首选方案，因为其操作简单，但是在放置机器时需格外注意，使其能够给出

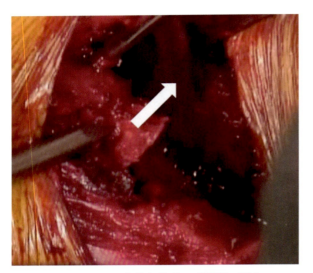

▲ 图 12-11　内旋复位髋臼截骨块（箭）

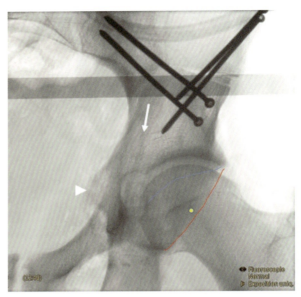

▲ 图 12-12　股骨头修整前的术中透视

髋臼前、后壁的投影（前壁蓝色，后壁红色）在髋臼眉弓外侧相交没有交叉征。股骨头中心（黄点）在后壁的内侧。髋关节对合良好。髂坐线（箭）完整，证实截骨没有影响后柱。坐骨棘（箭头）仍然突出，因为截骨矫形并不影响坐骨棘

正确的影像[39]。

影像学分析提示交叉征阴性和后壁征阴性。外侧覆盖不应过大（外侧 CE 角不超过 33°），并且髋臼眉弓应水平[40]。关节间隙应均匀一致。唯一不会改变的是坐骨棘征，因为截骨不改变后柱（图 12-12）。

由于髋臼后倾比发育不良更难纠正，因此可能需要多次复位来找到合适的位置。在复杂的髋臼畸形中，就可能要接受一个折中的位置。这种折中是否可以接受，可以通过关节活动度来判断。

一旦获得满意的矫正，就可以使用 2 枚 3.5mm 螺钉从髂嵴向下固定（替换克氏针）并使用 1～2 枚横向螺钉从髂前下棘向后固定。除非矫形角度特别大，一般不需要其他固定。

一般来说，在髂前下棘上方会出现一个骨性突起。这个突起可以截下植入髋臼上截骨间隙增加稳定性。

第二件必须要做的是检查髋关节活动度以排除残余撞击。屈曲 90° 时，应可实现 30° 内旋。如果无法实现，要么需要调整髋臼截骨块的位置，要么需要纠正股骨头颈偏心距。术前 X 线透视显示股骨偏心距减少，也提示会出现这种情况。Siebenrock 等在研究中发现，多达 92% 的病例在髋臼复位后需要进行骨软骨成形术[41]。

十一、髋关节切开术

如果髋关节屈曲 90° 时无法实现 30° 内旋，则必须行前关节囊切开术。以 T 形切口打开前关节囊，注意不要切到盂唇（图 12-13）。在关节囊内插入钝性牵开器方便显露。不必要切断股直肌腱，可向内或向外牵开。

因为髂前下棘经常过度突出而引起所谓的棘下撞击，此时应该进行髂前下棘形态的分析[42]。就像关节镜技术一样，可以重塑髂前下棘基底部的形态，达到避免其与股骨颈部的异常接触的目的，而且不会损伤其上附着的股直肌腱。

根据术前影像学检查和术中透视，用骨刀或高速磨钻在股骨头颈连接处行骨软骨成形术

（图 12-14）。可以通过屈髋 90°、内旋达到 30° 来检测股骨头颈偏心距是否重建至正常状态。

十二、闭合

冲洗关节腔，去除碎骨渣，无张力缝合关节囊。使用一枚 3.5mm 或 2.7mm 螺钉重新固定髂前上棘。重新固定腹肌，关闭阔筋膜张肌筋膜层。通常不放置引流。

十三、术后功能锻炼

术腿用软夹板轻度外展。术后 8 周内负重 10～15kg，同时使用 CPM 机做被动活动。根据我们的经验，这样做有利于恢复关节运动，并且患者在关节运动后感到疼痛减轻。等长收缩和拉伸训练也从术后第 1 天开始。

8 周后 X 线复查提示骨痂形成，髋臼上、后截骨的截骨线变模糊提示骨愈合（图 12-15）。之后可以在可承受范围内逐步负重并开始物理治疗。

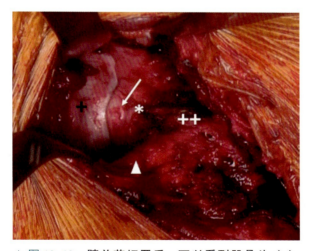

▲ 图 12-13　髋关节切开后，可以看到股骨头（+）、髂前下棘（++）和向外侧牵开的股直肌腱（箭头）。髂前下棘非常突出，直接向下延伸到髋臼边缘（*）。箭指向为盂唇基底部骨化导致的畸形，可以切除骨化的部分重新固定盂唇

十四、结论

Hartigan 等回顾了他们用关节镜治疗髋臼后倾的结果[43]。在 2 年的随访中，成功率达 99%，并且骨关节炎没有进展。只有 1 例患者在术后 6 个月后需要行全髋关节置换术（total hip replacement，THR）。非骨关节炎髋关节评分（Non-Arthritic Hip Score，NAHS）从 65 分上升至 86 分。这样的结果似乎很有意思，但基于后倾髋臼的基本生物力学缺陷和髋臼壁解剖结构的特点考虑，应用这样的治疗方案时必须谨慎。此外，我们只了解这种治疗后的短期结果，无法说明它们最终的结局。

Flores 等研究表明，用关节镜行边缘减压治疗髋臼后倾能起到良好的效果。如果同时进行棘下减压，效果更佳。然而他们只有 1 年的随访数据，不能充分证明这种治疗方式对于髋关节骨关节炎演变的影响[44]。

Parry 等分析了伴或不伴合并髋关节发育不良行反 PAO 术后的中期结果[45]。术后 5 年，没有人进展为髋关节骨关节炎。改良 Harris 髋关节评分的均值分别为 93 分和 92 分。

Litrenta 等在 1 篇综述中指出，通过关节镜手术或开放手术的治疗，随访至术后 5.5 年都有较好的临床效果。关节炎进展延缓，翻修率

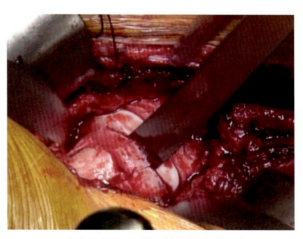

▲ 图 12-14　使用弯骨刀重建股骨头

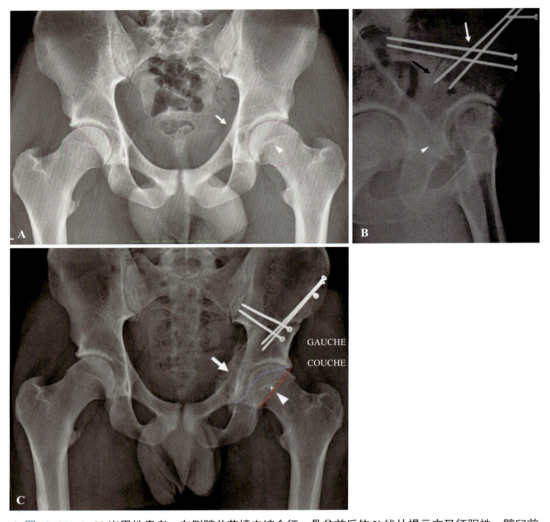

▲ 图 12-15　**A.** 20 岁男性患者，左侧髋关节撞击综合征。骨盆前后位 **X** 线片提示交叉征阳性，髋臼前壁（蓝色）和髋臼后壁（红色）交叉。股骨头中心位于髋臼后壁外侧（后壁征阳性），可见坐骨棘（坐骨棘征阳性）。**B.** 反 PAO 和股骨偏心距矫正术后 2 个月的骨盆前后位片。髋臼前壁（蓝色）和髋臼后壁（红色）不再交叉。股骨头中心位于后壁内侧（箭头）。对于这例患者，因为手术保留后柱，坐骨棘（箭）术后仍然可见，只是被突出的耻骨支和骨痂遮挡。**C.** 骨盆假斜位 **X** 线片提示髋臼上截骨线（白箭）、髋臼后截骨线（黑箭）和坐骨截骨线（箭头）均骨愈合良好。可以清楚看到，后柱在截骨术后没有受损

较低，并发症发生率较低[46]。然而，即使关节镜手术的效果得以证实，他们认为髋臼后倾严重或严重发育不良的病例可能会从髋关节截骨手术中取得更大获益。

Peters 等依据髋关节发育不良和髋臼壁方向分析髋臼形态得出结论[47]，髋臼后方和外侧的覆盖量至关重要。髋臼正常覆盖通过外科脱位手术就能够实现良好的临床效果，然而覆盖不足就需要行髋臼周围截骨手术。他们指出，

最佳治疗的临床方案很难制订，需要充分考虑髋关节的 3D 形态。

Bernese 小组回顾性比较了他们分别用 SHD 和反 PAO 治疗真正的骨盆后倾的成功率[48]。结果显示术后 5 年髋关节生存率无差别，但之后 SHD 髋关节生存率明显下降。到 10 年时，SHD 的髋关节生存率为 23%，而 PAO 的髋关节生存率为 79%。在 15 年时 PAO 的髋关节生存率降至 73%。

他们指出，髋臼前壁减少会造成医源性发育不良，从而加速关节退变。因此只有在髋臼过度覆盖而不是真正的髋臼后倾的情况下，才应该行 SHD 或关节镜手术。

十五、结论

对于真正的髋臼后倾，髋臼边缘修整是禁忌，除非髋臼周围截骨后将软骨移至负重区。必须进行准确的形态学诊断，以免治疗过度或不足。

髋臼周围截骨术是一项精巧但可以学会的手术。学习难点和手术技巧，加之不懈的努力，最终能实现理想的髋臼矫正，并取得良好的临床效果。

要点与技巧

- 必须对髋臼畸形作出精确的影像学诊断。
- 准确的骨盆前后位 X 线检查是评估这种畸形并进行三维矫正的指南针。
- 如果计划行髋臼周围截骨术，那么髋臼前方或外侧髋关节 MRI 或 CT 上不能有严重的软骨损伤
- 对于真正的髋臼后倾，髋臼周围截骨术优于髋臼边缘修整术。
- 为了实现更好的美容效果，首选 Bikini 切口。
- 该入路是改良的 Smith-Peterson 入路。
- 髂前上棘截骨优于腹股沟韧带骨膜下剥离术，因为它可以更好地保护股外侧皮神经。
- 坐骨截骨应在术中透视下进行以确保截骨的定位和定向，至少对初学者应是这样。髋臼后倾时骨刀的正确放置更加困难，因为髋臼下沟不明显。截骨深度应达到 3cm，以便后来能轻松移动截骨块。
- 耻骨截骨时截骨线必须位于髂耻粗隆内侧并行斜向截骨，以便更好地旋转髋臼骨块。
- 髋臼上截骨是按严格的垂直方向进行的，从髂前上棘的前端开始，到弓状线前方 1～2cm 处结束。
- 髋臼后截骨指向放置在坐骨棘内侧的钝性牵开器的尖端。坐骨切迹的触诊有助于确定该截骨线的正确方向，避免截断髋臼后柱。
- 髋臼后截骨，方向指向先前的坐骨截骨，在撑开器的张力下完成四边形体的截骨。
- 截骨块能自由活动证明截骨完全，这是实现正确的髋臼复位的先决条件。如果情况并非如此，应依次重新截骨，从坐骨截骨开始，因为这是最困难的一步。
- 在髋臼反倾的情况下，可在髋臼上截骨线水平切除三角形骨块，有助于通过闭合髋臼上截骨间隙来纠正髋臼顶的方向。
- 在真正的髋臼后倾中，截骨块内旋是基础，根据个体形态差异进行其他额外的校正。使用克氏针临时固定。
- 术中必须进行透视。如果不满意，需反复定位直到实现完美的矫形。最后用 3～4 枚 3.5mm 的螺钉完成固定。
- 如果未能通过正确的截骨实现髋关节屈曲 110° 时内旋 25°，那么就必须行髂前下棘和股骨头颈处的成形术，否则就会反复出现股骨髋臼撞击。

第 13 章　股骨近端截骨术 *
Proximal Femoral Osteotomy

Frédéric Laude　**著**

李 川 **译**

一、概述

大约 50 年前，股骨近端截骨术是一种常见的手术，尽管它是矫正股骨近端畸形的最佳截骨术，似乎现在的教授很少将其传授给新一代外科医生。

该术式已经被髋关节置换术所取代，并且已经濒临被遗忘的地步。作为坚定的支持者，一些年长的外科医生仍然坚持使用 MacMurray 术式 [4]，但很少有年轻医生读过 Bombelli 的论著 [5, 6]。当遇到儿童患者时，关节置换术不能成为首选治疗方式，此时只有股骨截骨术可以解决问题。此外，股骨截骨术带来许多术后康复的问题，例如股骨近端的恢复就需要持续很长一段时间，因此该术式不容易被患者所接受，是一个很难推广的手术方式。该术式造成的手术瘢痕相当大，几乎每个病例都需要截掉部分骨质。

股骨截骨术改变了股骨骨髓腔的形状，从而对髋关节的置换造成影响 [7, 8]。然而，如果外科医生尤其喜欢挽救性的手术，有时除了纠正股骨别无选择。因此，在专家看来，截骨术是一种挽救性手术相关的术式 [5, 9, 10]。

二、传统的外科手术方式

传统的截骨术是通过外侧门静脉通过阔筋膜向下到大转子外侧和股外侧肌近端进行的。股外侧肌群与大转子分开。截骨线或多或少是水平的，通常经过大转子下方和小转子上方。根据手术类型的不同，选用不同类型的钢板。最典型的钢板由 Maurice Muller 和 AO 基金会创造，被称为刀片钢板 [11]。它拥有不同类型的角度和长度，能够被用于各种类型的截骨术，并且需要极其详细的术前规划。

剥离骨膜后，将固定装置穿过大转子的侧面，固定于股骨干的外侧。通常情况下，患者 3 个月内都需要避免负重，6 个月后能够完全康复。对于产生内翻的截骨术，患者通常难以接受下肢长度的差异和跛行带来的困扰。有方法可以避免长度出现改变，但是这会导致股骨骨髓腔的形状显著变化。为了防止将来行髋关节置换，因此外科医生通常不愿意采取这些方法。一旦骨头固定愈合，钢板必须取出，这就需要对血管肌肉和筋膜再次行有创性手术。

---

*. 原著未标引文献 [1–3]。

三、需要改进的原因

由于需要避免负重和漫长的恢复期，外科医生不愿为患者施行传统截骨术。

然而，我们相信有一种方式可以简化这项技术，即通过一种现行的术式革新传统术式，使传统截骨术重新成为可选的术式。我们从髋关节置换手术中原位股骨颈切除术的经验中获得了信心，我们认为可以使用微创 Hueter 方法进行股骨矫正截骨术。

为此，在 20 世纪 90 年代末，我们开始将这种技术[12]用于治疗髋臼撞击综合征，并且近端干骺端和股骨骨骺的潜在可视性也让我们可以通过前入路进行截骨术。

另一个显著的好处就是，即使是一个复杂的髋关节畸形也只需要前入路手术，因为这样可以更好地保护结构，以防将来需进行髋关节置换或翻修手术。

通过从前侧入路股骨颈和股骨近端，这种截骨术能够在不触碰任何臀部肌肉的情况下完成，而且也不需要通过骨膜剥离消除流向骨干的血流。由于可以进入股骨骨骺和关节间隙，这种术式完全可以矫正任何情况的撞击，这是使用传统手术方式无法做到的。

最后，但在我们看来最关键的是，截骨线可以比传统术式稍高，因此对股骨形状的影响较小。当需要进行关节成形术时，外科医生将不必处理截骨术引起的任何残余股骨变形[13]。

接下来将阐述我们使用这种前路入路进行股骨截骨术的经验。

四、Hueter 微创股骨颈前入路截骨术

这种类型的手术主要适用于有严重结构畸形的年轻人。只有在非常特殊的情况下，才适用于年龄超过 40 岁的患者，与所有类型的髋关节挽救手术一样，应该仔细评估软骨（结合扫描），以确保没有过度的损伤。如果 Tönnis 分级大于 1 级，由于存在预后有限的风险，外科医生应该重新考虑该手术适应证。

我们认为有必要进行全面评估，包括外展和内收的动态 X 线透视、三维重建扫描和股骨前倾角计算。

EOS 成像对于更复杂的病例也非常有优势。

患者被放置在骨科牵引床上，手术区域的显露方式与前入路髋关节置换术在手术台上的放置方式完全相同。唯一的区别是股骨外侧必须保持可触及，因为截骨术矫正是使用 2～3 个空心螺钉经皮进行的。

理论上，这个过程不需要影像加强器，尽管我们确实建议使用荧光透视检查各个阶段，这个加强器应该放在患者的两腿之间。

这个技术使用微创的前入路方法，与阔筋膜张肌和股直肌之间的关节成形术相同。牵开筋膜显露旋前血管，因为股骨头血液供应不是来自于旋前支，而是通过旋前内支，因此可以直接结扎旋前血管。

使用倒 V 形或倒 T 形切口切开关节囊。最好的方法是用线牵拉关节囊，以便于操作和显露。开口延伸到大转子的前结节，它标志着颈部和干骺端之间的连接处（图 13-1）。

通常在股骨颈近端稍微靠后，可以看到向股骨头供血的骨膜结构。医生必须保证这个结构的完整性，并且注意使其远离截骨线。

此时可能切除几毫米的股外侧肌以协助显露。

切开关节上囊延伸至盂唇，此时可以将关节镜插入关节，使用现有的入口或通过稍微偏移另一个入口点以更靠近关节的中心。在这种情况下，关节镜检查是使用空气进行的，不需要冲洗。加入牵引力，使关节腔空间变大，以

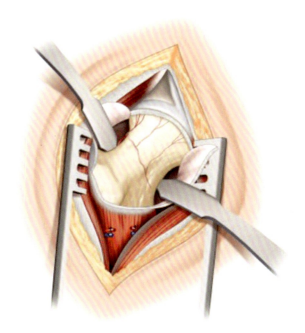

▲ 图 13-1　微创 Hueter 入路

手术一般只需要 5～6cm 的切口。切口当然可以扩展，以便于进入

便全面检查髋关节腔。软骨评估是所有挽救手术的关键阶段。如果盂唇或软骨有任何损伤，外科医生随即进行修复手术。那些在髋关节镜手术方面有足够经验的医生甚至可以打开水源，移除牵开器，并治疗撞击。

如果股骨头需要特别专业的手术（如镶嵌成形术软骨移植），则可能使髋关节向前脱位[14]。

无论必须进行什么截骨术，第一条线都是水平的，并且与股骨干骺端的内侧有关。它终止于转子结节下方，以避免损伤臀小肌（图 13-2）。

对于产生内翻的截骨术，为了匹配所需的矫正角度，可以从内侧基部移除楔形骨。线越高，楔形截骨计算必须越准确，因为截骨线太靠近颈部，很容易扩大内翻矫正。术前规划必须与传统技术一样细致。原则上，笔者建议让第一条线尽可能水平，然后将第二条线放在第一条线的上方或下方以创建截骨楔形

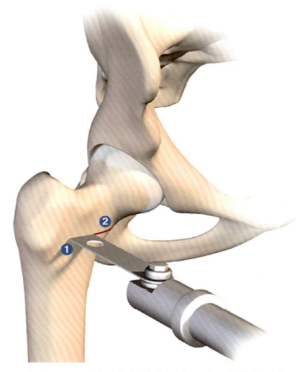

▲ 图 13-2　无论进行何种截骨术，第一条线都是水平的，并与股骨干骺端的内半部分有关，它终止于粗隆结节下方，以避免损伤臀小肌腱

（图 13-3A）。

这个楔形应该是不完整的，而且不应该完全切开股骨大转子外侧。一般来说，这个区域的松质骨会自然地向顶部断裂。只需将摆锯停在外侧和内侧皮质之间，就在股外侧肌插入转子结节下方的位置。然后将在牵引床上加压，开放式截骨线将相当自然地闭合。如果有任何阻力，可以使用凿子横向完成该线，以促使骨折朝向大转子。

在任何情况下，臀肌和阔筋膜都不应被累及，并且通过保持完整，这些肌肉或肌腱结构将被当作外侧张力带。

这种截骨术是非常容易固定的，使用的技术与股骨颈骨折内固定相同，使用 2～3 个大直径空心螺钉。

在使用骨科手术台开始加压之前，最好使用胫骨钻导向器进行十字韧带修复（图 13-3B）。

这使它更容易引导针进入截骨线，刚刚创建。针当然应该在截骨线内，而不是更远（图 13-3C）。

加压将会使线闭合并且将钉子固定在股骨颈和股骨头中。

截骨线闭合且钉固定就位后，最后阶段是插入 7mm 空心螺钉以稳定固定（图 13-3D）。

如有必要，可以使用第 2 个甚至第 3 个螺钉。应使用影像增强器检查螺钉的位置是否正确（图 13-3E 和 F）。

对于外翻截骨术（图 13-4），该技术更简单，因为在股骨的中半部需要一根截骨线（图 13-5A）。

简单地沿着股骨线施加牵引力自然会导致截骨线打开。这条线应该是不完整的，并且应该像引导骨折一样再次创建外侧部分，然后通过牵引打开内侧部分。

将羟基磷灰石楔形物插入截骨线（图 13-5B）来改善结果并避免负重时的任何矫正损失

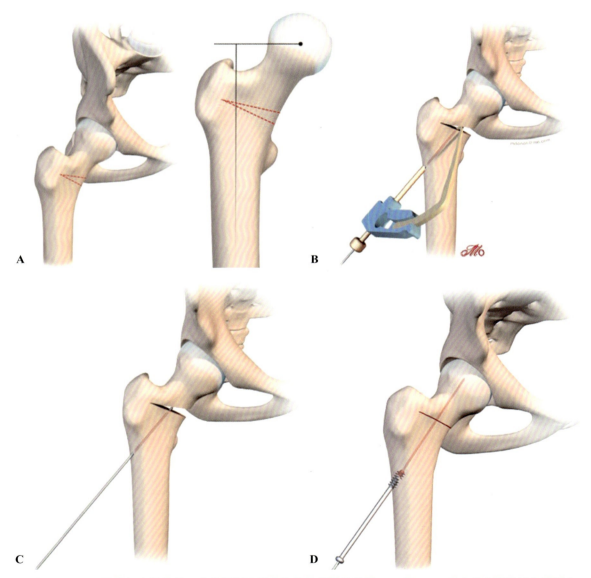

▲ 图 13-3　**A.** 股骨粗隆截骨术，术前规划及截骨楔状骨截骨的位置；**B.** 用 ACL 重建术中胫骨导向器插入导向针；**C.** 针位于截骨线内，不再往下行；**D.** 使用截骨台将截骨线置于受压下，线闭合导致大转子破骨，然后将钉推入头部以稳定固定，并用空心螺钉促进骨合成

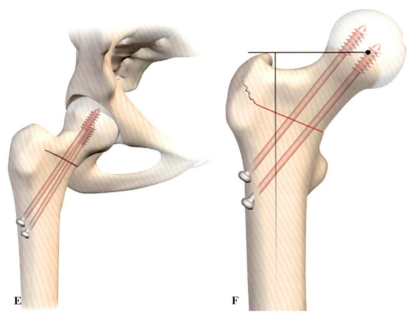

▲ 图 13-3（续）　E. 用第 2 枚空心螺钉完成固定；F. 最终矫正后

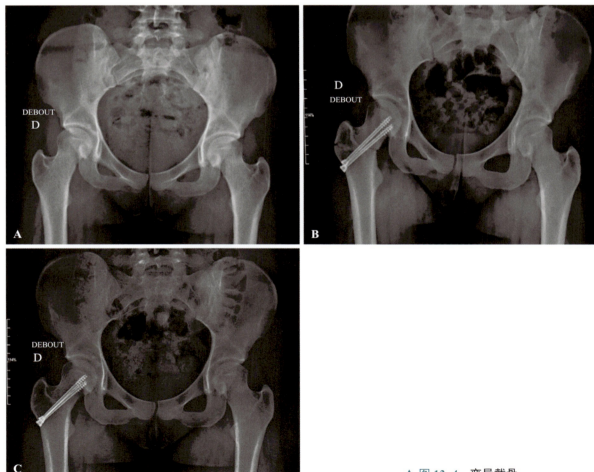

▲ 图 13-4　变异截骨

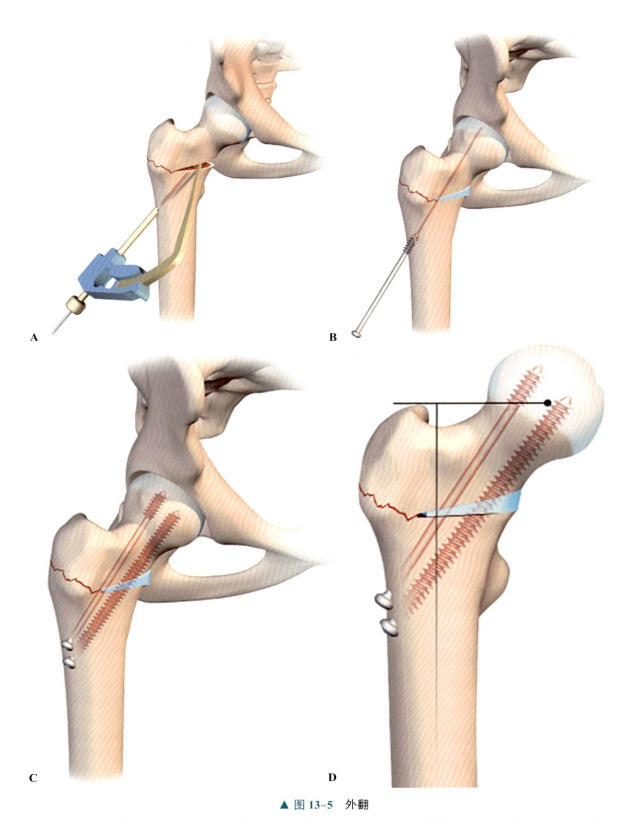

▲ 图 13-5　外翻

A. 外翻技术：垂直于股骨干的截骨线不完整。然后使用矫形台将肢体置于牵引状态，截骨线张开到矫正变形所需的角度，使用图像增强器检查角度。B. 坚固的 HAP 楔形保持开放外翻截骨，并将导线推入股骨头内。C. 第 2 颗用全螺纹螺钉可稳定固定并防止任何矫正损失。D. 最终固定

很可能有效。

但是，固定过程比较棘手，因为空心螺钉不得制造任何新的压缩来关闭和截骨线。笔者建议使用大直径全螺纹皮质螺钉尽量靠近皮质骨进入股骨颈，那里的骨存量质量最高。另外，侧边螺丝将在线的外侧保持很好的压缩程度。此外，此处螺钉将嵌入较大转子的松质骨内（图 13-5C）。

可以从髂嵴收获楔形骨以填补间隙，但这不足以弥补所需的外翻。当患者试图在该区域承受重量时，截骨线将无法关闭并挤压楔形物。如果位于外侧骨干的外侧皮质并牢固地嵌入头部，则最内侧的全螺纹螺钉会更有效

（图 13-6）。

这项技术也非常有用的，对于股骨颈基底部矫正截骨，以治疗股骨颈过度前倾非常有用。当使用髓内钉时，可以在问题所在处而不是股骨干处纠正。旋转时需要完整地活动股骨颈，包括双截骨线，以避免活动大转子。这种技术也非常适用于股骨颈基底部矫正截骨术，以纠正股骨颈的过度前倾。可以在问题点上进行矫正，而不是像使用髓内钉时那样在股骨干上进行矫正。旋转需要完全活动颈部，涉及双截骨线以避免大转子移动。这条线垂直延伸，并垂直终止于股骨颈起点后方的大转子（图 13-7A 和 B），保留骨膜完整。这条线通常是不完整的。

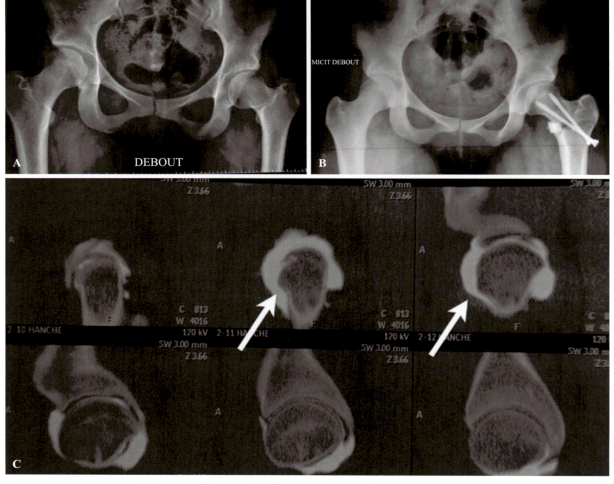

▲ 图 13-6　外翻实例：用同样的方法处理髋关节撞击综合征和髋内翻

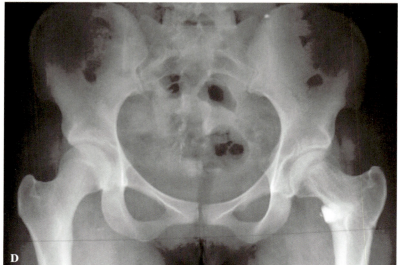

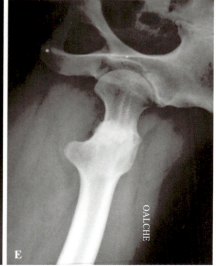

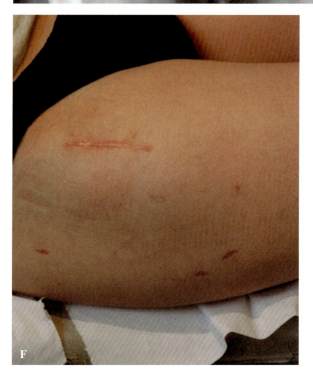

▲ 图 13-6（续）　外翻实例：用同样的方法处理髋关节撞击综合征和髋内翻

　　为了保证在创建第二条垂直线时避开血管，笔者建议只切除前皮质。这将留下一个后骨铰链来保护回旋中血管。

　　将患者的脚置于极度内旋转位，然后将截骨器插入垂直线。然后将脚和膝关节恢复到中立旋转位（图 13-7C）。通过去旋截骨使颈部内侧旋转。后皮质会自然断裂，自动形成后铰链。

　　任何工具或仪器都不应绕过这一潜在的危险区域。如果垂直线足够靠后，就不会有很大的风险，因为血管与股骨颈紧密接触（图 13-7A）。它在经过内侧和外侧闭孔肌之间后到达颈部。

　　在制作两条截骨线之前，在两条垂直线连接处的前方皮质上钻一个 3.5mm 的孔，并使用图像增强器来确保两条截骨线的最佳位置，可以使整个手术更容易进行（图 13-7A）。

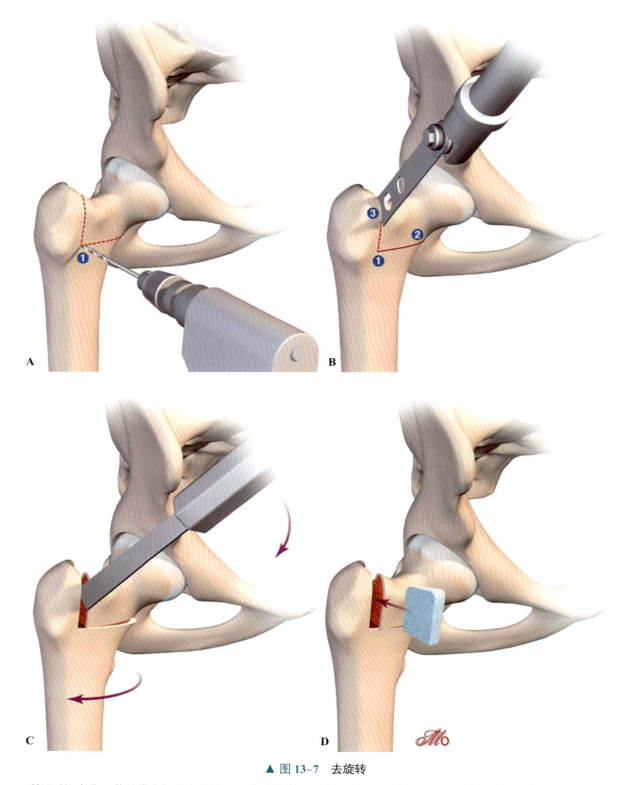

▲ 图 13-7 去旋转

A. 利用透视定位两截骨线之间的交界处；B. 截骨线穿透前皮层约 1cm，它不能触及后皮层，因为它靠近旋中血管；C. 使用骨科手术台将肢体置于内侧旋转，使用 15/20mm 的截骨器在内侧旋转时握住颈部和骨骺，同时轻轻调整骨科手术台以产生外侧旋转，这留下了一个后铰链来保护中间的回旋血管；D. 插入一块楔形冻干骨，以产生所需的矫正角度，用于胫骨截骨的骨碎片通常效果很好

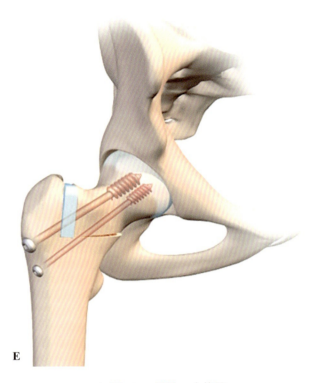

▲ 图 13-7（续）　去旋转

E. 使用 2 枚螺钉固定

在去旋转截骨术中，我们用一小块异体骨块填充开放截骨空隙（图 13-7D），用 2 枚或 3 枚大直径空心螺钉固定骨骺碎片（图 13-7E 和图 13-8）。

五、结果

我们于 2008 年开始实施这一手术，我们在 14 例患者中矫正了 15 个髋关节。他们都是年轻患者，平均年龄为 24 岁（范围 17—34 岁）；对他们来说，置换手术是一种非常积极的选择。其中，10 例为女性（11 个髋），4 例为男性。平均随访 4 年（范围 6 个月至 10 年）。

其中有 9 个髋行内翻截骨术矫正，5 个髋行外翻截骨术矫正，1 个髋行为治疗股骨过度前倾的股骨去旋转截骨术。

2 例患者同时行髋臼周围截骨术。本组 2 例中 1 例，涉及 1 例 27 岁的年轻患者，采用股骨前脱位的镶嵌成形术技术行软骨移植完成髋臼周围及内翻截骨。这三个程序当然都是通过同一术者执行的。

如果有任何股髋臼撞击需要有针对性的治

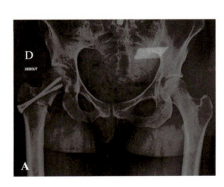

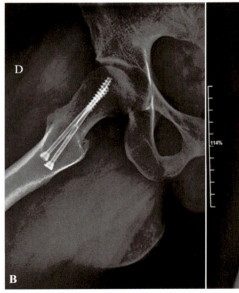

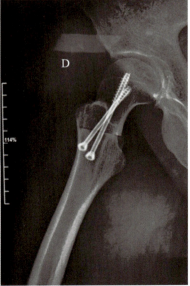

▲ 图 13-8　去旋转

疗[15]，则在截骨前进行操作。

我们发现，其恢复比传统技术快得多，在15例患者中，有14例患者能够在2个月内承受关节的全部重量。

所有患者的髋关节在不到3个月的时间内愈合，只有1例患者接近4个月愈合。

在这种特殊情况下，涉及相对较高的截骨线，我们已指示患者4个月后才能负重。

Harris髋关节评分从术前的60分增加到最后随访时的90分（范围80～97分）。

不幸的是，在我们处理的第1例涉及外翻截骨术的病例中，我们没有在手术后即刻得到矫正。这是由于同种异体移植楔形骨受到影响且无法维持矫正角度。从那时起，我们改变了外翻矫正的方式。我们现在使用更坚固的楔形羟基磷灰石填充间隙，然后使用全螺纹空心螺钉完成该过程。

其中有1例患者在截骨术前已经接受过多次手术，并且在3年后再次接受了全髋关节置换术。然而，即使在置换手术后，她的Harris评分也相当低。

全组无一例患者出现股骨头坏死。

六、讨论

用于矫正内翻或外翻畸形和发育异常的股骨截骨术通常使用外侧入路和钢板[16]，去旋转截骨术也可以使用上入路和髓内钉[17]。

在这两种情况下，主要的缺点是对周围肌肉组织的残留影响。钢板的使用需要撕脱股外侧肌，而钉子则通过臀大肌插入，并伴随着由于铰孔导致的髓内血供损失。

自从开发这种技术十几年以来，我们不再认为需要使用旧的侧方入路。这种方法有很多优点，因为它是肌间隙和神经间隙入路的，并且不牵涉臀肌，对于快速恢复步态至关重要。

患者的感受驱动着这种变化的发生，我们很快就注意到患者恢复速度更快，以及四肢恢复负重时间更短。

我们惊讶地发现，在6周的复查患者中，一些患者几乎不再需要拐杖了。

传统的侧方手术后，患者大约需要3个月的时间才能再次用腿部承重，我们一直觉得恢复时间要长得多[16, 18]。

与前侧入路髋关节置换术一样，臀肌保持完整有助于更快地负重。我们的患者现在只需要在医院住一晚，虽然它也可以作为门诊手术进行。

然而，尽管不是特别困难，它确实需要精湛的手术技能。对于外翻和内翻截骨术，截骨线必须终止于大转子。如果侧线（控制性骨折）在股骨颈的末端位置过高，可能存在股骨颈不稳定的风险。这个问题我们只遇到过一次。其恢复也较慢，直到术后4个月才允许负重。然而，其没有固定不稳定，最终结果令人满意。

对于股骨颈去旋截骨术，目前最常用的技术可能包括使用髓内钉，并使用髓内锯切除大转子下方的股骨干[17, 19]。这是一种可靠且有据可查的技术，但需要足够的锁钉经验和使用髓内锯。但是这种高度特定的仪器并非随处可用；因此，我们的解决方案可能更合适。

这种技术的另一个好处是，它可以找出畸形的确切位置，并且不会改变股骨干。髓内技术可能对于伴有膝关节问题，尤其是髌骨问题的患者更好，而我们的技术在特定髋关节相关问题的情况下更有效。最后，外翻和校正可以同时进行，这显然是使用髓内解决方案不可完成的。移除髓内钉也比简单地移除2个螺钉更复杂一些。

髋关节发育不良通常是一种多因素疾病。Buly等[19]认为，在某些情况下，股骨截骨术必须伴随额外的外科手术，如髋臼周围截骨术、

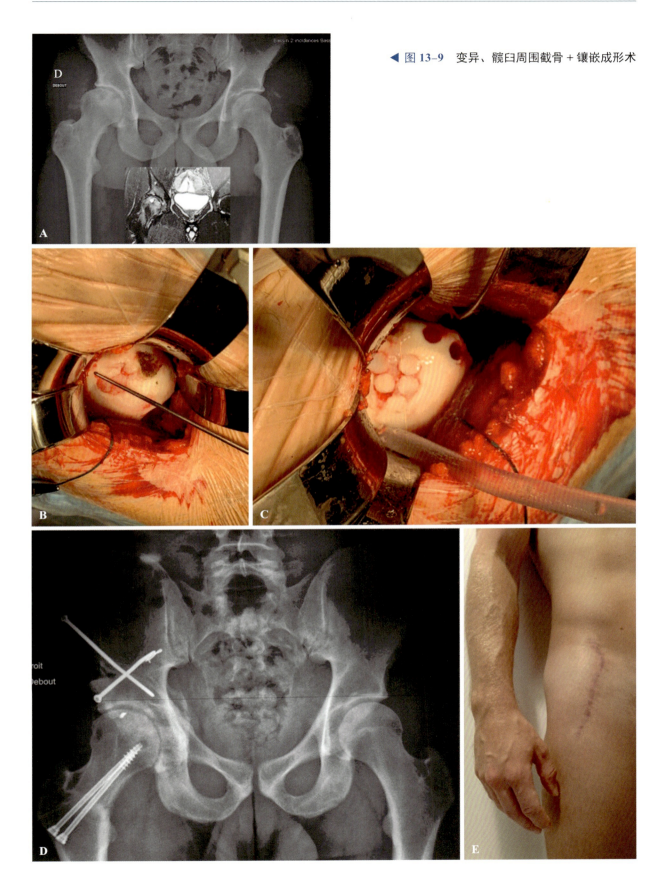

◀ 图 13-9　变异、髋臼周围截骨 + 镶嵌成形术

髋关节镜检查或镶嵌成形术（图13-9）。在上述两种技术中，这个额外的操作将需要额外的切口或入口。

然而，我们的技术的优势在于只涉及一个单一的小切口，通过它也可以轻松地进行额外的操作。通过髋臼周围截骨术[20]，瘢痕延伸至髂嵴，伴有或不伴有髂前上棘撕脱。

我们无法对失血的情况发表太多评论，因为我们的研究未涵盖这个问题；然而，软组织释放的减少可能意味着失血减少。

这种技术的另一个好处是，股骨近端的变化对患者造成的影响更少。截骨线比传统技术略高，对股骨干骺端的整体形状影响较小。理论上，更流线型的固定材料也意味着插入股骨内植物更简单[8, 13]。最后，但同样重要的是，如果患者将来需要置换关节，术者可以再次使用截骨术入口，当然前提是这位医生熟悉通过前路入路的髋关节置换术。

许多外科医生对一个特定的问题仍有疑问，即回旋血管的邻近性。向上的旋外侧对股骨头的供血作用很小。Dewar等[21]发现股骨头部从回旋内侧动脉获得82%的血供，股骨颈获得67%的血供。因此，结扎外侧环状血管是完全安全的。然而，回旋内侧束保持完整是至关重要的。这些血管从后颈部到达，首先穿过外侧闭孔肌腱的后侧[22, 23]。当它们穿过关节囊时是完全可见的，当然必须在截骨术开始前对其进行确定。对于内翻和外翻矫正，在这个区域

没有损伤的风险；原则上，外侧闭孔保护血管并远离骨骼。垂直截骨线对于旋转截骨术是非常重要的。它应该经过后方，几乎进入大转子。跨过后皮质将不起作用，因为这是旋转铰链的位置，它将自发地断裂。基于对股骨近端血供的更精细解剖点的误解，坏死的风险是一个错误的警报。让笔者感到欣慰的是，我们的患者从未出现过任何问题。

七、结论

股骨近端截骨术不再是常见的手术，其漫长的恢复期时间和髋关节置换手术的成功大大削弱了其价值。尽管如此，对于没有骨关节炎的年轻成年人来说，它仍然是一种高度可行的治疗方案。

此外，我们的特殊技术要简单得多，患者的恢复期也更容易。它甚至可以使用相同入路与髋臼周围截骨术同时进行。

该手术需要过硬的技术，但对于经常通过前路进行髋关节置换术的医生来说，这没有太大的难度。股骨头的切除方式与置换手术几乎完全相同。

总结了10年的经验，一致的结果和没有任何血管并发症意味着我们可以放心地为患者提供这项技术。

任何对保髋感兴趣的外科医生都应该掌握股骨近端截骨术的手术操作技巧。

第三篇　关节囊－韧带
Capsulo-Ligamentous

第14章　盂唇清理、修复、重新固定
Labral Debridement - Repair - Reattachment

Nestor Zurita　Eric Margalet　**著**

李　瑛　梁达强　欧阳侃　**译**

一、概述

髋臼盂唇的重要性已得到广泛研究证实，其可通过增加关节接触面积及容积来提高髋关节稳定性。在这方面，盂唇可作为密封圈，确保关节液在髋关节中更稳定的润滑作用。由于盂唇的阀门效应，它能促进髋关节稳定性，也有助于分担负荷。

在这种情况下，盂唇在髋关节病理机制中起着重要作用。事实上，发生髋关节或腹股沟处疼痛的患者中，发生盂唇损伤的概率为20%～55%[1]。这种病变的影响与关节退变现象相关。

盂唇损伤根据部位，可分为前、后或上侧/外侧；根据形态学，分为放射瓣状、放射纤维状、纵向撕裂及不稳定撕裂；而根据病因，可分为创伤、FAI、关节囊松弛、髋关节过度活动、髋关节发育不良、关节退变等[2]。

根据组织学分析，盂唇撕裂也被归类为1型（盂唇撕裂发生在纤维软骨和透明软骨之间的过渡区，且盂唇从关节软骨表面脱离）。这种类型的撕裂垂直于关节面，在某些情况下，向下延伸到软骨下骨。在2型中，盂唇撕裂由一个或多个在盂唇实质不同深度的裂隙平面组成，并向盂唇表面垂直延伸[2, 3]。

盂唇所有病变类型中最常见的是与前髋臼软骨损伤相关的前盂唇撕裂[4]。前盂唇撕裂常见的原因是该区域比其他盂唇区域承受更大的压应力。

临床主要表现为髋前部和腹股沟疼痛，女性发生多于男性。疼痛可能会放射到膝盖。数据表明，髋前部或腹股沟疼痛更符合前唇撕裂的表现，而臀部疼痛更符合后唇撕裂的表现[5]。

步行、旋转、久坐和对抗性活动（如跑步）通常会加重症状，并且可能与其他症状（如夜间痛）有关[6]。功能限制表现为跛行、需要扶栏杆才能爬楼梯、步行距离受限和坐姿时间受限在30min[7]。

髋臼盂唇撕裂患者最一致的体格检查结果表现为髋前方撞击试验阳性。而髋关节活动受限主要在于旋转受限[6, 7]。但在许多情况下，患者可能会同时伴有髋关节屈曲、内收和外展受限[2]。

影像学诊断通常从放射评估开始，特别注意髋部和骨盆的结构异常。而磁共振造影才是诊断盂唇损伤的最佳检查方法[6]。MRA还可用于排除该疾病以外的一些病变，包括疲劳性骨折、肿瘤、缺血性坏死、耻骨炎、滑膜炎、圆韧带断裂和其他关节外软组织异常，如运动型疝和肌腱撕脱[8]。

影像引导的诊断性髋关节内注射对盂唇撕裂的诊断亦非常有帮助[8]。

关节镜作为一种诊断和治疗方式，被认为是金标准。

二、体位及麻醉

全身麻醉或腰麻可以获得最佳肌肉松弛，从而可以最大限度减少牵引所需力量[2]。

该手术可以通过仰卧、侧卧或改良仰卧方法进行。我们治疗盂唇撕裂的首选是患者仰卧在骨科牵引床上，患肢内收 5°，屈曲 5°，内旋至股骨前倾的程度。一个超大会阴柱置于双腿间，用于尽量减少阴部神经损伤，在脚踝部也做很好的包裹保护（图 14-1）。

三、手术入路

经典的进入髋关节的方法，首先在透视下用腰穿针定位，建立前外侧入路（anterolateral

portal，AL）。将 70° 关节镜置入关节。可以通过关节镜注入空气以清除视野障碍，从而直视前三角，腰穿针定位改良中前方入路（modified mid-anterior portal，MMAP）[9]（图 14-2）。

由外而内的手术方法重新创建了一个开放的髋关节前入路。它首先在关节囊前方创建腔隙，用两个钝器进行三角定位，如带闭孔器的关节镜鞘和交换棒[10]。这种方法有特殊的入路，也可以通过经典入路的位置来建立[11]（图 14-3）。

无论采取何种手术入路，临床结果都没有明显差异。经典入路似乎可提供更大的术后活

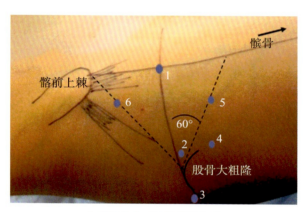

▲ 图 14-2　经典手术入路

1. 前方入路（AP）；2. 前外侧入路（AL）；3. 后外侧入路（PL）；4. 远端前外侧附加入路（DALA）；5. 中前方入路（MAP）；6. 近端中前方入路（PMAP）

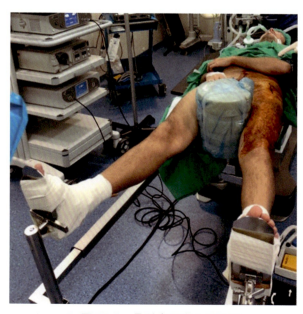

▲ 图 14-1　骨科牵引床上仰卧位

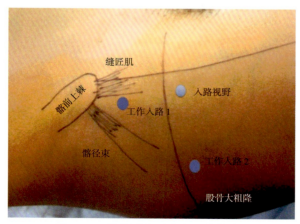

▲ 图 14-3　从外到内手术步骤的特殊入路

动度，以及降低异位骨化的风险。但由外向内的方法不需要特定的手术器械，因此它相对于经典入路减少了牵引时间，以及降低软骨、盂唇损伤的风险。除了以上优点外，还有一个突出的优点就是可以用 30° 内镜来建立入路，从技术上说，可能更容易[12]。

要点与技巧

- 用腰穿针定位建立前内侧入路，连续透视追踪穿刺针路径可帮助穿刺针顺利到达髋关节腔内。
- 用注射器穿刺针注入空气，通过透视确认进入关节的位置良好。

四、关节囊切开术

在经典术式中，入路间关节囊切开应尽可能远离髋臼和盂唇，以确保手术结束后有足够的关节囊组织可以缝合修复[9]。

采用由外向内技术，入路穿过缝匠肌和阔筋膜张量之间的肌间平面，首先到达外周间室，在清理关节囊前方脂肪组织后便可进行关节囊切开术。关节囊切开时，应尽可能少的横向切开，以维持髂股韧带的稳定功能（图 14-4）[13]。提拉关节囊，足够显露外周间室以便操作。盂唇纤维与关节囊的纤维垂直，呈珍珠白色，易于识别。

外周间室操作完成后，可以间断缝合关节囊，或使用锚钉缝合[11]。

要点与技巧

- 使用槽缝套管，可以快速可靠地交换器械。

五、盂唇清理术

关节镜清理术可能是治疗盂唇撕裂的有效方法，但与盂唇修复术相比，它的效果较差。因此关于盂唇清理的作用尚未明确。但在稳定型盂唇撕裂病例（图 14-5），单纯进行盂唇清理可以保证盂唇的功能，并且手术效果可与盂唇修复媲美[14]。

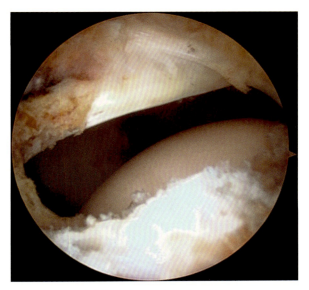

▲ 图 14-4　关节囊横向切开

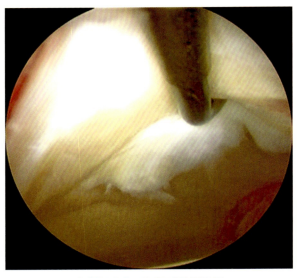

▲ 图 14-5　稳定型盂唇撕裂

六、盂唇修复术

要达到良好的盂唇修复，最重要的是根据术前影像学和术中决策进行准备。通过准备新鲜创面，进行适宜的髋臼缘去皮质化成形术，这有助于术后骨边缘盂唇愈合（图 14-6）。根据边缘切除的大小，不一定需要分离盂唇[15]。了解撕裂的特征后，即可开始修复[9]。

由外向内技术中的观察入路位于通过大转子顶点的水平线与髂前上棘至髌骨外侧连线的交点，位置与前方入路相似，而工作入路位于这条线的远端 4～5cm 和外侧 2cm 处。在这种情况下，增加一个经典入路中的远端前外侧入路（distal anterolateral accessory portal，DALA），距离前外入路以远约 4cm 并与同一水平，为锚钉放置提供了最佳角度。

使用套管使锚钉置入及其他完成缝合所需的材料通过入路变得很方便。锚钉的数量取决于盂唇撕裂的大小。无论使用哪种入路，锚钉都应尽可能地靠近软骨缘放置，这样在打结时，盂唇不会被拉离髋臼缘，从而改变正常的解剖结构。此外，置钉角度必须确保孔钻和（或）

锚钉不会穿透软骨下骨和（或）关节软骨（图 14-7）。最后，前方锚钉的放置角度必须确保腰肌隧道不被穿破。如果出现上述任何一种情况，手术结果可能不会令人满意，术后症状可能会持续存在[9]。

目前，已使用髋臼边缘角定义锚钉放置的安全边界[16]。该角由软骨下骨外缘和外髋臼皮质形成，提示了可将缝合锚钉完全放置在骨骼中的空间。髋臼边缘修整加大髋臼边缘角，而钻孔深度增加则会减少髋臼边缘角度，使用可弯曲的导向器和可弯曲锚钉可以防止医源性穿透至关节内[17]。

锚钉置入后，应选择合适的缝合方法。我们比较环扎缝合及穿透唇式缝合技术，统计学及临床结果相似，并且翻修率或失败率没有显著性差异[18]。

连续环扎缝合技术如下：锚钉固定在髋臼缘上后，使用最大弯曲角度为 25° 的缝合抓钳先抓住锚钉的一端线尾，从盂唇的基底部穿过（图 14-8）。

此时直视关节内，可看到锚合抓钳抓着缝线穿至关节内（图 14-9）。

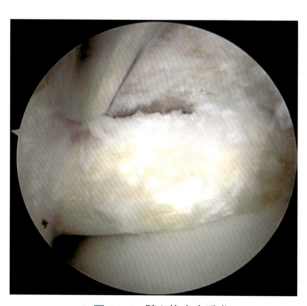

▲ 图 14-6　髋臼缘去皮质术

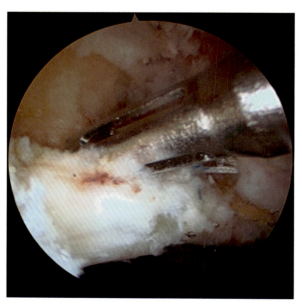

▲ 图 14-7　适当的锚钉位置

接下来将穿刺抓钳从工作入路的套管中退出，将锚线留在中央间室中。穿刺抓钳再次通过工作入路进入到由下肢牵引形成盂唇和股骨头之间的间隙中，将穿过盂唇的缝线抓出（图 14-10）。

当缝合线的两端已经在工作通道入口处，便可以开始打结固定了。需要指出的是，髋关节与肩关节固定情况不同，作为轴的线不会穿过待缝合的组织。这样便于将结放置在关节外，

从而避免因结放置不当而导致的任何医源性情况（图 14-11）。

穿盂唇褥式缝合过程类似于上述方法。不同之处在于，穿过盂唇进入到关节内的缝线不是直接抓出，而是通过穿刺抓钳或其他特殊器械再次穿过盂唇基底部抓出打结。

与清理相比，盂唇修复术在患者中一直显示出更好的主观结果。与清理相比，盂唇修复术也获得了更好的术后临床效果[19]。

要点与技巧

- 进行盂唇缝合时，我们应该选择更加垂直于盂唇撕裂处的位置作为工作入路，便于锚钉置入和缝线管理。
- 套管使术者在入路中更加方便进行操作，而通过交换棒，将使放置套管的难度大大降低。

七、结论

髋臼盂唇在髋关节中起着重要作用。在

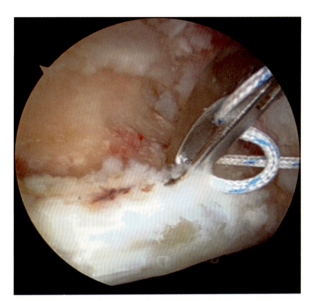

▲ 图 14-8　穿刺抓钳穿过盂唇

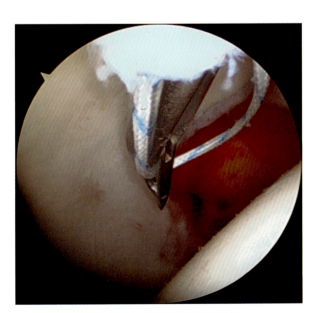

▲ 图 14-9　关节内可视化操作

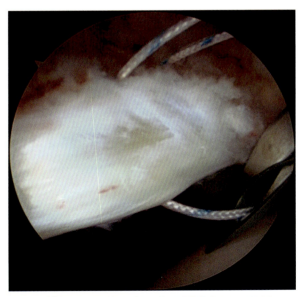

▲ 图 14-10　穿刺抓钳将锚钉已穿过的线抓回

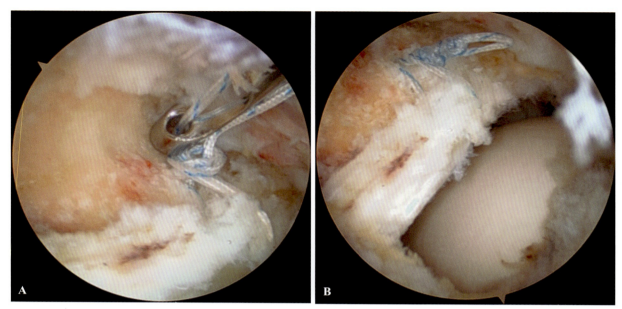

▲ 图 14-11　盂唇打结过程

此背景下，盂唇常常作为髋关节病理机制发生的基础。因此，关节镜在治疗盂唇损伤中的作用得到重视。为了获得良好的盂唇修复，根据术前影像准备及术中决策是十分重要的。术者必须认识到手术效果并不取决于进入系统的使用，尽可能减少关节囊切开，以维持髂股韧带的稳定功能。关节镜下清理也许是治疗盂唇损伤的有效方法，但与盂唇修复相比，仍然效果较差。关于缝合，环扎缝合和穿盂唇褥式缝合这两种缝合盂唇的方法在统计学及临床上并没有明显差异，翻修和失败率也没有明显差异。

第 15 章　盂唇重建

Labral Reconstruction

A. J. Andrade　著

刘雨微　陈　康　欧阳侃　译

一、概述

盂唇是一种纤维软骨结构，由 I 型胶原蛋白和透明软骨基质的交替层组成，沿功能应力方向排列。

盂唇分为三层。

- 基底面，连接盂唇与髋臼骨边缘。
- 内部，关节面与髋臼关节面连续。
- 外部，表面与关节囊延续。

盂唇功能如下。

- 提高髋关节稳定性：通过加深髋臼窝和部分密封关节，产生关节内负压。建立"流体密封"。
- 增加关节适配度，并减少接触压力，当盂唇去除时，摩擦压力增加。

盂唇血供来自髋臼周围血管环，由臀上动脉和臀下动脉形成。

盂唇撕裂常见于股骨髋臼撞击，但在任何影响髋部的情况下都可以见到。

二、盂唇修复

Ganz 在开放性外科脱位方式的描述中首次描述了盂唇修复[1, 2]，随后 Philippon 推广了关节镜技术[3-5]。

在进行盂唇修复时，选择使用哪种特定技术，应考虑盂唇形状、盂唇状态和患者年龄。目前并没有报道有结锚钉和无结锚钉的使用有区别[6]。同样，也没有报道环扎缝合固定和穿盂唇褥式缝合技术的区别[7]。

盂唇修复已被证明是显著缓解疼痛、改善功能及恢复活动的有效的治疗选择，特别是与切除术和清创术相比[8]。

然而，盂唇修复的成功取决于能够解决任何潜在的解剖病变、好的手术技术和积极主动进行阶段性康复计划的患者。

三、盂唇重建

然而，在某些情况下，盂唇修复可能效果不佳。

- 盂唇损伤太严重（复杂撕裂伴退变、骨化或节段性缺失）。
- 盂唇太大时（＞ 10mm）。
- 盂唇太小时（＜ 10mm）。

在这些情况下，以及无论何种原因导致的盂唇修复失败，盂唇重建已被提出是作为一种恢复软骨盂唇连接处完整性的方法。

盂唇上有痛觉神经分布及游离神经末梢和神经末梢器官主要位于盂唇关节面一侧[9, 10]，这解释了盂唇能够作为疼痛发生器的理论之一。因此盂唇修复并保留盂唇会导致疼痛发生器的保留，从而导致持续的疼痛。相比之下，盂唇清创术或切除术可以从这方面解决疼痛。

在盂唇重建术中，疼痛发生器被切除，替换成移植物，具有明显的解除疼痛的优势，同时恢复盂唇和软骨盂唇连接处的功能。这种方式能够恢复流体密封，并提高稳定性，同时减少髋关节接触压力，从而使盂唇重建获得成功。

Sierra 和 Trousdale 首先报道了通过外科髋脱位使用股骨头圆韧带自体移植重建部分盂唇缺损的技术[11]。Philippon 首先报道使用髂胫束自体移植进行盂唇重建的关节镜技术[12, 13]。Matsuda 报道了使用股薄肌自体移植重建盂唇[14]。此后，使用各种不同的自体移植物和同种异体移植物组织进行盂唇重建的其他关节镜和开放技术均报道了良好的结果[15-20]。

盂唇重建显著减轻了患者的疼痛症状，改善髋关节功能，使患者恢复运动，避免未来可能进行的髋关节置换术，并收获了患者的高满意度[21-23]。

一些人建议将盂唇增强作为重建的替代方法，该技术的结果也令人鼓舞[24]。这种技术的一个优点是不切除盂唇，因此允许将移植物直接缝合到天然盂唇，报道的结果从良好到极好都有[25]。

用于盂唇重建或盂唇增强的移植材料的选择仍然是存在一些争议[26, 27]。一些作者更喜欢自体移植，而其他作者则更喜欢同种异体移植。合成移植物（异种移植物）可能有潜在的应用前景，它可能更实惠，甚至可以按预定的直径和长度制备。异种移植物的一个潜在优势是，它可以通过减少重塑所需的时间来改善整合并加快唇化期（每个移植物都会经历的时期）[28]。需要进一步研究以确定理想的移植材料是什么。

在绝大多数情况下，盂唇重建是在翻修情况中进行的[23]。然而，一些作者已经普及了初次重建盂唇的使用，并取得了非常令人鼓舞的结果[29, 30]。

仅在 2019 年就发表了 3 篇关于盂唇重建的系统综述，最近一次发表于 2019 年 10 月[31-33]，所有这些及之前的两篇系统综述[34, 35]都得出结论，髋臼盂唇重建获得了具有临床意义的功能改善，并发症发生率低，翻修手术率低，骨关节炎进展率低。

四、并发症

盂唇重建是一项复杂的手术，在技术上非常困难，需要术者有高超的关节镜手术技术水平。

在术者学习该术式的早期阶段，牵引时间可能会延长。此外，移植物的引入和固定可能存在困难，并且在手术过程中存在医源性损伤的风险。

然而，总体而言，文献报道该手术的并发症发生率较低。

五、笔者首选的盂唇重建技术

（一）概述

笔者最初使用阔筋膜自体移植物来进行部分盂唇重建，但由于自体移植组织的处理特性问题，后来改用阔筋膜同种异体移植进行部分的盂唇重建（图 15-1）。

部分重建需要在移植物的每一端（即 2 个吻合口）与宿主盂唇吻合，而这些可能是重建的弱点，这与其他人的观察相同。随着重建长度的不断增加，可以减少一侧或两侧的吻合，因为移植物可以潜在地固定在髋臼边缘的较低位置，靠近髋臼横韧带并与之融合。

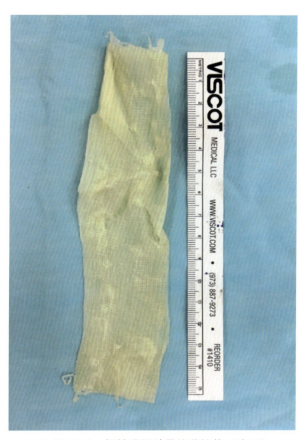

▲ 图 15-1　阔筋膜同种异体移植物（冻干）

整周的髋臼盂唇重建现在越来越受欢迎，甚至提议应作为主要手术[29, 30]。

（二）术前注意事项

在绝大多数情况下，笔者在翻修手术时进行了盂唇重建。在这种情况下，去除导致持续疼痛的其他原因是至关重要的。

1. 需要进行影像学检查以排除发育不良或其他发育异常。X 线片需要显示至少 2mm 的关节间隙，股骨头 – 颈部偏移度已经正常或可以通过进一步手术恢复正常。如果凸轮病变的过度切除已经损害了股骨头 – 颈部偏移度，将是盂唇重建的禁忌证。

2. 如果 X 线检查有疑问，可以进行计算机断层扫描 3D 渲染，以辅助手术计划。使用 CT，可以获得 3D 运动模拟报告（例如通过

Clinical Graphics）（图 15-2），这进一步增加了（影像的）价值，并可以提供放射学指标的准确评估。

3. 至少需要在临床上评估旋转剖面，如果有任何疑问，则应进行正式的 CT 旋转剖面评估（查看臀部、膝盖和脚踝）（图 15-3）。成功的盂唇重建需要正常范围内的旋转剖面图（髋臼、股骨和胫骨旋转在正常范围内）。

4. 磁共振成像（MRI）可以提供有关圆韧带完整性的信息，如果要成功重建，圆韧带完整是必不可少的。否则，可能需要考虑同时重建圆韧带和盂唇[36]。MRI 还将提供有关髋臼和股骨头关节面完整性的信息。任何显著的退行性变也是盂唇重建的禁忌证。

（三）手术准备和步骤

1. 患者在全身麻醉肌肉松弛状态下仰卧在专业牵引床（Smith & Nephew）上。预防性使用抗生素，并对患者进行静脉血栓栓塞预防的风险评估。

2. 髋关节镜检查以正常的双入路技术（前外侧和前入路）开始，镜下观察关节并进行中央间室诊断性探查，以确定关节内病变的全部范围（图 15-4）。

3. 中央间室的诊断性探查必须确定以下三点，才适合进行盂唇重建。

(1) 盂唇损伤太严重，无法成功修复盂唇。

(2) 圆韧带必须完好无损。

(3) 髋臼和股骨头的关节面必须得到很好的保护。

4. 切除异常的盂唇并测量缺损的大小，以确定部分移植重建是否合适，或完全重建是否更可取。从既往情况看，部分移植重建常见，但这种技术依赖于移植物 – 宿主两者的吻合。因此，临床医生越来越愿意进行不需要两端吻合的完全重建。

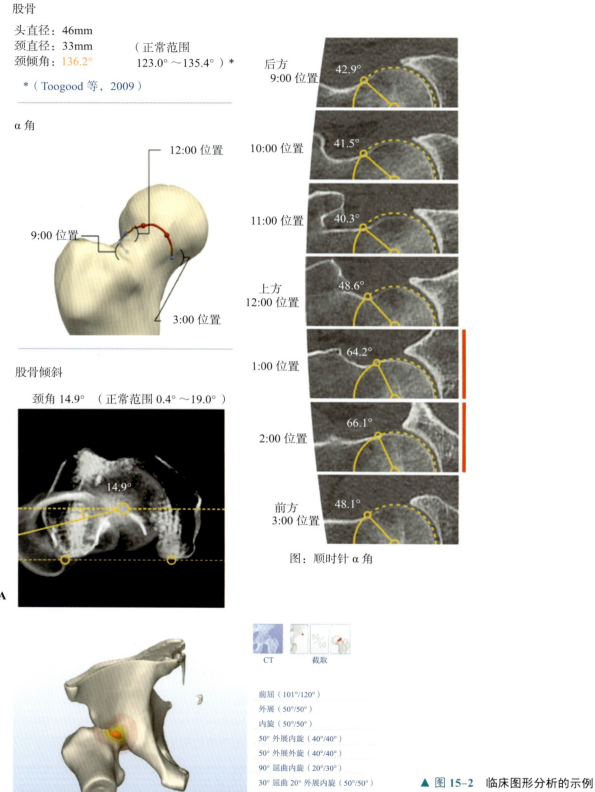

股骨

头直径：46mm
颈直径：33mm　　（正常范围
颈倾角：136.2°　　123.0°～135.4°）*

*（Toogood 等，2009）

α 角

12:00 位置
9:00 位置
3:00 位置

股骨倾斜

颈角 14.9°　（正常范围 0.4°～19.0°）

14.9°

A

后方
9:00 位置　42.9°

10:00 位置　41.5°

11:00 位置　40.3°

上方
12:00 位置　48.6°

1:00 位置　64.2°

2:00 位置　66.1°

前方
3:00 位置　48.1°

图：顺时针 α 角

CT　　截取

前屈（101°/120°）
外展（50°/50°）
内旋（50°/50°）
50° 外展内旋（40°/40°）
50° 外展外旋（40°/40°）
90° 屈曲内旋（20°/30°）
30° 屈曲 20° 外展内旋（50°/50°）
60° 屈曲 20° 外展内旋（40°/40°）
90° 屈曲 20° 外展内旋（11°/13°）
15° 后伸外旋（15°/15°）
中立位

11°

B

▲ 图 15-2　临床图形分析的示例

A. 股骨分析显示顺时针 α 角和股骨前倾角；B. 计算不同位置的撞击分析

髋臼

　　髋臼杯直径：50mm

中心边缘角

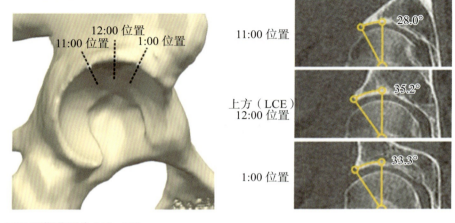

LCE 预期范围为 22°～33°

髋臼覆盖面

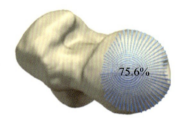

后方覆盖面：38.4%（正常范围 35%～43%）
前方覆盖面：37.2%（正常范围 30%～38%）
总覆盖面：75.6%（正常范围 66%～81%）

C

▲ 图 15-2（续）　临床图形分析的示例

C. 髋臼分析显示中心边缘角度和髋臼覆盖值（LCE 预期范围引自 Tannast et al, 2011. 总覆盖范围引自 Dandachli et al, 2008.）

　　5. 在这个阶段，根据重建的范围，考虑是否需要三或四入路技术（远端前外侧附加入路 +/- 后外侧入路）。对于较小的部分重建，甚至可以使用两入路技术进行操作，但对于完全重建，建议使用四入路技术。根据需要建立附加入路，并考虑使用适当的入路保护工具来方便入路的使用（图 15-5）。

　　6. 进行盂唇切除 / 清创，并从关节侧将适当的髋臼边缘修整，恢复正常的软骨盂唇连接

（图 15-6）。打磨时要小心，不要造成医源性覆盖不良。

　　7. 从适当的入路预钻孔。最前方和前下方的锚钉将通过前入路钻孔并放置（图 15-7A）。DALA 将用于更上方的锚钉（图 15-7B），而前外侧和后外侧入路则用于更靠后的锚钉的置入（图 15-7C）。最前下位和最后下位用全缝线锚钉，其他大多数位置可使用无结锚钉（Speedlock-Smith & Nephew）。

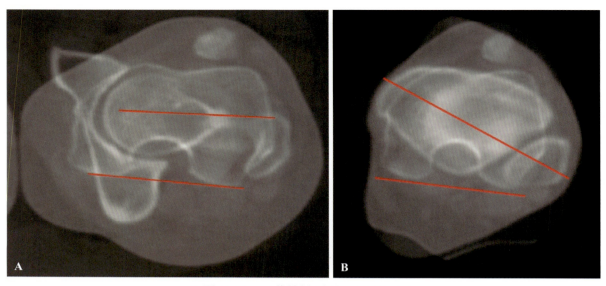

▲ 图 15-3　CT 旋转剖面评估的说明性示例

A. 股骨前倾 -1°，表明在考虑盂唇重建之前应行股骨前倾旋转截骨术；B. 胫骨扭转 27°，在正常范围内

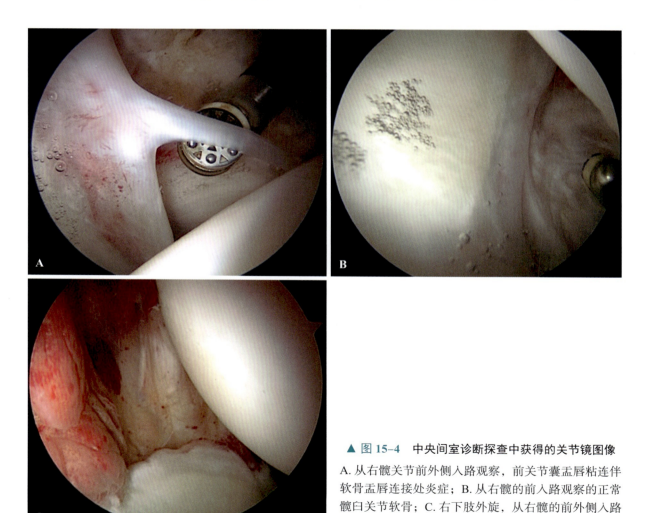

▲ 图 15-4　中央间室诊断探查中获得的关节镜图像

A. 从右髋关节前外侧入路观察，前关节囊盂唇粘连伴软骨盂唇连接处炎症；B. 从右髋的前入路观察的正常髋臼关节软骨；C. 右下肢外旋，从右髋的前外侧入路观察完整的圆韧带后束

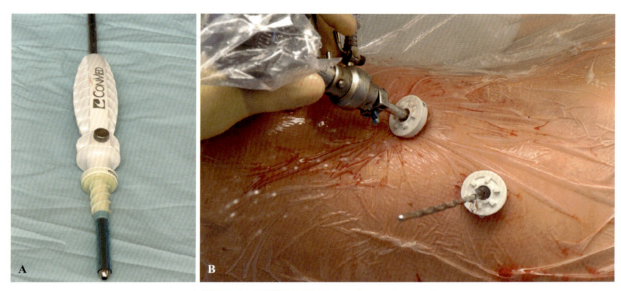

▲ 图 15-5　通路保护器（EZ switch，Conmed）

A. EZ switch 通路保护器切割成合适的尺寸并安装在导引器上；B. 左髋关节镜检查时使用的 2 个 EZ switch
通路保护器

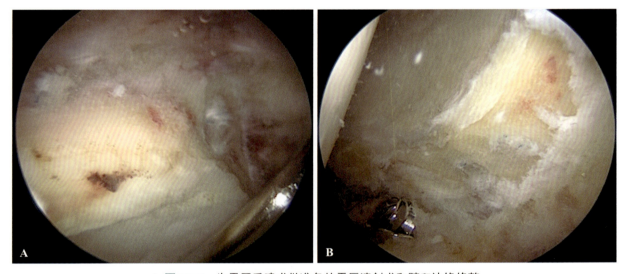

▲ 图 15-6　为盂唇重建术做准备的盂唇清创术和髋臼边缘修整

A. 从右髋前外侧入路观察的髋臼前上缘修整和盂唇清创术；B. 从前入路观察的髋臼后缘

8. 全缝线锚钉（Q-Fix）用于重建最前下方
（腰大肌切迹下方，靠近髋臼横韧带前端）和大
部分后下限盂唇，缝合线从相应的前入路和最
后入路带出。

9. 在后备手术台准备合适的移植物（笔者
倾向于使用同种异体阔筋膜移植物）。

• 用可吸收缝线（2/0 Vicryl 未染色）进行管

状缝合和锁边缝合（图 15-8）。

• 用不同颜色的缝线标记每一端（以帮助在
关节内识别）。

10. 笔者倾向于在骨质较少的前、前下区使
用全缝线打结锚钉（Q-Fix），然后在骨质较多
的上区使用无结锚钉（Speedlock），之后再次
使用全缝线打结锚钉（Q-Fix）。

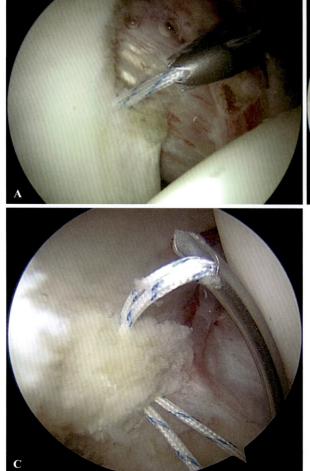

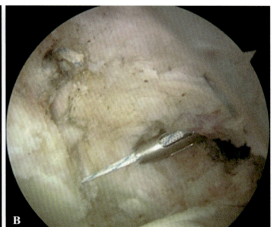

▲ 图 15-7　A. 从右髋的前外侧入路观察，在腰大肌切迹水平（注意后面的腰大肌腱），通过前入路，前部全缝线锚钉钻孔；B. 通过远端前外侧附加（DALA）入路钻孔的高位锚钉，注意全缝线锚钉应在合适的位置，其左侧是用于 Speedlock 锚钉（无结锚钉）的钻孔；C. Ultrabraid 缝合线从后部绕过天然盂唇残端，为 Speedlock 锚钉做准备（从右髋的前入路观察）

11. 将缝合线的一端通过 DALA 入口，从最前面的 Q-Fix 缝合线穿过，然后穿过移植物的前端。这样使移植物穿梭到关节中，将其通过 DALA 入路进入关节（图 15-9），将后端定位在髋臼的后部，并通过最后部的入口拉出后保留缝线。使移植物保持一定的张力便于观察。

12. 前下方抓取移植物的前端，收集 Q-Fix 缝合线（之前已通过 DALA 入路拉出）并将其从前入路拉出。这样就可以将最前下方的锚钉收紧以固定移植物的前端（图 15-10）。

13. 依次使用每个预先钻孔的锚钉从前到后固定移植物（图 15-11）。到达最后方时，用最后方的 Q-Fix 锚钉固定最后端（图 15-12），并

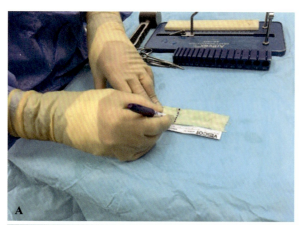

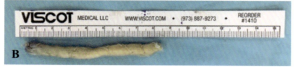

▲ 图 15-8　阔筋膜同种异体移植物
A. 使用前的准备；B. 同种异体移植物管化并备用

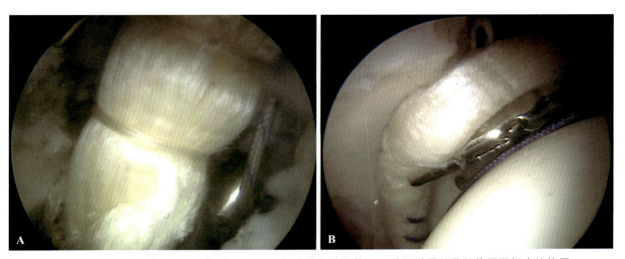

▲ 图 15-9　**A.** 同种异体移植物通过 DALA 入路进入髋关节；**B.** 将同种异体移植物置于相应的位置

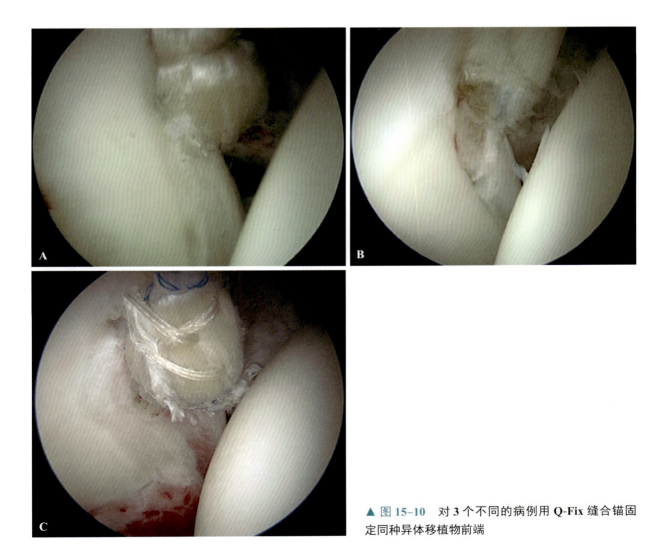

▲ 图 15-10　对 **3** 个不同的病例用 **Q-Fix** 缝合锚固定同种异体移植物前端

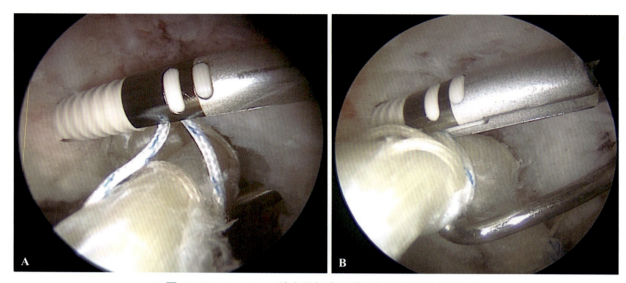

▲ 图 15-11　Speedlock 缝合锚钉将同种异体移植物固定在上方

A. 将锚钉放入预钻孔中；B. 部分拉紧使缝合线准确对应于锚钉位置，然后将锚钉敲入到位并实现最终收紧

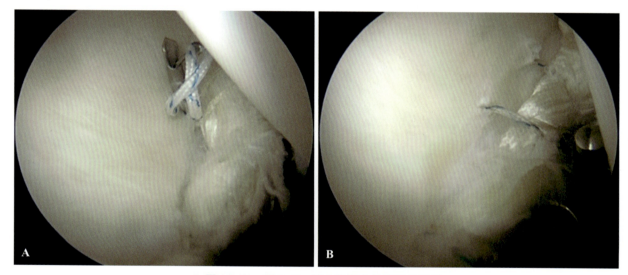

▲ 图 15-12　用 Q-Fix 缝合锚固定的移植物后端

A. 缝合线穿过天然盂唇残端；B. Q-Fix 全缝线锚将移植物向后固定到自然残端并重叠

使用刀片或 Eflex 韧带凿切掉任何多余长度的移植物。

14. 用钩子测试重建盂唇的稳定性，并放松牵引力，检查整体密封状态来测试流体密封是否恢复（图 15-13）。

15. 进行动态撞击测试，以确保股骨头颈偏移度和轮廓令人满意。根据需要进行股骨成形术，以优化轮廓和偏移度（图 15-14）。

六、进一步考虑

盂唇重建技术在不断完善。仪器的持续发展将不可避免地将目前极具挑战性的步骤转变为更容易和更可重复的步骤。

同种异体移植物用于盂唇重建时存在同种异体移植材料的获取问题，尤其是在考虑初次重建时，同时还有经济问题。因此，在目

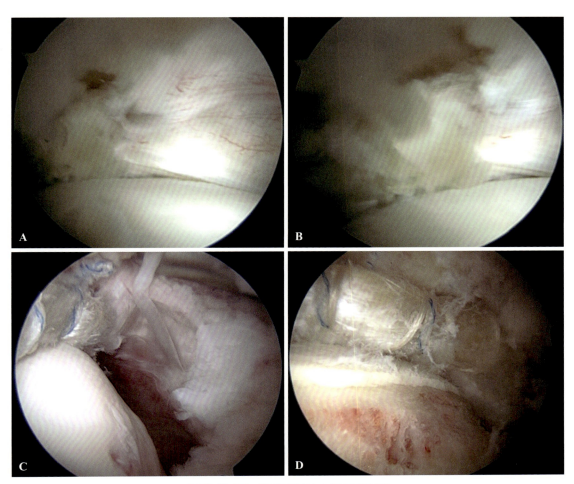

▲ 图 15-13 放松牵引检查盂唇密封性

A 和 B. 在腰大肌切迹水平观察同种异体移植物和天然盂唇的前吻合；C. 髋关节前部观察同种异体移植物确认盂唇密封性；D. 另一个需要股骨成形术的病例，仍确认盂唇密封性

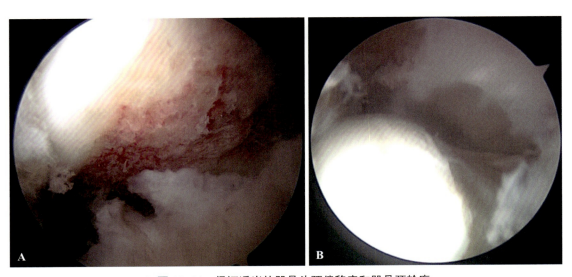

▲ 图 15-14 保证适当的股骨头颈偏移度和股骨颈轮廓

A. 从前入路向后看，右髋股骨颈；B. 不同病例的股骨头颈交界处确认适当的偏移

前意味着该手术并不像理想情况下那样广泛适用。

干细胞在盂唇重建中的作用尚未确定。此外，复合软骨盂唇（盂唇和关节软骨）移植物的作用还有待探索。

特别是随着改进仪器的开发和发布，未来10年可能会见证采用盂唇重建术的急剧增加。正在进行的研究将明确确定盂唇重建术的作用，并将确定重建是否可以为盂唇修复带来更好的结果。

要点与技巧

盂唇重建

术前计划

- 盂唇重建在技术上是一项要求很高的手术，因此在考虑实施第一个病例之前，请确保您已接受过盂唇重建技术的适当培训。最好参加经批准的尸体标本课程，并花一些时间与定期进行这些手术的有经验的外科医生一起交流。
- 在考虑对之前已经进行过关节镜手术的病例进行重建时，确保没有其他持续存在的结构性原因导致持续的症状。如果有，这些问题需要在进行盂唇重建之前解决。
- 在第一个病例中应计划备用同种异体移植物，因为其组织处理特性比自体移植更有利。
- 在开始第一个病例之前，熟悉不同的移植材料（用于重建）并练习移植物准备。确保同种异体移植物管状化并紧密包裹，以避免它在关节中变得肿胀。

术中

- 在开始关节镜检查之前，考虑使用透视检查股骨头颈偏移和股骨颈轮廓。根据需要计划进行股骨成形术，以恢复适当的头颈偏移度。
- 在关节镜检查中，首先要进行一次诊断探查，以确保圆韧带完好无损，并且关节面完好无损，这两个都是盂唇重建成功的先决条件。
- 不要害怕使用四个入路，因为这将提高效率并减少操作时间。
- 使用适当的入路保护工具（如 Conmed EZ switch）来提高操作效率。
- 预先计划比所需要尺寸的更长的同种异体移植物备用，以便它可以前后固定，然后切断多余的部分。按照前文术前计划第四点中的说明准备。
- 使用准备好的移植物较好的一端作为前端，不要在移植物的这一端使用保留缝线。
- 在移植物的后端使用长保留缝线，这样一旦移植物通过 DALA 入路引入关节，该留置缝线可以通过最靠后的入路带出关节，并在固定移植物的前端时，用于保持移植物适当的张力。
- 进行适当的盂唇切除术和髋臼边缘修整，然后预先给所有锚钉钻孔。确保锚钉尽可能靠近髋臼边缘，否则它们会有形成外翻盂唇移植物的倾向，并破坏盂唇的密封功能。使用 DALA 入路钻孔（除了最前部和最后部）锚钉将有助于实现这一点。
- 使用预先定位的（全缝线）Q-Fix 锚钉缝合来固定移植物的前端（靠近或低于腰大肌切迹）。

第 16 章　圆韧带的损伤和治疗

Ligamentum Teres Injuries and Treatment

Dror Lindner　Ron Gilat　Benjamin G.Domb　著

殷庆丰　译

一、概述

对于圆韧带（ligamentum teres，LT）的解剖学和机械性能的研究可以追溯到 19 世纪，然而，传统观点认为 LT 是一个人体退化的结构，其生物力学或血供作用在成人髋关节中微乎其微[1]。近年来，LT 越来越受关注，因其在髋关节稳定中的作用，并可能是髋关节疼痛的来源[2, 3]。此外，最近的研究表明，LT 撕裂与关节软骨损伤之间存在关联[4]。以往的研究报道表明，在接受髋关节镜检查的患者中，LT 撕裂的患病率为 5%～50%[5, 6]。然而，Chahla 等最近的一项研究发现，在为 FAI 患者进行的髋关节镜检查中，LT 异常高达 89.5%（n=2213）。完全性的 LT 撕裂更多见于那些体重指数较低和中心边缘角较小的女性[7, 8]。随着影像学的进展和髋关节镜广泛使用，对 LT 的功能和病理有了更深入的了解，这对 LT 的治疗和手术技术发展铺平了道路。

二、解剖学和组织学

正常的 LT 呈圆锥形，从髋臼侧逐渐过渡为股骨侧止点附近的圆形或卵形[9, 10]。LT 起于髋臼横韧带和髋臼窝的后下部，在股骨头凹处附着[11]。股骨头凹位于股骨中心稍偏后下方，呈卵圆形，此处无透明软骨覆盖。LT 起点较宽大，与髋臼横韧带融合，并通过两束附着在髋臼切迹的坐骨和耻骨侧。圆韧带的总长度为 30～35mm[10, 12]。Mikula 等在最近的一项尸体研究发现，圆韧带髋臼侧止点具有六个恒定的锚定点，即耻骨、坐骨、髂骨、前部、后部和髋臼横韧带附着点[13, 14]。LT 由三束组成，分别是前束、后束和中间束，后束最长，中间束最薄[10]。LT 可以限制外展和内外旋转[15]。其动脉供应由闭孔动脉后分支的前束提供。血管从中央凹向股骨头延伸一小段距离[16]。然而，血管对股骨头血供的贡献存在个体差异，有 1/3 的成年人 LT 内的供血动脉是闭塞的。

LT 被一层由单层立方上皮组成的滑膜组织覆盖，血管和脂肪组织位于滑膜下。LT 由平行的胶原纤维束排列组成[17]。成熟 LT 的主要胶原类型是 I 型，但是 III 型和 V 型纤维也有存在。LT 的胶原分布与膝关节侧副韧带相似，但不同之处在于 LT 与股骨和髋臼的连接处缺少纤维软骨，而纤维软骨通常位于韧带止点周围[18]。胶原纤维在软骨表面具有分散特性，以及部分纤维无法到达软骨下骨，这可能造成 LT 在股骨头的止点比较薄弱[19]。

组织学研究发现，LT 同时具有机械感受器和伤害感受器[19, 20]，特别是Ⅳa型受体（无髓神经纤维），表明LT在参与关节保护、痛觉和本体感觉的整体反射系统中起作用。

LT如何在正常的髋关节生物力学和稳定性方面发挥作用仍有争议。一些外科医生认为，LT在髋关节生物力学和稳定性方面的作用可以忽略不计。例如，开放外科脱位手术需要切断韧带，这就基于牺牲韧带无关紧要的前提。相反，其他人认为它在正常髋关节生物力学和稳定性中的作用不可忽视，这是他们支持LT重建的理由。Jo等最近的一项尸体研究发现，当髋关节处于屈曲位置时，LT可以最小限度地限制外旋，但无助于平移稳定性[21]。Philippon等的另一项尸体研究进一步阐明了LT的生物力学特性，发现LT的平均失效负荷为204N[22]。

目前有几种关于LT的功能学说，认为其同时具有疼痛感受器和机械感受器，这提示LT具有防止关节过度运动的稳定作用。这一理论是基于LT与前交叉韧带（anterior cruciate ligament，ACL）之间的相似性，即LT在髋关节中的作用类似于在膝关节中的ACL，充当强大的内在稳定器，防止关节的半脱位。除了在机械强度、关节内结构、游离的神经末梢、束状外观和胶原分布方面与前交叉韧带相似之外，在动物模型中也显示出没有LT的髋关节具有更高的脱位率[23]。此外，在髋关节最不稳定的状态，即屈曲外旋和伸展内旋中，LT张紧，这进一步支持了关于其作为髋关节内在稳定装置的理论。除了对正常髋关节生物力学和稳定性的贡献外，理论上认为LT在关节滑液的分布中也发挥作用（类似雨刷器）[24]。

三、损伤分类

最常用的分类系统是Gray和Villar提出的[24]，它描述了三种类型的损伤：Ⅰ型为完全

性损伤，Ⅱ型为部分损伤，Ⅲ型为退变损伤。他们的分类系统基于472例髋关节镜检查，其中20例术中明确有LT病变。

另外一个描述性的分类系统[5]：0型为完整韧带；1型为少于50%的韧带纤维撕裂；2型为超过50%的韧带纤维撕裂，但不是完全撕裂；3型为完全撕裂。该研究的结论是基于对558例初次髋关节镜检查中的284例有圆韧带损伤的患者的观察结果。

值得注意的是，两种分类系统都只有中等的重复可靠性。描述性分类的绝对符合率更高。正常、部分和低度撕裂等类别容易在解释上产生分歧和差异[25]。

将这两个分类系统结合起来将创建一个简明的分类系统，该系统更具有治疗指导意义，也有利于外科医生判读的一致性。

O'Donnel和Arora在最近的分类系统纳入了滑膜炎和超范围活动的情形。超范围活动是指Beighton评分≥4。LT病理根据严重程度分为，0=正常；1=滑膜炎；2=部分撕裂；3=完全撕裂。他们还根据分级和现有文献提出了治疗的策略[26]。

四、临床病史

临床病史采集首先应当了解患者的主诉，特别是要着重询问疼痛、弹响、交锁、打软腿或任何不稳感，区分疼痛和不稳感至关重要。

还应当注意患者的病程，特别是症状的发作，描述症状是在创伤事件后出现还是隐匿性发作至关重要。在创伤诱发的情况下，应该揭示损伤的确切机制。以往，LT撕裂诊断主要集中于少见的急性髋关节脱位，通常由高能创伤引起[27]。而如今，大多数LT撕裂患者仅有低能量损伤或根本没有损伤[5, 6]。可能导致LT损伤的机制包括轴向负荷的屈曲内收、急性扭转

损伤、过度外展和过度外旋或内旋[10, 28]。参加高强度对抗的运动，如美式足球、曲棍球、橄榄球、澳大利亚足球，或需要极限运动范围的活动，如体操、武术，特别是芭蕾[29]，这些运动可能存在此类损伤机制和 LT 撕裂的潜在风险。

LT 撕裂可合并其他关节内病变；因此，应详细咨询既往相关的对症治疗方案，包括非手术治疗、注射和手术。

应注意询问患者结缔组织病相关病史和家族史，如先天性结缔组织发育不全综合征、先天性多发性关节松弛、马方综合征和唐氏综合征。

五、体格检查

目前还没有专门针对 LT 损伤评估的体格检查，大多数患者会有其他关节内病变[6, 30]，需要详细的临床病史采集、损伤机制的评估和高度的怀疑进行筛查。髋关节查体应当尽量全面，包括步态评估，主动和被动活动范围（屈、伸、内旋和外旋），腹股沟、大转子、梨状肌和内收肌周围触诊的压痛。必要的诱发试验包括前撞击试验、侧撞击试验、后撞击试验和 FABER 试验。所有的测试都需要记录疼痛和恐惧不稳感。肌肉力量和多关节松弛的评估也是必需的。

评估髋关节稳定性的具体测试如下。Domb 测试：患者俯卧位，检查肢体屈膝至 90°，髋关节外旋，并向髋关节施加向前压力，阳性反应是一种恐惧感或髋关节前方疼痛。仰卧位滚动试验：活动范围的差异及外旋时的恐惧可能提示髋关节不稳定。拨号试验：患者仰卧，被检查的肢体向内旋转，然后放松肢体允许其向外旋转，当患者的肢体在轴向平面内被动地从垂直方向旋转 > 45° 且缺少机械终点时，测试为阳性，检查时注意双侧对比。

六、影像学检查

对可疑髋关节内病变的评估应当从 X 线片检查开始：前后位骨盆 X 线片、Dunn 位片、穿桌位和假斜位片[31-33]，以评估可能的骨性异常。我们建议，要在骨盆正位片中包括双侧髋关节，以利于双侧骨性结构的比较，以区分正常或变异情况。这些视图上进行的测量包括 Jessel 等[34]描述的方法来测量 Tonnis 角（髋臼指数）和 Wiberg 的横向中心边缘（center edge，CE）角[35]。这两种测量允许评估外侧覆盖指数（lateral coverage index，LCI）：LCI = CE–AI。LCI 已被证明与 LT 撕裂的存在相关[6]。还应该关注是否合并关节炎，并且使用 Tonnis 分级系统进行评估[36]。

在创伤性髋关节损伤或脱位的情况下，CT 扫描有助于发现小的非移位髋臼骨折，以及小的 LT 撕脱性骨折和关节内游离体。

当怀疑疼痛来源关节内时，磁共振成像检查可以对软组织结构进行更为详细的评估。磁共振造影对 LT 撕裂的检测准确率比普通磁共振成像[37]更高。然而，要想区分完全的 LT 损伤和部分撕裂仍然是一个挑战[38]。由于瘢痕组织形成导致韧带增厚以及异常的变薄，部分 LT 撕裂的特征是基质内信号强度异常，部分失去连续性[9, 38]。急性完全性撕裂的检测不像部分撕裂那样具有挑战性，可以使用普通磁共振成像或磁共振关节造影来检查。完全撕裂的迹象包括韧带纤维不连续、波形轮廓和 T_2 信号强度增强。

七、治疗

一般来说，创伤性 LT 撕裂可以通过休息和活动调整来进行保守治疗，随后进行物理治疗。在上述非手术方式不成功的情况下，可以考虑关节内注射治疗。在非手术治疗失败后或伴有关节内骨软骨碎片的 LT 撕脱骨折病例中，可以考虑手术干预。

撕裂的 LT 对髋关节的影响仍有争议，例如它是否会造成轻微不稳定，导致继发的关节损伤，是否存在导致 LT 撕裂的微观不稳定性或诱发因素[6, 39]。

目前，LT 撕裂的手术处理可以通过关节镜完成，包括关节镜下清创术、皱缩术、加强术和重建术。由于在大多数患者中，LT 撕裂伴有其他的关节内病变，关节镜提供了同时处理它们的机会。

关节镜检查在全身麻醉下进行，将患者仰卧于有牵引台或骨折台上，双脚固定良好并加垫保护，使用会阴柱保护生殖器。髋部常规消毒和铺巾。施加牵引力，在透视下使用穿刺针穿刺关节间隙，并使关节充盈。然后进一步加大牵引。退回穿刺针，皮下组织注射局麻药。使用透视辅助定位可以获得准确的入路。首先用 11 号刀片切开皮肤建立前外入路。穿刺针穿刺进入关节囊，注意尽量避开盂唇和股骨头。沿导丝置入 4.5mm 关节镜套管和 70° 内镜。使用相同穿刺和导丝技术建立中前辅助入路。使用香蕉刀（Beaver 刀）进行关节囊的切开，平行于髋臼边缘切开关节囊，以便进行入路间切开。

关节镜下清创术和皱缩术可以通过类似的方式进行：通过前外侧入路观察，经中前辅助入路进行探查和操作。在完全撕裂的情况下，用弯曲的刨刀清理残端。在部分撕裂中，弯曲的刨刀可以用于清除任何磨损或撕裂的部分，随后使用加长的可弯曲的射频消融探头皱缩部分撕裂的韧带。圆韧带清理时，最好将髋关节外旋，这将增加韧带的张力并将损伤部位前移，方便操作。进行皱缩时，应保持髋关节中立位置，须谨慎操作避免造成内旋受限。

关节镜下用线带加强 LT 的技术也有被报道[40]，但是我们不知道关于手术结果的任何数据。

在一些个案报道[41]、手术技术描述[42-45]和病例系列[46, 47]报道中，都提及 LT 重建。LT 重建技术正在发展，临床结果还需要进一步的数据支持。

在这一章中将描述我们采用的技术，该技术由资深医生报道[48]。在这项技术的发展过程中，首先是进行大量的尸体标本操作，随后进行解剖研究，评估骨道与闭孔血管的接近程度以明确手术的困难点。结果显示，这是一项可行和可复制的技术，接下来就是我们重建 LT 的技术。

八、手术技术

（一）手术体位和入路

在全身麻醉下，将患者仰卧位放置在牵引的骨折台上，双脚固定好并垫好，使用会阴柱保护生殖器。髋部常规消毒和铺巾。施加牵引力，在透视下进行穿刺，充盈关节，然后持续施加牵引。撤回穿刺针皮下注射布比卡因。透视辅助定位可以更好地建立入路。先用 11 号刀片在皮肤建立前外入路。随后穿刺针穿刺关节囊，注意避开盂唇和股骨头。沿导丝置入 4.5mm 套管和 70° 内镜的镜头。使用类似的穿刺和导丝技术建立中前辅助入路。使用香蕉刀切开关节囊，平行于髋臼边缘切开关节囊，以便连接两个入路。

首先进行关节镜检查，不断变换观察入路以便对关节的不同部位进行检查。其他髋关节病理损伤要在 LT 重建之前解决，应注意识别髋臼中央的骨赘或突出的髋臼窝后缘的凸起。这两种病理改变都与 LT 撕裂有关，应该在 LT 重建之前去除这些骨性突起[49, 50]。使用探钩探查 LT 是否完全撕裂（图 16-1），使用 NavX 消融装置（Arthrex，Naples，FL）和刨刀清除髋臼窝中 LT 的残端（图 16-2）。

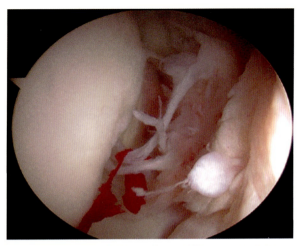

▲ 图 16-1　关节镜下左髋关节圆韧带完全撕裂

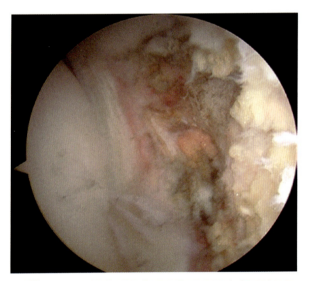

▲ 图 16-2　关节镜下显示左髋圆韧带残端清理后所见

（二）移植物准备

移植物的选择包括自体或同种异体半腱肌移植物。用 2mm 的吊环将移植物固定到襻钢板 Retro-Button（Arthrex，Inc.，Naples，FL）上，这样可以使双股移植物最大长度和骨面接触，移植物的准备应该在骨道制备前完成。

（三）股骨和髋臼骨道

在股骨大转子区域做 2cm 的外侧切口，透视下确定股骨骨道位置。使用 3.2mm 的导针从大转子的外侧皮质穿入，从 LT 覆盖区的中央凹穿出。这步操作是"徒手"完成的，在透视和关节镜直视的辅助下进行。而后沿导针，使用空心钻建立股骨骨道。空心钻的直径由移植物尺寸决定，移植物尺寸在移植物制备过程中要测量明确。通过股骨骨道插入刨刀和射频头，以便完成髋臼窝底部止点的准备。

为实现在髋臼窝中央骨道建立的准确定位，髋臼骨道的建立是通过股骨骨道完成的。髋关节内旋 15° 和外展 15° 可以获得更加良好的髋臼骨道位置[51, 52]。LT 的解剖位置位于马蹄窝的下部，为了保持与闭孔血管的安全距离，骨道被放置在略靠窝底部中心的后方。我们可以借鉴髋关节置换手术中髋臼螺钉置入的安全经验，Wasielewski 等[16, 17, 53]首次提出在髋臼后上象限和后下象限钻孔置钉是安全的，而前象限则比较危险。在髋臼窝后部钻孔时，处于危险中的结构是闭孔动脉和静脉，但它们离钻孔出口点有一段安全距离[15]。

导针穿过股骨骨道并进入髋臼窝的后下部，关节镜可以直视定位。在达到正确的位置后，透视下到达内侧皮层，而不穿透它（图 16-3）。沿导针使用空心钻建立髋臼骨道。所用空心钻直径由移植物制备过程中测量的移植物尺寸决定。透视辅助可以确保导针不过度刺入盆腔，钻孔时要小心谨慎，避免猛然穿透内侧皮质过多。

（四）移植物放置

一旦制备完成两个骨道，移植物就可以穿过骨道。移植物的置入在透视和关节镜直视下进行。使用两个推结器引导移植物 / 襻复合体穿过骨道，一个推结器用于引导襻穿过骨道，第二个推结器用于将襻翻转到内侧皮质上。一旦襻被翻转，就在移植物上施加张力，透视确定襻已经翻转并固定。

当髋关节处于牵引状态时，内旋和外旋

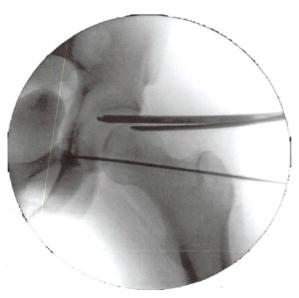

▲ 图 16-3　术中透视图像

在建立股骨骨道后，导针穿过股骨骨道进入髋臼骨道的预期位置。将导丝钻入圆韧带髋臼侧止点，小心不要穿透髋臼的内侧皮质

检查移植物的运动和张力。然后释放牵引，同时保持对移植物的牵引力。髋关节处于 10° 过伸和 60° 外旋的位置，使用 PEEK 界面螺钉（Arthrex，Inc.，Naples，FL）进行股骨固定。一旦移植物固定，再次施加牵引力，重新引入关节镜，并在整个运动范围内再次检查移植物（图 16-4）。切除皮质外过多的移植物。

关节镜入路切口用 3-0 的缝线闭合，远端切口用 1 号线封闭筋膜，2-0 缝合皮下层，3-0 缝合皮肤。术后使用 X-Act ROM 髋关节支具（DJO Global，Vista，CA）和外展枕保护。

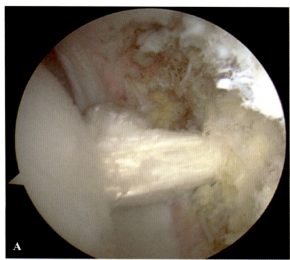

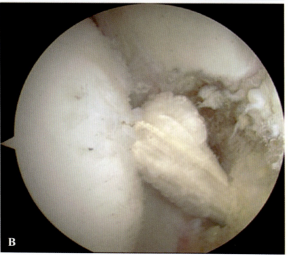

▲ 图 16-4　关节镜视图，移植物固定后，通过全范围活动评估移植物
A. 髋关节处于中立位；B. 髋关节处于外旋位

九、术后康复

在术后最初的 6 周内，患者始终佩戴屈曲角度为 0°～90° 的髋关节支架，全脚掌部分负重，限制在 20 磅（约 9.07kg）以下。同时，晚上使用外展枕固定。患者在术后第 1 天开始接受物理治疗，并被告知避免内收和外旋。术后 6 周，停止使用支具和拐杖，患者继续进行物

理治疗，重点是加强臀中肌和核心肌肉，以及逐渐增加关节活动范围和运动。

自 19 世纪以来，人们一直在研究 LT，但直到最近几年，我们才开始了解它的真正功能。如今，我们知道 LT 与 ACL 一样强壮，在屈曲、外旋和外展时张紧，在髋关节本体感觉和疼痛（伤害感受器和机械感受器）中发挥作用[9]。此外，初步研究显示 LT 撕裂与软骨损伤有关[39, 54]。

越来越多的证据表明了 LT 撕裂的临床意义。Chaharbakhshi 等进行了一项对照研

究（n=68），评估了 LT 撕裂对接受髋关节镜检查的临界发育不良患者预后的影响。在至少 2 年的随访后，他们发现，同时出现 LT 撕裂可能表明更大的不稳定，并预示着较差的结果。他们还认为，在这些患者中，存在 LT 撕裂可能会增加关节镜翻修和关节置换的风险[55]。Maldonado 等还进行了一项匹配对照研究（n=54），研究对象为接受初次髋关节镜检查的完全性 LT 撕裂患者和完好 LT 的患者。他们发现两组患者术后疗效（patient-reported outcome，PRO）都非常良好。然而，随访发现完全撕裂的患者最终需要进行全髋关节置换术的可能性增加了 3 倍[56]。

目前 LT 撕裂的标准手术治疗包括清理术，几项研究报告了良好的结果[57]。Byrd 等报道了 23 例接受了 LT 撕裂清理术并取得良好效果的患者。然而，在他们的研究组中，有 15 名患者合并有其他髋关节损伤[11]。Haviv 和 O'Donnell 在 29 名患者中报道了单纯的 LT 撕伤，患者的改良 Harris 髋关节评分提高了 16 分；然而，5 名患者（17%）需要翻修手术。尽管清理术报道了良好的结果，但仍有部分患者在 LT 撕裂清理术后出现残余疼痛和不稳定[58]。Pergaminelis 等进行了一项回顾性研究，报道了使用射频处理单纯 LT 撕裂后，不少于 6 个月随访的临床结果显示患者功能均获得改善[59]。Amenabar 等在他们的前瞻性病例系列中也报道了单纯性部分 LT 撕裂清理后患者自我功能评分获得改善[60]。

Economopoulos 等发现，髋臼窝后缘的骨性凸起引发的撞击可能是 LT 撕裂的罕见原因。他们报道了清理术联合撞击骨赘切除获得良好结果[50]。

关于 LT 重建后临床结果的文献很少。Philippon 等描述了包含 4 例患者的病例系列，他们接受了自体髂胫束重建术，早期临床结果令人满意[46]。Chandrasekaran 等报道了 4 例结缔组织疾病和全身韧带松弛的患者接受关节镜下重建 LT 的病例系列。他们发现 4 例患者中有 3 例患者报告的结果有所改善，随访时间为 2 年[47]。

目前，LT 重建的适应证尚未确定；但是，对于有单纯性完全性 LT 撕裂[61]的患者伴随主观髋关节不稳定且外旋增加时，可考虑进行重建。

我们发现这种 LT 重建技术是安全和可重复的。当然还需要进一步研究，以确定 LT 重建在 LT 撕裂治疗中的确切作用和手术指征。

第 17 章 髋关节囊紧缩和修复*
Capsular Plication and Repair

Bent Lund **著**

殷庆丰 **译**

一、概述

髋关节被认为是一个具有固有稳定性的关节，髋臼的深度和倾角，以及对股骨头的覆盖、股骨的形状、侧扭转前倾等共同形成的骨性匹配是髋关节稳定的基础。髋关节盂唇和髋关节囊起到辅助稳定的作用，并产生强大的负压吸力，这对维持髋关节的良好功能至关重要，髋关节周围肌肉被认为是第三级的动态稳定结构。

在过去的 10 年里，髋关节镜检查已经从一个高度专业化的罕见手术发展成为许多医院和诊所的常规手术。但因此，我们也开始看到与手术相关的问题和并发症。其中一些并发症与关节囊的处理有关。

以前认为，在手术过程中关节囊的切开不会带来不良结果，并且许多人认为即使在手术结束时没有进行关节囊的闭合，术后愈合也是没问题的。但是时间和经验表明，在一些患者中，这些切开的关节囊并不总能愈合，一些患者似乎存在微不稳定甚至严重不稳定的问题，甚至有可能会出现罕见的术后完全髋关节脱位[1]。这促使髋关节外科医生采取关节镜下关节囊闭合和关节囊紧缩手术，甚至在由于外伤或医源性损伤导致关节囊缺损的患者中使用同种异体或自体组织加固关节囊结构[2]。

二、背景

髋关节囊由韧带和纤维结构组成，三条囊外韧带纵向排列，内部纤维呈环形分布。外部韧带由髂股韧带（iliofemoral ligament，IFL）、坐股韧带（ischiofemoral ligament，ISFL）和耻股韧带（pubofemoral ligament，PFL）组成（图 17-1）。关节囊的内部环形纤维称为轮匝带（zona orbicularis，ZO），内部衬有滑膜。关节囊中部最厚，这个区域对应髂股韧带，也是髋关节镜手术时最常进行关节囊入路间切开的位置。关节囊切开通常在前外入路和中前入路之间进行[3]。因此，关节囊入路间切开术可因横跨整个髂股韧带而将其完全切断，如果修复不当，可能会导致关节囊松弛和不稳。

三、关节囊切开术

一项研究不同关节囊切开术对髋关节稳定性影响的生物力学研究发现，关节囊切开程

---

*. 本章配有视频，可自行登录 https://doi.org/10.1007/978-3-662-61186-9_17 在线观看。

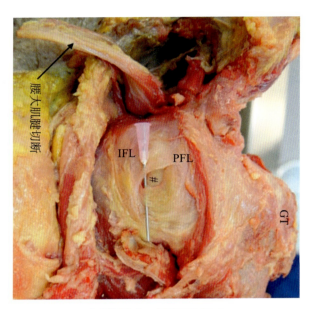

▲ 图 17-1　左髋尸体标本

腰大肌腱被横切，腰大肌腱囊内有一孔。GT. 大转子；IFL. 髂股韧带；#. 囊内孔；PFL. 耻股韧带（经许可转载自 Prof.Annemarie Brüel, Institute for Biomedicine, Aarhus University）

度越大，术后髋关节旋转活动度就越大，髋关节囊切除术和不进行修复的 T 形关节囊切开术带来的旋转程度最大[4]。特别是在治疗临界型发育不良患者或全身韧带松弛患者时，髋关节镜医师应注意潜在的微不稳定风险。髋关节发育不良（developmental dysplasia of the hip，DDH）指外侧中心边缘角（lateral center edge angle，LCEA）＜ 20°，以及 Tönnis 角＞12°。临界发育不良患者的 LCEA 角在 20°～25°。DDH 和临界发育不良导致髋臼对股骨头的覆盖不足，这改变了髋关节的生物力学，并对关节盂唇、关节囊前部和动态稳定的肌肉施加了额外的应力[5-7]。在发育不良或临界发育不良患者中，髋关节功能更多地依靠髋关节周围的软组织稳定结构（软骨、盂唇、关节囊和肌肉）来获得全范围运动的稳定性，而大范围的关节囊切开可能会加重其不稳定性。关节囊松弛和微不稳定可能继发于结缔组织疾病，如 Ehlers-Danlos 综合征和马方综合征，但也可见于髋关节反复微创伤患者（芭蕾舞演员和武术运动员）[8, 9]。

四、手术技术

有几种技术可以用于进入中央间室并对术中病变进行处理。我们更倾向使用的是"中央优先技术"，患者仰卧于专业牵引台上。首先对髋关节进行牵引，以便在手术开始时进入中央间室。另一种方法是直接进入外周间室，然后再进入中央室。当建立入路后，大多数外科医生会进行某种关节囊切开术，以创造更多的操作空间。这包括关节囊的"膨隆技术"、关节囊切除术、扩大的入路间切开术或 T 形关节囊切开术[10-13]。一旦前外入路和中前入路建立起来，用香蕉刀在距盂唇 5～10mm 处进行横向的关节囊切开，切口长 2～4cm。具体关节囊切开的大小取决于病变的位置和关节囊的硬度，视病例情况而定。射频刀可控制软组织出血以及清理滑膜。当处理完中央间室的软骨盂唇病变，将器械从中央间室内转移到外周，然后释放牵引力。屈曲髋关节到 30°～45° 可以进行外周间室的操作。有一些外科医生通过远端前外侧入路，在其中点向远端延伸切开关节囊，完成关节囊 T 形切开。笔者认为，大多数（手术操作）可以通过入路间的关节囊横行切开完成，很少需要关节囊 T 形切开（图 17-2）。

为了便于操作，可以使用悬吊缝线提拉关节囊组织，从而能够更好地显露外侧股骨头颈联合部。缝线用于提拉外侧关节囊，将其从外侧头颈交界处完全提起（视频 17-1）。然后在髋关节从屈曲到完全伸展的情况下进行凸轮的成形，并且使用术中透视来验证。

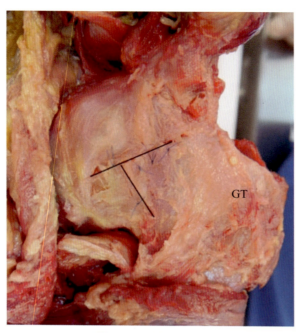

▲ 图 17-2　左髋尸体标本

演示了 T 形关节囊切开术，并以简单结闭合。GT. 大转子（经许可转载自 Prof.Annemarie Brüel, Institute for Biomedicine, Aarhus University）

五、关节囊修复和紧缩

随着经验的累积，关节囊的修复和保护在髋关节镜手术中逐渐占有一席之地，尤其是对存在关节囊缺损、非创伤性不稳或过度松弛的患者。在一项横断面调查中，Gupta 等发现只有 11% 的成熟髋关节镜术者从未缝合关节囊，相比之下，48% 的术者对一半的手术病例采取了关节囊缝合[14]。关节囊修复技术基于关节囊切开的大小、类型和位置，以及外科医生的偏好。在关节囊 T 形切开的情况下，垂直切口从远侧到近侧缝合，从 IFL 底部开始，使用带有缝线穿通器的缝合钩进行缝合。一旦关节囊 T 形切开的垂直分支闭合，就可以用缝合钩以相同的方式用 2～3 针缝合关节囊的横

行切开部分。从 MAP 入路观察，通过 AL 入路缝合后外侧的关节囊。使用类似的步骤，通过 DALA 或 AL 入路缝合前内侧关节囊。笔者更倾向于在修复完盂唇后，放松牵引前就在关节囊外侧放置缝线用以牵引和缝合。镜头放置在 MAP 入路中，使用半管置入 AL 入路，使用（Accu-pass Direct Crescent XL™）过线，然后 2 号 Vicryl 缝线用于牵引关节囊，并用止血钳固定，缝线最后可用于关节囊的缝合。将镜头置入 AL 入路，释放牵引力，完成骨软骨成形，然后将髋关节屈曲至大约 45°，通过 MAP 入路使用缝合钩完成 1～2 针的 2 号 Vicryl 缝线过线。为维持手术视野良好，过线要依次进行，从内侧到外侧依次进行缝合，直到关节囊完全闭合。手术结束时，撤出镜头和器械，使用滑结打紧外侧缝线（Quebec City Slider）[15]。我们更喜欢的缝线是 2 号 Vicryl，但是一些作者更喜欢 2 号不可吸收缝线（视频 17-2）。

对于髋关节和关节囊高度松弛的患者，必须考虑关节囊紧缩术或关节囊修补术。这是为了防止关节囊冗余，并尽量减少由于关节囊松弛引起的微不稳定[6]。在髋关节屈曲 45° 的情况下关节囊折叠缝合，这样边对边缝合可以更大程度地进行组织折叠，达到减小关节囊容积的效果[10]。对有内侧关节囊缺损的翻修患者，有时在髋臼边缘近端没有足够的关节囊组织，一种可能的解决方案是在髋臼边缘放置 1～2 个缝合锚，然后使用一种折叠技术将关节囊组织从远端拉向近端，从而完成紧缩。也有作者描述了同种异体移植物用于关节囊重建的技术[2, 16]，但我们对此没有任何经验。

要点与技巧

关节囊修复

- 关节囊切开的位置应距盂唇约 5mm，平行于盂唇进行关节囊切开。
- 在中央间室的盂唇和软骨修复完成后，将镜头放在中前入路，观察关节囊前外入口，此时依然保持牵引，腿部完全伸展。
- 使用缝线穿过器，将 2 号 Vicryl 线穿过关节囊的两侧。先不要打结，血管钳固定。再次更换入路，将镜头放回前外入路。
- 释放牵引力，完成外周间室的所有工作后，屈髋大约 45°，然后使用 2 号 Vicryl 线穿过前方关节囊的两侧，如果还有空间，再多做一个缝合。使用滑结打紧固定。
- 伸直髋关节，撤出镜头，同样将前外入路的第一条缝线打结固定，而后剪断所有缝线。

关节囊紧缩术

- 完成所有中央间室和外周间室的工作后，按照文中描述，通过前外侧入路置入一根 2 号 Vicryl 线。用香蕉刀或射频在前囊进行 T 形切开。
- 屈髋 45°，沿 T 形切口置入 2 号 Vicryl 缝线，并根据需要尽量将关节囊的两侧边缘进行重叠缝合，以达到收紧关节囊的目的。
- 剪除前方的缝线，伸直髋关节，外侧关节囊缝线打结。

第四篇　软骨和软骨下骨
Cartilage and Underlying Bone

第 18 章　软骨损伤的清理联合缺损处微骨折治疗
Chondral Debridement-Abrasion: Microfracture

Marc Tey Pons　Xavier Lizano Diez　Mahmoud Tahoun　Joan Cabello Gallardo　著

陈光兴　译

一、概述

保髋手术逐渐成为近年来髋关节手术的重要领域。其作为一类手术策略，发展旨在提高有髋部症状患者的生活质量，以及避免或至少延缓关节退变。Stolzalpe 学院强调，55 岁以下髋关节炎患者中，95% 患者有明确的病因，只有 5% 为原发性关节退变[1]（图 18-1）。常见的病因主要为异常的生物力学（75%）或生物学（25%）原因。前者是指任何导致运动学或动力学障碍的解剖异常，继发于骨折、髋臼过度覆盖，或者非球面股骨头的关节不适配常常导致关节力学障碍，最终可导致骨关节炎的发生。生物学病因范围较广泛，包括血管性障碍（缺血性股骨头坏死）、系统性疾病（风湿性疾病）等。

成人保髋手术主要目标为纠正异常的生物力学状态，其中髋关节的异常生物力学状态可分为创伤后关节不适配、动态的撞击和动态不稳三种类型。

对于关节内骨折愈合后遗的关节不适配，避免退行性关节病的干预十分有限。长期的随访证据表明，手术治疗关节内空间及稳定性的动态失衡有助于提高患者生活质量以及延缓关节退变[2-4]。

保髋手术策略的侧重点

(1) 改善生物力学环境：经典的手术技术（如股骨或骨盆截骨）旨在恢复或改善关节的生物力学状态，主要为关节的运动学。目前的手术方式分别为髋臼周围截骨术用于改善稳定性，以及骨成形术用于改善空间的动态失衡，旨在恢复正常运动学的生物力学指标（Wiberg 角、α 角、Tönnis 角等）。

(2) 改善生物学环境：关节退行性疾病不止危及软骨，而是囊括整个关节组织的病变，包括关节囊、滑膜、盂唇、骨骼及软骨。生物环境也许有很大的作用，能证明一些治疗策略，如 PRP 注射、骨髓中提取的单核细胞、干细胞治疗等。其似乎可以影响关节退变的进展。

(3) 保护、修复或恢复因异常生物力学环境而导致的损伤关节组织：主要为盂唇结构及透明软骨。

髋臼透明软骨损伤的治疗是保髋手术的基础。如果关节的稳定性失衡，可因软骨接触面积减少而导致局部应力集中，最终导致关节软骨的进展性及全面性损伤，伴随典型的连续性任何双关节软骨损伤[5]。预防软骨损伤可通过盂唇修复及髋臼表面截骨术以增大软骨应力接

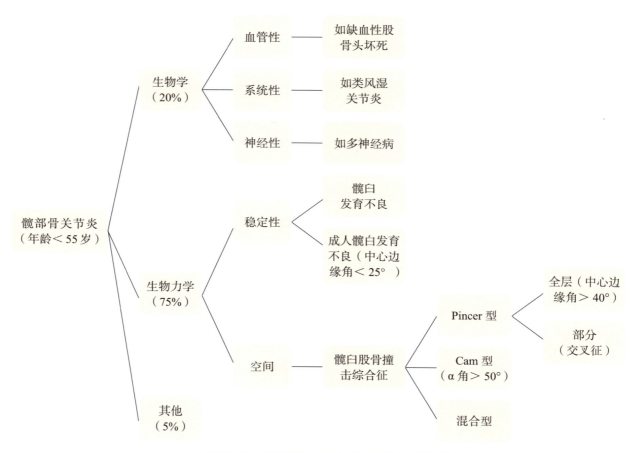

▲ 图 18-1　年轻患者（＜ 55 岁）骨关节炎的病因

改编自 Hofmann S, Tschauner Ch, Graf R.Mechanical Causes Of Osteoarthritis In Young Adults.Hip International 2003.

触面积实现。由于已出现继发性骨关节炎，伴有软骨损伤的成人髋臼发育不良应考虑人工关节置换手术治疗。

髋关节撞击具有不同的病理生理学特征。Pincer 型股骨髋臼撞击综合征因股骨颈和髋臼缘之间异常的压力应力导致盂唇的炎性病变及机械性损伤，最终可继发外周髋臼透明软骨的损伤[6]。

Cam 型和混合型的股骨髋臼撞击综合征于髋臼缘产生的剪切应力可导致盂唇软骨病变，以及在盂唇和透明软骨联合部的损伤。关节囊侧 1/3 的盂唇多为含有血管与神经的纤维性结构，不参与关节的生物力学活动，关节面侧 2/3 的盂唇则因撞击而导致盂唇从髋臼骨性边缘剥离，需通过盂唇修复实现结构性的固定。因此，

从关节囊侧观察盂唇往往是完好的，其关节面侧已出现盂唇的剥离（图 18-2）。

盂唇软骨联合部损伤只是上述病理生理学进展的第一步，如图 18-3 所示。但由于其不改变关节的运动学或动力学，因此这不是决定性的一步。实际上，这是髋关节正常解剖结构的变种，存在盂唇下隐沟，为盂唇软骨联合部不连续的生理学特征，并不代表关节生物力学环境的异常。盂唇下隐沟并不伴有盂唇的炎症反应或盂唇结构的丢失，能帮助我们判定这只是正常解剖结构的变种（图 18-4）。

剪切应力的增加可导致盂唇从骨性边缘及髋臼软骨下骨处的软骨剥离，导致关节密封性丢失，以及髋关节生物力学环境保护的破坏[7]。偶尔可出现盂唇未发生剥离（髋臼股骨撞击综

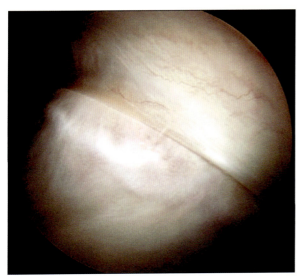

▲ 图 18-2　对于 Cam 型的髋臼股骨撞击综合征，从关节囊侧的视角可观察到盂唇完好地附着于髋臼缘

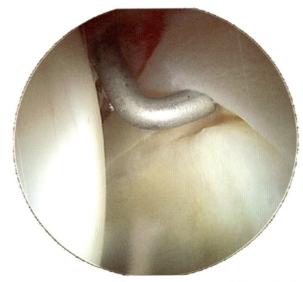

▲ 图 18-4　前外侧通道可见左髋臼前外侧区域的盂唇下隐沟

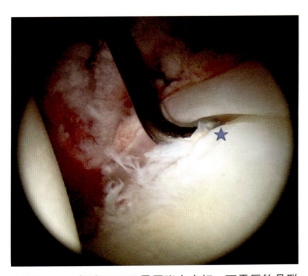

▲ 图 18-3　探查下可见盂唇张力良好，可盂唇软骨联合部的连续型已丢失

合征的早期），但是出现盂唇软骨联合部处软骨从软骨下骨处剥离的特征性软骨损伤，称为波纹征。随着病变进展，最后会展现出软骨病变和观察到游离的完整边缘的稳定软骨，边缘似乎完整健康但软骨完全从钙化层剥离，称为髋臼软骨的口袋征。由于软骨剥离的程度严重，尽管磁共振成像或髋关节镜直视下的肉眼观察关节正常，应考虑到地毯式的软骨损伤机制。随着剥离程度加重，不稳定的软骨呈现瓣状的

软骨损伤。此类型的软骨损伤与髌骨关节炎的界限模糊，病变的不可逆阶段也无法界定。

需要强调的是，髋臼软骨损伤与骨关节炎的发生没有明确的线性关系。关节退行性疾病是累及整个关节结构的病变，并非只限于透明软骨。因此，巨大的软骨下囊肿与骨赘形成并不与大范围的软骨损伤有必然联系。但是，软骨损伤常常导致骨关节炎的发生，这也成为保髋手术限制因素的基础。

二、软骨损伤分型

分型旨在建立预后因素并制定相应的治疗方案。国际软骨修复学会（International Cartilage Repair Society，ICRS）分型是目前公认的用于透明软骨修复治疗的国际标准。然而，髋臼股骨撞击综合征导致的软骨损伤的病理生理学特征完全区别于关节内应力负荷过载、创伤或退变所造成的软骨损伤。按照 ICRS 分型，髋臼缘剪切应力导致的特殊软骨损伤类型直接划为软骨损伤的进展阶段，并不经历早期的损伤阶段。ALAD 分型常用于髋臼股骨撞击综合征导

致的透明软骨损伤分型，便于根据软骨损伤程度选择相应的手术治疗方案，相当于 ICRS 3型。两种分型的关联见图 18-5。

三、软骨损伤的治疗流程

为软骨损伤提供充分的手术治疗方案，需要明确软骨损伤的病因学与病理生理学。只有在无退行性关节疾病的情况下，才可以考虑软骨损伤的治疗。因此，需进行磁共振成像检查排除骨关节炎的可能。Tönnis 分型常用于退行性关节疾病，但其有效性存在争议，因此，有必要进行适当的磁共振成像（且不只是放射学）评估[8]。

（一）Pincer 型髋臼股骨撞击综合征

切除髋臼前壁过度突出的骨质，成形髋臼缘并修复损伤盂唇，有利于恢复髋关节内的生物力学环境，同时损伤的软骨在髋臼缘打磨成形中也被一并清理（图 18-6）。

（二）Cam 型与混合型髋臼股骨撞击综合征

早期的盂唇软骨联合部损伤与小范围的 ALAD 1 级髋臼软骨损伤（小于 2cm）可通过盂唇修复及软骨清理治疗（图 18-7）。

理想的软骨清理应清除所有不稳定的剥离软骨以避免软骨损伤的发展[9]，但其预后受软骨损伤面积限制。据文献报道，小于 1.5cm^2 的

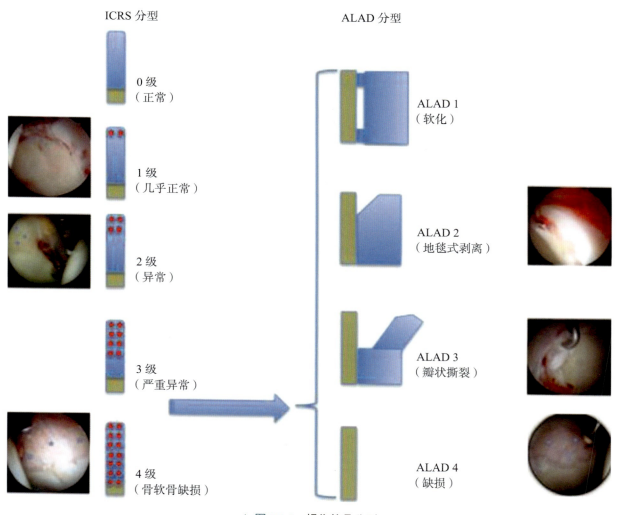

▲ 图 18-5 损伤软骨分型

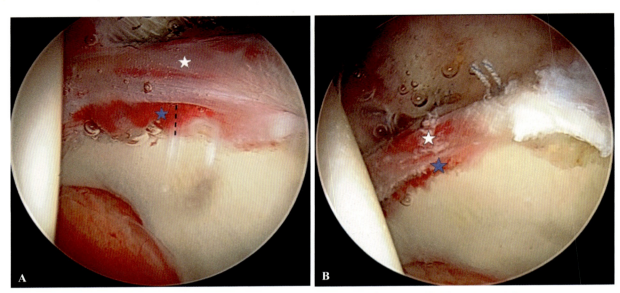

▲ 图 18-6　牵引状态下，从前外侧通道直视下的左髋 Pincer 型髋臼撞击综合征

A. 术前盂唇剥离与前外侧髋臼缘 ALAD 1 级软骨损伤；B. 切除 2mm 髋臼缘及使用锚钉进行盂唇的再固定修复后的结果。白星代表边缘水肿的损伤盂唇，蓝星代表前侧髋臼缘成形前后的周围损伤软骨。损伤软骨随着 Pincer 成形一并被切除

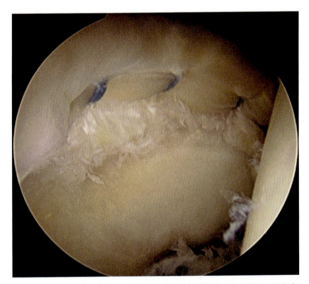

▲ 图 18-7　左髋 Cam 型髋臼股骨撞击综合征，适当清理不稳定软骨后进行盂唇再固定修复

软骨损伤面积预后良好[10]。

　　更大面积的软骨损伤及股骨头的镜面软骨损伤则多见于关节退行性疾病的后期阶段。对于此类型软骨损伤，保髋手术的预后差，不建议进行相关手术[11]。

　　对于无骨关节炎表现、损伤面积在 1.5～6cm²、

继发于髋臼股骨撞击综合征的髋臼软骨损伤，应考虑相应的手术治疗策略。策略应侧重以下几点：①改善关节生物力学环境（股骨头成形、髋臼成形、盂唇修复或重建）；②通过干细胞或软骨细胞实现细胞治疗；③适当的术后康复，长期的关节保护，避免早期进行接触类运动。

四、基于骨髓的治疗策略

　　髋臼软骨的主要成分为水（75%）、较小程度软骨细胞、蛋白多糖及胶原（多为Ⅱ型）。软骨组织不含血管、神经及淋巴，因此难以再生和修复。这也导致了软骨的生物学修复反应完全不同于其他组织。带血供的组织在修复中经历了坏死、炎症及恢复三个阶段，而对于关节软骨组织，自然状态下只能观察到坏死的单一阶段，无伴随的炎症渗出表现[12]。关节软骨深处为软骨下骨，分为软骨下骨板（皮质骨）和软骨下松质骨。软骨下骨为带血供组织，损伤时可发生上述的三个组织修复阶段。作为基于

骨髓治疗策略一种，微骨折通过刺激软骨下骨，使得带有间充质干细胞、成纤维细胞、生长因子和细胞因子的骨髓基质涌入缺损区域，完成缺损组织的修复替代[13]。微骨折后在缺损区域形成的粗糙表面有利于骨髓凝结，进一步形成血痂，以此为基础完成修复。新生血管有利于增加缺损区域的渗透性，以及进一步加速骨髓涌入形成血痂，从而引发炎症。骨髓中的多功能干细胞可增殖分化成负责软骨修复所必需的成纤维细胞和软骨母细胞，最终形成纤维软骨，成分为 I 型胶原（50%）、纤维组织（30%）和透明软骨（20%）。最终形成的纤维软骨填充在损伤区域可减少软骨的应力集中，但相较于透明软骨，刚度与耐压性不足。

尽管微骨折是最经典的基于骨髓的治疗策略，但受限于缺损面积，当大于 2.5cm^2，预后不佳[14]。微骨折合并壳聚糖或胶原膜植入，称为自体基质诱导的软骨成形术，在中远期疗效较单一微骨折术有所改善[9, 15]。通过对比微骨折和壳聚糖植入与单一微骨折对于大于 2.5cm^2 的软骨缺损的益处，这一结论得到了膝关节方面的相关临床研究的支持[16]。

五、手术技术

牵引床给予可控的牵引力，使得髋关节镜器械可在髋臼区域进行适当手术操作。标准的前外侧和中前侧远端通道是髋关节镜手术的监视和操作通道。一旦镜下确诊软骨损伤，在确认最终的手术操作前，可进行适当的损伤软骨清理。

（一）清理

清理所有不稳定的软骨十分重要，可防止软骨的进一步机械性损伤。

适当的清理应明确以下四步[17]：①关节灌洗；②取出游离体；③清理不稳定软骨；④清理软骨钙化层。

适当的软骨清理及对 Pincer 型或混合型髋臼股骨撞击综合征进行髋臼壁切除后，可测量最终的软骨缺损面积，以决定最终的手术治疗方案。适当的清理有利于软骨缺损面积的测量（图 18-8）。

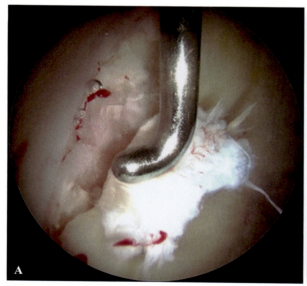
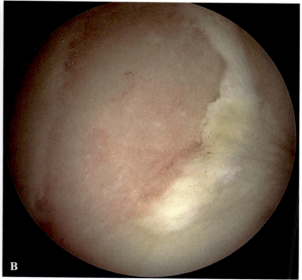

▲ 图 18-8　牵引状态下的右髋的前外侧通道视角

A. 清理前不稳定软骨瓣（ALAD 3 级）；B. 清理不稳定软骨后的最终软骨损伤区域

（二）微骨折

对于面积介于 1.5～2.5cm² 的软骨缺损，单一微骨折具有良好的远期随访疗效[18]，但应参考 Steadman 描述的以下步骤[19, 20]。

(1) 软骨缺损边缘应为垂直稳定完好的软骨。

(2) 处理合并损伤。这是非常重要的一步。髋臼软骨损伤往往发生于髋臼缘，适当的盂唇再固定有利于密闭病变部位，稳定微骨折后形成的血痂。

(3) 钙化层的清理。使用刮匙完整切除钙化层，注意避免损伤软骨下骨（图 18-9）。

(4) 使用 60°～90° 的关节镜对显露区域进行微骨折，间隔 3mm 于软骨下骨凿深度约 3mm 的微骨折孔，直到覆盖整个软骨缺损面（图 18-10）。

(5) 关闭关节镜注水，观察软骨下骨板的骨髓渗血和（或）脂肪滴从微骨折孔的涌入情况（图 18-11）。

（三）壳聚糖的植入

根据之前提到的厂家说明准备壳聚糖混合

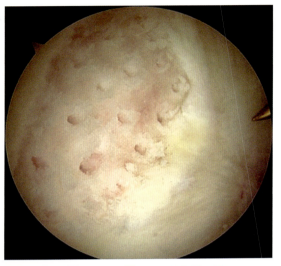

▲ 图 18-10　图 18-6 微骨折术后

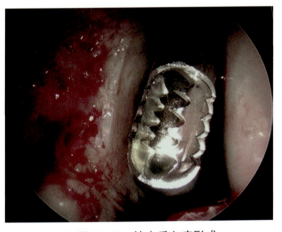

▲ 图 18-11　放水后血痂形成

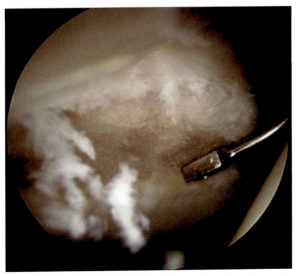

▲ 图 18-9　牵引状态下的左髋的前外侧通道视角，使用刮匙清理钙化层，保留软骨下骨板

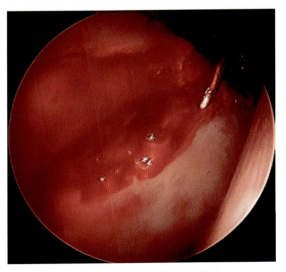

▲ 图 18-12　壳聚糖植入术后

物[21]，按照以下步骤进行植入（图 18-12）。

(1) 关节引流：停止关节镜注水，充分引流残余关节注水液直至缺损区域变得干燥。

(2) 植入混合物：使用 18G 的大针管一滴一滴植入，避免溢出缺损区域。

六、术后康复

根据髋臼股骨撞击综合征关于活动和肌力平衡的标准进行术后康复，但是必须强制禁止负重。强烈推荐术后 6 周在拐杖辅助下进行锻炼本体感觉的走动，以及术后第 1 年避免接触类运动。

软骨修复技术的随访仅可通过 T_2 成像或 dGEMRIC 序列进行，临床症状无法作为良好的随访参考指标评估软骨修复的发展程度。由于软骨无神经支配，患者无法通过本体反射避免软骨承受过度应力。

要点与技巧

软骨治疗策略

- 术前对生物力学异常引起的髋部疼痛症状患者进行高质量的磁共振成像或磁共振关节造影检查。

- 与患者进行关于软骨治疗策略的沟通，手术前使患者充分了解和接受推断疾病的证据和康复要求。有时候，最佳治疗选项并不一定与患者的治疗预期相符。

- 盂唇再固定修复前必须清理不稳定的软骨，有助于界定髋臼成形的界限。同时，盂唇的暂时剥离也有利于损伤软骨清理。

- 在清理不稳定软骨后，根据患者术前预期及特点（年龄、活动、体重等）及软骨损伤程度制定最终的手术治疗策略。

- 如果发现异常的残余软骨（2 级或 3 级的残余髋臼软骨）或任何的股骨头镜像软骨损伤，无法进行软骨修复，只能适当清理损伤的软骨。

- 决定进行骨髓刺激后，测量软骨缺损面积前应进行适当的软骨清理，确保缺损边缘为正常软骨及合适的缺损形状。

- 在软骨清理后可考虑加强的骨髓刺激技术。在使用壳聚糖前，将其从冰箱拿出，以达到合适的环境温度。

- 术者应十分熟悉其使用的微骨折锥，应常规复习上述的提示。

- 钙化层的清理十分重要。如果使用微骨折锥后凿出的是凹槽而非孔洞，应怀疑钙化层是否清理彻底。

- 在股骨头成形和关节囊缝合后，在手术的最终阶段进行壳聚糖植入，有助于关节引流。

第 19 章　开放式股骨头骨软骨镶嵌成形术

Open Femoral Head Mosaicplasty

Augustin Le Viguelloux　Willaume Guicherd　Nicolas Bonin　著

陈光兴　译

一、概述

股骨头的骨软骨损伤治疗十分具有挑战性。软骨无法再生，所以软骨损伤不加干预可逐渐进展成为骨关节炎[1, 2]。对于年轻患者的单纯软骨损伤，微骨折及自体软骨细胞移植等手术治疗策略有利于修复损伤软骨[3-6]及恢复软骨面[7, 8]。但若累及软骨下骨，这些技术并不适用。因此，有学者提出采用自体或异体的骨软骨移植物修复骨软骨损伤[9, 10]。

对于股骨头的骨软骨损伤，本文介绍的是在 Hueter 微创入路下采用同侧自体股骨头骨软骨移植物治疗股骨头骨软骨损伤的开放式骨软骨镶嵌成形术。

二、手术技术

（一）手术准备

患者取仰卧位于骨科手术床，轻度牵引双下肢，确保会阴柱足够大，以防止牵引继发的阴部神经损伤，脚踝固定牢靠。股骨处于中立旋转位，髌骨朝上。备皮后，放置黏性透明敷料，便于术中任何时间操作牵引床（图 19-1）。

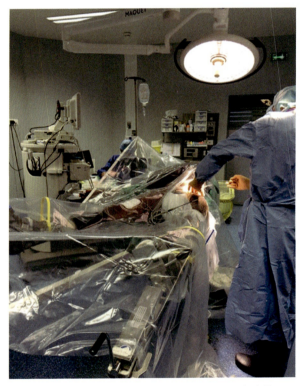

▲ 图 19-1　骨科床，透明敷料，左下肢中立位

（二）改良 Hueter 入路

从髂前上棘下方偏外侧一指距离开始，向远端稍偏外 8～10cm 标记手术切口（图 19-2A）。手术入路经阔筋膜张肌与缝匠肌之间的间隙进行，以防止损伤股外侧皮神经，并进一步扩大间隙（图 19-2B），到达旋股动脉前侧（图 19-2C）。结扎与截断动脉后，在动脉

151

下方可见一脂肪三角，此时腰大肌位于内侧、臀小肌位于上方，股外侧肌位于外下。三角内空间为脂肪三角，清理脂肪显露前方关节囊（图 19-2D）。

倒 T 形切开关节囊，注意保护关节内盂唇与软骨组织（图 19-3）。

（三）股骨头脱位

抓持器牵拉关节囊，使用 McKey 或 Charnley 牵引器显露股骨颈。牵引并内旋术侧下肢尝试向前打开髋关节，切断股骨头下方的圆韧带（图 19-4）。圆韧带较难切断，可用剪刀感受其张力，必要时使用术中透视辅助。

一旦切断圆韧带，可准备脱位髋关节。过伸位牵引下内收并最大限度外旋术侧下肢。将钝性骨钩置于股骨颈处，术者向上向一侧快速牵拉骨钩，同时助手缓慢松开牵引，使股骨头从髋臼窝出脱出。髋关节脱位的同时不损伤软骨并不容易，这是整个手术操作最困难的步骤。如果脱位失败，在进行其他操作之前，先检查圆韧带是否切断，以及髋臼侧关节囊是否松解，防止盂唇损伤。

髋关节脱位需要

- 倒 T 形关节囊切开
- 牵引及内旋
- 圆韧带切断
- 过伸、内收、外旋髋关节
- 股骨头脱出同时松开牵引
- 最后完全松开牵引

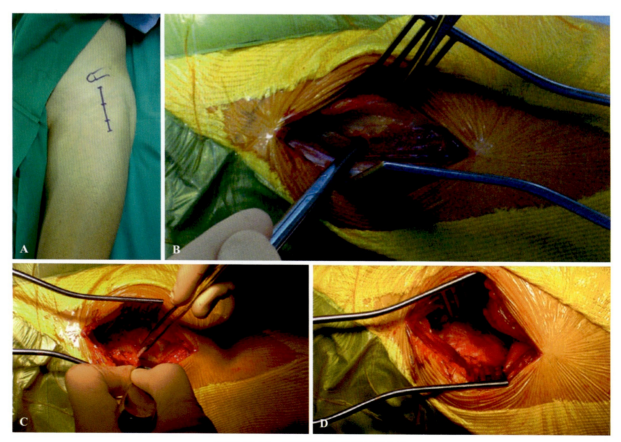

▲ 图 19-2　左侧髋关节前侧赫特入路

A. 手术切口标记；B. 阔筋膜张肌与缝匠肌的肌间隙；C. 前侧旋股动脉；D. 前方关节囊显露

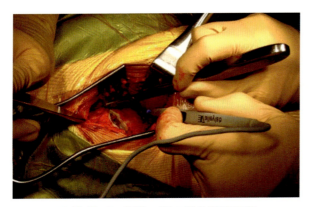

▲ 图 19-3　左髋，倒 T 形关节囊切开

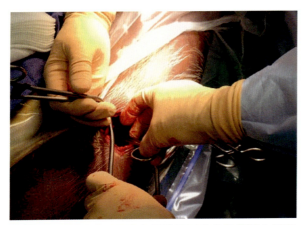

▲ 图 19-4　左髋，下肢牵引给予手术剪空间进入髋关节内切断圆韧带

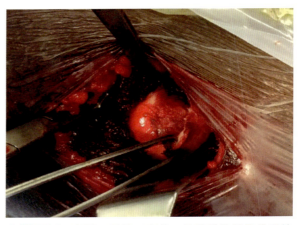

▲ 图 19-5　左髋，过伸、内收、外旋脱位股骨头后的完美手术视野

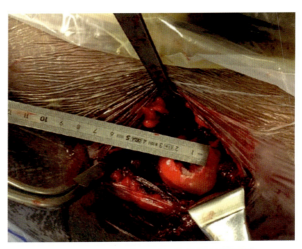

▲ 图 19-6　左髋，测量骨软骨缺损面积

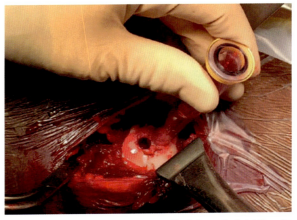

▲ 图 19-7　左髋，移植物植入前准备，此病例中，每个孔洞直径 8mm，深 15mm

（四）骨软骨损伤相关准备

一旦股骨头成功脱出，非牵引状态下过伸、内收及外旋术侧下肢可完美显露股骨头顶端（图 19-5）。

清理损伤的骨软骨至边缘为完好骨软骨组织后，测量缺损面积。评估填补缺损区域所需骨软骨楔块的尺寸和数量（图 19-6）。尽量使用大直径骨软骨楔块，直径至少 6mm，防止在插入缺损区域过程中骨软骨楔块塌陷。

使用术者惯用的骨软骨镶嵌器械，于缺损处凿出垂直于股骨头表面、深 15～20mm 理想直径的镶嵌孔。因股骨头球面的会聚，凿得越深，需要置入的骨软骨楔块越多。清除的骨头可用于填充自体骨软骨的取材区（图 19-7）。

（五）获取骨软骨楔块

若患者合并 Cam 型髋臼股骨撞击综合征，尽可能于股骨头颈联合部靠近股骨头处获取骨软骨楔块。换言之，于股骨头下方非负重区获取移植物（图 19-8）。

完成移植物取材后，若患者合并 Cam 型髋臼股骨撞击综合征，可进行切除，并使用骨软骨损伤区域与 Cam 成形的骨质填补取材区缺损。

获取骨软骨楔块要点

- 大直径（6～10mm）
- 深度≤20mm
- 取材位置：前侧股骨头颈联合部或股骨头下方

（六）骨软骨楔块放置

使用无损伤工具将骨软骨楔块置入骨软骨缺损区域预先凿好的孔洞。骨软骨楔块厚度应比预先凿好的孔洞多 3mm，以确保击入后其与邻近的股骨头软骨平齐（图 19-9）。若骨软骨楔块过短，在植入骨软骨楔块前，使用残余的骨质部分填充孔洞。

若骨软骨楔块适配及股骨头球度恢复良好，可复位髋关节。缓慢牵引术侧下肢，保持内收、外旋进行复位。牵引状态下，股骨头应自然回

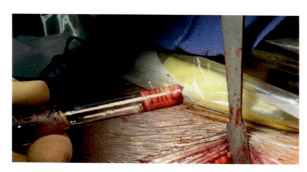

▲ 图 19-8　左髋，使用一次性 COR 仪器（Depuy-Mitek）获取骨软骨楔块

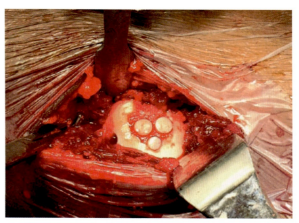

▲ 图 19-9　左髋，移植完成后的移植区域：两个直径 8mm 和一个直径 6mm 骨软骨楔块

位至髋臼窝中。换言之，复位过程中保持牵引，不断减少内收、外旋。

复位后，保持牵引，内旋髋关节，检查髋臼内有无复位造成的软组织卡压。必要时可在关节镜辅助下进行部分盂唇清理或盂唇修复。

关节冲洗后进行关节囊的边对边缝合，可不放置引流，关闭伤口。

（七）术后康复

术后 6 周患肢禁止负重，然后根据患者情况逐渐过渡至完全负重。术后即可进行髋关节被动屈曲及关节活动度训练。术后 3 周可开始矢状面的主动活动训练。

手术操作难点

- 股骨头脱出
- 骨软骨楔块放置
- 骨软骨楔块放置后于邻近软骨平齐
- 股骨头轻柔复位
- 该入路下盂唇缝合

三、术后疗效（法国多中心研究结果）

股骨头的骨软骨损伤可导致早期骨关节炎的

发生。目前为止治疗方式仍未达成共识[11-14]。尽管相关文章匮乏，股骨头骨软骨镶嵌成形术在骨软骨损伤保守治疗的疗效仍受到认可，可避免年轻、活跃的患者过早接受人工关节置换术[1, 2, 15-22]。在最近的多中心研究中[23]，我们报道了 22 名接受股骨头骨软骨镶嵌成形术的早期疗效。91% 的患者对手术主观满意或较满意，术后功能评分较术前有显著提升，mHHS 评分提升了（32.2±14.1）分，WOMAC 评分提升了（35.5±16.0）分。1 名患者因进展成骨关节炎行人工关节置换术，2 名患者于关节镜下行 Cam 成形术，这也是常见的关节镜二次手术的原因[24-26]。

尽管本研究存在一定限制性，如回顾性研究、不同术者造成的手术技术差异、样本量小，但几乎无并发症的良好疗效使得本研究成为该技术的最重要文献支持。

四、同类型保髋手术

（一）手术入路

目前，Ganz 等[27] 介绍的转子间切开可保护重要的血供和外旋肌群，是股骨头骨软骨镶嵌成形术最常用的手术入路[1, 2, 15, 18, 28]，但该入路术后可并发转子滑囊炎及大转子不愈合[2, 15]。

Hueter 入路似乎是创伤性更小的外科脱位入路[29]。

- 髋周肌群、肌腱以及外旋肌群一并保留。
- 避开旋股内侧动脉，保护股骨头血供[30, 31]。
  但是，最近有研究报道，后方改良入路也可以保护血供[32]。
  最后一种可能的入路是 Louahem 取仰卧位

的 Watson-Jones 入路[21]。

（二）移植物取材部位

目前大部分研究报道使用同侧膝关节移植物进行镶嵌成形[17-19, 21, 22]，但是我们和一些中心则使用自体股骨头作为移植物取材区[1, 2, 28, 33]。据我们经验，从自体股骨头下方或 Cam 畸形取材移植物并未导致任何并发症[34]。若从膝关节取材，可后遗膝关节僵硬和疼痛[1, 35]。

（三）关节镜下反向骨软骨镶嵌成形术

Petit 和 Philippon[34] 介绍的使用关节镜进行镶嵌术非常引人注目，但挑战性巨大。此外，该手术方式仍有以下缺陷。

- 不同的研究和病例报道显示这种方式中仅能进行一个移植物的置入[20, 22, 36]。
- 需从股骨外侧骨皮质进行穿刺。
- 为了让置入的骨软骨楔块与邻近软骨平齐，穿刺方向必须垂直于股骨头表面，操作十分困难，并不一定能实现。
- 移植物的固定要求固定物沉入股骨头内。
- 移植物取材部位必须在膝关节，可后遗供区并发症。

五、结论

股骨头骨软骨镶嵌成形术是十分有挑战性的保髋手术。本章节旨在介绍该技术的主要手术步骤及相关的提示与技巧。但临床医师在实施该手术技术前，仍需跟随有经验手术医师学习并累积经验。

第五篇　肌　腱
Tendons

第 20 章　内镜下转子滑囊切除术
Endoscopic Trochanteric Bursectomy

André Sarmento　Francisco Xará-Leite　Renato Andrade
Eurico Monteiro　Pedro Dantas　João Espregueira-Mendes　著
张新涛　译

一、概述

转子滑囊炎或者大转子滑囊炎（greater trochanteric bursitis，GTB）是骨科医生和家庭医生在诊疗过程中常见的一种疾病，临床表现为患者的运动和（或）日常活动受限[1, 2]，通常受此影响的多为中年女性，但年轻患者的发病率却在增加，尤其在跑步者中更为常见[1, 3]。

滑囊的炎症可由急性直接创伤导致，而由于长跑或长时间负重时髋关节活动过程中大转子（greater trochanter，GT）和髂胫束（iliotibial band，ITB）之间摩擦引起的反复性的微创伤而引起的炎症则更常见。周围肌肉组织［即臀中肌和（或）臀小肌］的肌腱病或撕裂也可能与炎症相关。基于上述原因，临床提出了大转子疼痛综合征（greater trochanteric pain syndrome，GTPS）这一更广泛的概念[4]。

大转子部位局灶性疼痛是该病的主要症状，疼痛偶尔还会放射到大腿外侧或臀部，并因局部触诊、长时间站立活动或单腿站立而加重[4]。疼痛会让患者难以侧卧，导致体育活动减少，从而对身体健康产生非常大的影响[5]。

二、治疗

大多数患者可以通过一线的保守治疗获得满意效果，包括休息、冰敷、拉伸和药物［非甾体抗炎药和（或）对乙酰氨基酚］。局部注射麻醉剂和皮质类固醇是一种更具有创性的保守治疗方法，结合加强臀肌和外展肌群力量以改善髋关节控制的物理治疗，也会获得让人满意的治疗效果[6, 7]。

尽管如此，仍有一小部分患者保守治疗效果不佳，可能需要进行外科手术治疗。滑囊切除术早期采用开放手术[8]，后期改进采用关节镜下切除[9-15]，均获得满意临床效果，手术没有大的术后并发症[4, 16]，除此之外几乎没有既可靠又有效的其他手术治疗[17, 18]。

三、外科技术

（一）患者体位

行内镜下滑囊切除术，可采用侧卧位或仰卧位。我们的经验是，患者常常合并关节内病变，因此内镜下滑囊切除术可与关节镜下髋关节其他手术同时完成。因此，我们会让患者仰卧在牵引床上（但未施加任何牵引），以便患肢能做一定程度的髋活动，特别是外展以放松周围的软组织，同样能做内旋和外旋动作以充分显露手术视野。

（二）手术入路

当与关节内联合手术时，滑囊切除术应在关节内手术完成之后进行（图 20-1）。在常规备皮和铺巾后，建立标准的前外侧（anterolateral，AL）和改良的前侧（modified anterior，MA）入路（图 20-2）。通过前外侧入路并使用 70° 关节镜进行诊断性检查，以评估潜在的关节内病变，包括股骨髋臼撞击、盂唇撕裂、软骨损伤，同时进行必要的治疗。

（三）转子滑囊切除术

处理完潜在的关节内病理问题后，术野由关节囊内移到囊外覆盖大转子的区域，由外向内进入转子周围间隙，也就意味着从外侧打开髂胫束进入转子周围间隙，进入该间隙时可以用也可以不用 X 线透视。我们更多采用在 X 线透视下直接进入间隙。

采用改良的前方入路到达手术平面的前方，在 ITB 和髋关节外展肌之间制造间隙，灌注冲洗液，显露滑囊和臀肌肌腱。通过 X 线透视来确定理想的套管位置（图 20-1），位于大转子的外侧和髂胫束的内侧，恰好在股外侧肌止点的近端。整个手术过程均使用 70° 关节镜头。可以根据需要在合适的位置建立一个辅助入口，以处理潜在的病变。通常也会在直视下建立远端前外侧辅助入路，远端距 AL 入路 5～8cm，同时也有可能在直视下建立近端前外侧辅助入路（图 20-2）。PALA 入路提供了进入术野近端区域的最佳途径，对于解决臀肌病变尤为重要。这两个入路都在股骨轴线上。穿刺套管进入后，70° 的关节镜头就会被置于相对局限的空间，其边界外侧是髂胫束，远端是臀大肌腱，内侧是股外侧肌，近端和内侧是臀中肌，近端和外侧是阔筋膜张肌。

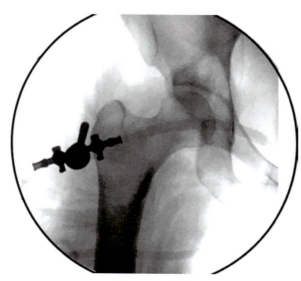

▲ 图 20-1 透视图

套管针定位（髂胫束和外展肌之间的股骨外侧肌嵴稍稍偏近端和外侧的位置）

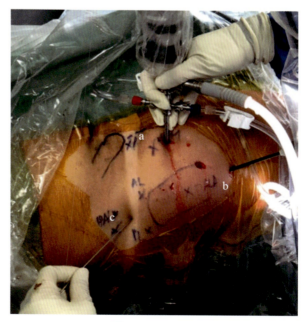

▲ 图 20-2 手术入路

a. 经 MA 入路置入 70° 关节镜，向近端直视观察建立 PALA 入路；b. 放置射频的 DALA 入路；c. 在建的 PALA 入路

建立好观察入路，随即直接往远端处理即可。大量的炎症物质会影响视野，所以通常需要一个参照来指导我们完成接下来的操作。我们需要寻找一个恒定的解剖学特征，即位于视野远端的臀大肌直头肌腱（图 20-3B），以此定位，沿其可以找到其位于股外侧肌下方的位点（图 20-3A），可以看到髂胫束位于外侧（图 20-3D）。

用关节镜刨刀和射频消融头对滑囊组织和纤维粘连进行广泛清理，直到显露出股外侧肌嵴并看到股外侧肌。然后继续对臀中肌腱进行清理（图 20-4C），如果有必要，也可以显露臀小肌，两者中间为裸区。术中可以通过内旋和外旋下肢以便更容易处理转子周围更后或更前的区域。在此间隙可触及臀大肌下滑囊的浅层和深层、臀股滑囊和继发性臀大肌下滑囊。清理臀部的后方深层组织时容易损伤坐骨神经，尤其是在髋关节极度内旋和入路途经髋关节短外旋肌群时（表 20-1）。

转子周围区域的其他手术可以同时完成，例如处理臀肌病变。如果需要，可以对髂胫束做部分松解。如果有临床证据显示髋关节外侧弹响，我们通常会进行髂胫束松解。在髂胫束内发现摩擦弹响部位后，以十字形的方式从内而外做切口，纵向切口向远端延伸至臀大肌腱，向后延伸直至看到髂胫束边界和肌肉纤维。

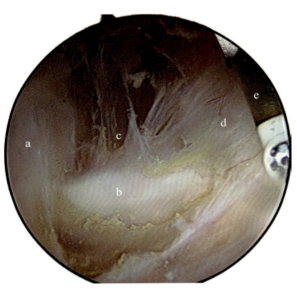

▲ 图 20-3　远视野
a. 股外侧肌；b. 臀大肌腱；c. 滑囊组织；d. 髂胫束；e. 射频

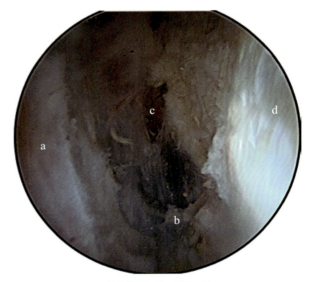

▲ 图 20-4　近视野
a. 髂胫束；b. 滑囊组织（臀大肌囊）；c. 臀中肌（肌纤维）；d. 臀中肌（肌腱）

表 20-1　关节镜下滑囊切除术的经验与教训

经　验	教　训
• 使用牵引床摆放体位，同时为患肢留出活动空间，尤其是确保肢体可以做旋转动作 • 先做关节内手术，再做滑囊切除术，以避免进入关节的入路困难 • 射频止血，充分引流，避免血凝块和血肿	• 清理后方组织时，应谨记坐骨神经解剖位置，尤其当下肢内旋时 • 如果先做滑囊切除术，液体外渗到关节外软组织中，可能会增加手术器械进入关节囊的难度

（四）闭合伤口和出院

手术医生应确保在闭合伤口前充分止血和引流，避免（轻微）并发症，如血肿或皮下积液（表 20-1）。可沿手术入路注射长效局麻药用于术后镇痛。患者可手术当天出院，但进行骨成形术的患者通常需术后次日出院。关节内术后，通常需服用吲哚美辛以减少异位骨化。

四、术后康复

术后使用拐杖，在可耐受的情况下渐进性负重。应鼓励患者早期进行轻柔的髋关节主、被动运动，但如果是盂唇损伤进行了修补或关节囊缝合术，则髋关节屈曲或外展早期不能超过 90°。应该进行旨在加强髋关节肌肉和活动范围恢复的物理治疗。

五、讨论

尽管发病率很高，但转子滑囊炎的确诊仍面临挑战，特别是当考虑到是否应该诊断为大转子疼痛综合征，以及病变结构存在变异时。GT 的深度触诊和单腿站立测试可以提示诊断且通常可靠；然而，当医生仍不确定时，超声和磁共振成像有助于排除或揭示隐藏的病变。

尽管非手术治疗方式对大多数 GTPS 患者有效，但顽固性病例仍可能需要进行手术干预。内镜下滑囊切除术效果最好，术后疼痛明显减轻，功能持续改善，很少复发，并且无重大并发症。

大量研究报道了内镜下滑囊切除术治疗转子滑囊炎的效果。Larose 等[13] 通过用视觉模拟量表和髋关节 HOS 评分，对 38 名患者进行了至少 24 个月的随访，结果显示疼痛从 8.4 降低到 2.6，HOS ADL 评分量表的平均结果大于 70%，提示术后功能良好。在该组队列中，21% 的患者因关节内病变、难治性滑囊炎或外展肌撕裂需行二次手术；因此，术前准确识别和术中同时处理这些合并问题尤为重要，可避免多次手术。Weise 及其同事[15] 报道了对 37 名内镜下滑囊切除术患者 12～48 个月的随访结果，VAS 评分从 7.2 降到 3.8，日本骨科协会评分提示术后功能良好（从术前的 40.5 提高到随访 25 个月时的 72.6）。4 名患者术后出现血肿，但不需要任何干预。Fox[11] 报道滑囊切除术后 5 年的满意度为 96%，只有 2 名患者疼痛复发。Baker 等[9] 对 20 名患者进行了平均 26 个月的随访，显示疼痛明显改善（VAS 从 7.2 降为 3.1），有 1 例轻微的术后并发症（皮下积液），1 例手术效果无效改为开放手术切除，效果良好。所有的研究手术指征为至少保守治疗 6 个月以上无效的患者。

六、结论

内镜下滑囊切除术是治疗顽固性 GTB 的一种可靠且有效的手术，现在已成为优于"切开"滑囊切除术的首选术式，远期效果良好。该术式能够且应该与关节内或关节外的髋关节镜手术相结合，因为对于这群患者，我们应始终考虑累及范围更广的 GTPS。

第 21 章　髂胫束松解术和臀大肌腱松解术
Iliotibial Band Release and Gluteus Maximus Tendon Release (Polesello)

Olivier May　著

张新涛　译

　　髂胫束松解术和臀大肌腱松解术用于治疗外侧弹响髋（coxa saltans）（或舞者髋）或外侧髋弹响（snapping hips），其症状通常表现为髋关节活动时可以闻及弹响，或触及明显的弹响感[1-3]，外侧弹响可发生于日常活动，但是更多见于需要屈伸髋关节的体育活动。

　　弹响髋主要病因是髋关节屈曲、伸直、外旋或内旋时，髂胫束滑过股骨大转子，这也是髂胫束过度使用最常见的表现。

　　然而，大多数时候根本找不到弹响病因，称为特发性[4]。但是，某些解剖因素比较容易导致弹响髋，例如大转子间距离增加伴双髂宽度变窄（大转子突出）、髂胫束紧张、肌肉或肌腱长度短缩、肌肉紧张。

　　弹响髋有时可见于全髋关节置换术后股骨偏心距增加，大转子直接创伤导致髂胫束损伤，以及外科手术、臀大肌内注射等情况。

　　流行病学方面，据报道，5%～10% 的人罹患弹响髋，但大多数患者表现为无痛弹响。其中女性的患病率略高于男性，最常见于反复、过度髋部活动的人群，包括竞技和休闲芭蕾舞者、举重运动员、足球运动员和跑步者。在竞技性芭蕾舞者中，几乎 90% 的人有弹响髋综合征的症状，其中 80% 表现为双侧受累。

　　诊断的关键是体格检查，患者能够指出大转子弹响时的疼痛部位。疼痛是由于大转子滑囊炎、外展肌腱病或髂胫束炎症。症状会持续很长时间（有时可达数年）。大多数情况下，患者查体时能诱发弹响并自诉有髋关节半脱位感。查体时要特别注意髋关节主动活动和被动活动时的区别，股骨主动旋转和（或）屈曲过程中会诱发弹响，而被动时不会出现弹响。检查者可以在患者皮下扪及弹响感，甚至可以肉眼看到弹动。Ober 试验用于检查髂胫束的紧张度。体格检查还可以排除其他弹响髋，包括内侧弹响（腰肌腱滑过髂肌内侧纤维）和后方弹响（腘绳肌腱滑过坐骨结节）。

　　即使通过体格检查能够确诊，影像学检查也可以用来排除髋关节其他病变。超声检查可用于明确大转子表面的髂胫束弹响，尤其是活动性弹响。然而，超声检查最有意义的是用于检查肌腱炎、滑囊炎或肌肉撕裂等相关情况。X 线检查可以用于明确检查是否存在容易导致弹响髋的解剖异常，以及髋关节发育不良或髋关节其他病理性疾病。MRI 有助于髂胫束增厚或臀大肌前缘增厚的诊断。另外，在患区进行麻醉注射有助于鉴别外侧和内侧弹响髋综合征[3-9]。

一、治疗

大多数患者症状可以通过改变活动、休息、冰敷和牵伸得到缓解。如果症状没有缓解，并且弹响时伴有疼痛，仍然可以采用保守治疗，包括类固醇注射、口服消炎止痛药和物理治疗。如果保守治疗后疼痛仍然存在，可以考虑手术治疗。

手术原则是减小张力，使髂胫束松弛。不同的手术技术描述如下。

- 通过 Z 字成形延长髂胫束[2, 10]。
- 在大转子表面切除组织形成缺损：切除髂胫束后部[11]，椭圆性切除[12]，或者阶梯切割手术[3]。Ilizaliturri 等[13]提出一种内镜下松解方法，使用射频在垂直方向的中点竖向和横向各切一刀，形成一个十字形状，射频烧灼切除四个方向的筋膜后，形成一个菱形缺损（图 21-1 至图 21-3）。
- 使用射频设备靠近股骨粗线[14]，进行臀大肌腱股骨止点松解（Polesello 技术）。正常情况下，髂胫束的前方张力由阔筋膜张肌、后方张力由臀大肌共同牵拉维持；因

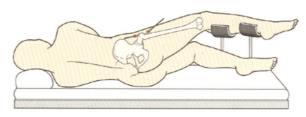

▲ 图 21-2　侧卧位，右髋患侧在上，其中一个手术入路位于 GT 上缘，另一个入路位于 GT 上缘下方约 10cm 处，与股骨轴线平行

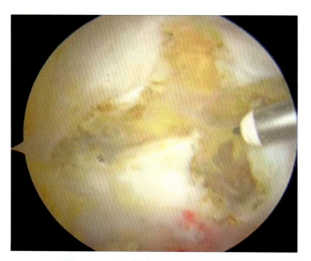

▲ 图 21-3　关节镜下髂肌束十字松解术

此，髂胫束、臀大肌和阔筋膜张肌是功能复合体。由于髂胫束与臀大肌腱密切相关，通过松解臀大肌腱，髂胫束也会随之松弛[15]。

如果松解过度或手术对周围区域造成损伤，可能出现外展肌无力的并发症。矫正手术可能会导致其他并发症包括感染、异位骨化、肌肉萎缩、症状持续存在或神经损伤。

二、结论

弹响髋是一种常见的综合征，尤其好发于体育活动中。弹响髋的诊断主要依靠体格检查，影像学检查有助于排除髋关节其他病理性疾病、明确局部合并症或容易导致弹响的解剖异常。治疗取决于临床表现：无症状患者无须治疗；

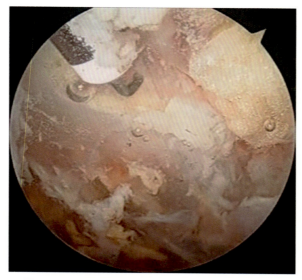

▲ 图 21-1　髂肌束和 GT 间隙，行臀大肌腱股骨止点肌腱切断术

对于出现疼痛的患者，鼓励患者休息并进行物理治疗，大多数患者症状可以通过改变活动方式、休息、冰敷和牵伸得到缓解。手术是最后的治疗方法，只有在保守治疗无效后才考虑手术。手术原理是通过延长、造成组织缺损或者松解臀大肌腱股骨止点来减小髂胫束张力，所有手术均都可开放和关节镜下完成。

第 22 章 内镜下臀中肌修复*
Gluteus Medius Repair-Endoscopic

Carlomagno Cardenas Nylander　著

鞠晓东　译

一、概述

大转子疼痛综合征（greater trochanter pain syndrome，GTPS）是人们寻求骨科医生建议的最常见原因之一，社区研究显示其患病率高达 15%[1]。传统的保守治疗仍然是首选且有效的方法[2]。在现代磁共振成像和超声检查发展之前，许多患者被诊断为转子炎或转子滑囊炎，这种诊断相对模糊和普遍。以前骨科医生对臀中肌撕裂的认识不足[3]，现在普遍认为臀中肌撕裂是引起很多 GTPS 病例的一种疾病[4]。

二、流行病学和演示

此类患者大多为中年女性[5]，是骨骼结构和骨盆变宽的机械性后果，肥胖和腰椎病变都被认为与臀中肌撕裂有关[6]。侧疼痛是主要症状，经常出现在晚上平躺或晨起时；在进行一些活动，如长时间走路、爬楼梯和爬坡时，症状会加重。普遍表现有大转子高敏感性[7]，大多数患者在侧卧时会感到疼痛，这可能是因为患者自身体重产生的压力，或者是由健侧卧位时患肢膝内收引起髂胫束在大转子上摩擦所致。

跛行可能是一种表现，由于疼痛导致的轻微跛行很常见，但长期跛行史和使用拐杖表明病变严重和外展肌严重受损。

臀肌撕裂表现和原因有以下不同情况。

(1) 退行性慢性撕裂：这是最常见的情况，患者有间歇性疼痛史和与年龄相关的因素，如组织质量差、脂肪萎缩、血管减少和微晶沉积疾病。

(2) 医源性撕裂：继发于外侧穿肌腱的髋关节入路。

(3) 创伤性撕裂：罕见，文献中描述的病例有限，有些是慢性受损肌腱的急性断裂。

三、手术患者选择

大多数患者对保守治疗都有良好效果，包括锻炼、物理治疗、封闭（生物制剂）[8]和生活方式的改变，但由于大多数病例是慢性退行性撕裂，因此在数月或数年后复发并不少见。

MRI 常规用于评估撕裂的程度，超声评估与 MRI 相比有许多优点，包括动态评估、方便、价格实惠和可用性高，但有经验的医生非常重要。

对于肌腱炎或撕裂非常小的患者，应首先尝试保守治疗（图 22-1）。如果保守治疗效果

---

*. 本章配有视频，可自行登录 https://doi.org/10.1007/978-3-662-61186-9_22 在线观看。

不好或很快恢复治疗前症状，外科医生必须排除其他引起疼痛的原因，如髋关节发育不良或关节内病变，2/3 的髋关节发育不良的患者有髋关节外侧疼痛[9]。

对于中小型撕裂和轻度回缩的患者，也可以尝试保守治疗（图 22-2 和图 22-3），但后期改为手术的可能性要高于肌腱炎患者，该类患者必须从一开始保守治疗就意识到，开放手术或关节

镜下修复是他们的最佳选择，因为手术可以使肌肉单位仍有功能，并且很容易实现再连接。

伴有回缩和脂肪变性的巨大撕裂具有挑战性，外科手术增加了复杂性，结果可预测性不如小撕裂（图 22-4）。其中一些患者可能需要使用同种异体补片、肌腱或合成移植物来增强，一部分患者可以通过开放式手术来解决，如肌肉转位手术（如 Whiteside 成形术）（图 22-5）。

四、开放治疗与内镜治疗

肌腱修复可以通过两种方式完成。运动医

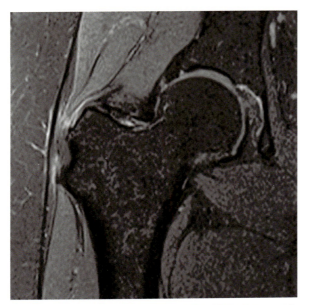

▲ 图 22-1　MRI 显示臀中肌腱和臀小肌腱周围水肿及信号改变

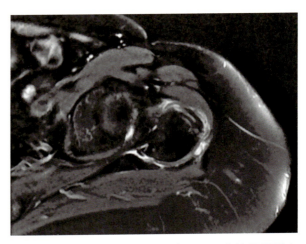

▲ 图 22-3　左髋轴位 MRI 图像，显示大转子周围水肿和肌腱断裂

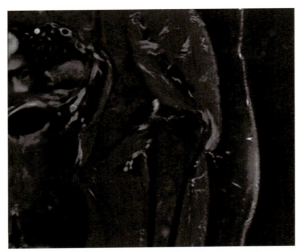

▲ 图 22-2　左髋冠状位 MRI 图像，显示水肿、轻度肌腱收缩

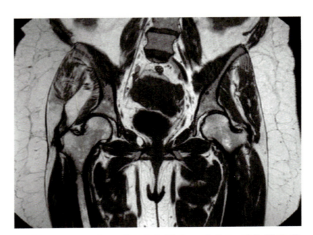

▲ 图 22-4　右髋关节 MRI 图像，显示肌腱收缩和脂肪变性

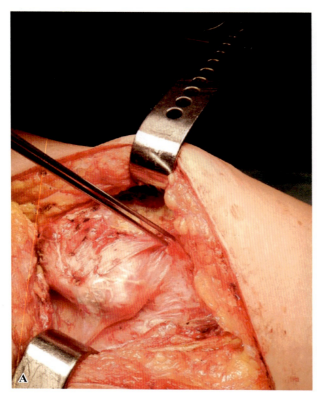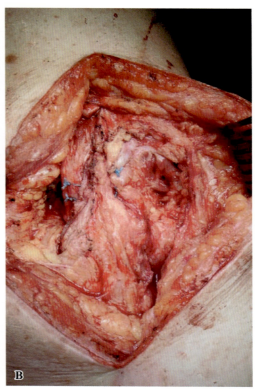

▲ 图 22-5　全髋关节置换术后臀中肌修复失败后的 Whiteside 成形术

A. "光秃秃"的大转子，无肌肉附着，B. 臀大肌转移至股骨大转子

学的医生发现，内镜对患者更方便，避免了大切口和开放性解剖。习惯于髋关节置换术等开放式手术的外科医生会对小切口的外侧入路感到更加得心应手，这是一种简单的手术，手术时间短，学习曲线也短（视频 22-1）。

毫无疑问，关节镜技术在如何成功治疗这些撕裂方面起着至关重要的作用。笔者认为，大多数撕裂可以通过关节镜治疗，但就完成手术所需的时间而言，开放手术要优于关节镜手术。总的来说，在编写本章时，少数髋关节领域的医生会常规进行关节镜修复而不是开放修复，随着未来几年新器械和新技术的发展，这一比例应该会增加。

- 提示：Novell 外科医生应在伴随肌腱回缩和（或）组织缺损的大撕裂之前尝试小撕裂的关节镜操作，这是转子周围间室内镜

手术学习曲线的良好开端。

五、患者体位

患者可以仰卧或侧卧在髋关节镜牵引器床上，少数医生在牵引床上使用侧卧位，有些则在没有任何牵引装置的情况下使用侧卧位。对患者体位的偏好主要源于接受的培训、使用的入路和技术资源。大多数外科医生在牵引床上使用仰卧位。在任何情况下，下肢应该可以自由地内旋和外旋，以及在外展时向外移动（图 22-6），从而释放髂胫束的张力并改善髂胫束下的空间。

六、大转子周围间室的入路

进入髋关节外侧间室的最常用通路是通过

大转子周围间室的常规入路，通过全内法把通路建立在髂胫束的下面，而不是切开髂胫束。另一种流行的方法是建立皮下通路，分离髂胫束表面的皮下组织，然后纵向切开大转子表面的筋膜结构。

（一）常规入路方法（全内法）技术说明

1. 将腿外展 20°～30° 以缓解髂胫束张力，轻微的内旋代偿股骨前倾角，并尽可能使股骨大粗隆偏向一侧。

2. 在外侧嵴水平处制备一个稍微远端的前外侧入路（在臀中肌止点和股外侧肌止点之间），

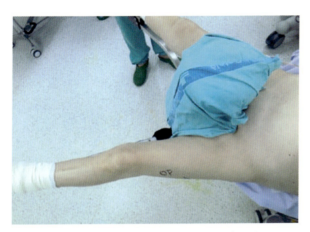

▲ 图 22-6　患肢应该能够在外展时活动

切开皮肤，在嵴上插入鞘管，倾斜 45°～50°，然后垂直靠近股骨，到达大转子和髂胫束之间的空间（图 22-7），向近端和远端反复活动鞘管在冠状面上创造一个间室（视频 22-2），取出鞘管芯并用 C 形臂透视观察空气影（图 22-8），我们称之为"云征象"，说明大转子周围通路制备成功。

3. 打开水泵（从低压＜40mmHg 开始）用 70° 内镜探查，并附加大转子远端入路（distal trochanteric portal，DTP）、大转子近端入路（proximal trochanteric portal，PTP），有需要的话再附加大转子直接入路（direct trochanteric，DT）或后方入路（posterior portal，PP），根据需要可以使用尽量多的入路以便于高效手术（图 22-9）。套管和特殊的入路保护套是有用的。可以根据关节镜头的光线定位理想的入路位置（图 22-10）。确保入路的位置与股骨大转子肌腱附着点周围的区域相匹配，这对于进行舒适地手术操作非常关键。

4. 进行大转子滑囊切除术，并将关节镜的观察入路移至 DTP，显露大转子外侧区域，应该能够看到臀大肌的止点（图 22-11）、大转子、

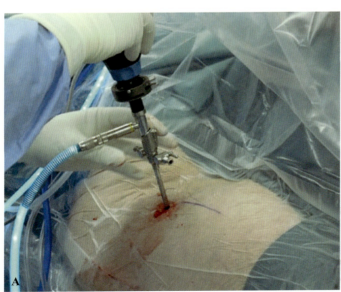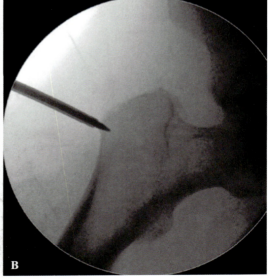

▲ 图 22-7　改良的 AL 入口，C 形臂图像显示大转子嵴和内镜鞘管

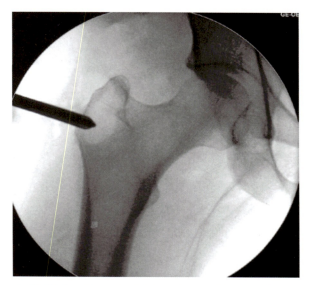

▲ 图 22-8　后外侧间室的"云征象"空气影，确认入路位置在转子周围空间

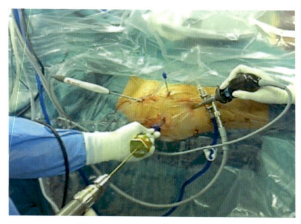

▲ 图 22-9　转子周围有多个入路

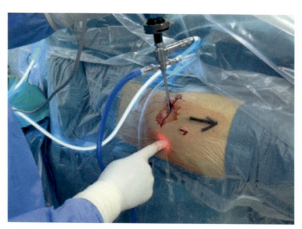

▲ 图 22-10　使用镜头光线选择新的入路位置，帮助建立直接大转子入路

臀中肌腱、股外侧肌和髂胫束（视频 22-3）。用射频分离组织要好于刨刀，因为机械工具更可能导致出血。

（二）皮下入路技术说明

1. 将腿伸展并轻微内旋，使用 C 形臂和针 / 切换棒标记朝向股骨粗隆的入路方向，根据所需的入路点远端转自入路 DTP 和前转子入路 PTP，切开股骨粗隆近端和远端的皮肤。

2. 从 PTP 插入鞘管直至感受到髂胫束的阻力，放入 30° 内镜，从 DTP 将交换棒放入在转子间嵴水平的脂肪组织中，然后换成射频头，分离髂胫束上的皮下组织，显露远端和近端区域，如果需要，对穿支血管进行止血。

3. 沿股骨长轴纵向切开髂胫束（图 22-12），下肢外展 20°～30° 以降低髂胫束的张力，并做滑囊切除术以显露大转子周围外侧区域。

4. 根据需要附加入路进行手术。

七、部分和小的全层臀中肌撕裂

• 提示：这些撕裂可能不明显，因为撕裂位

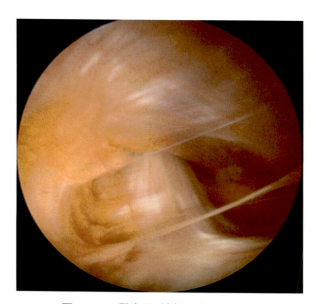

▲ 图 22-11　臀大肌腱插入到股外侧肌下面

于肌腱的深部。在某些病例，肌腱表面可以看到淤伤区域。探钩可以触到肌腱变薄，以及肌腱从止点分离，下肢内旋和外旋能帮助发现病变的区域（视频 22-4 ）。

技术说明

笔者的首选方法如下。

1. 从大转子外侧面开口处的远端开始，纵行切开肌腱，与近端和前方的纤维保持一致（视频 22-5 ）。

对于小的肌腱瓣，清理肌腱瓣边缘，用较损伤小的刨刀头切除多余的滑囊，留下一个清晰的肌腱进行修复（视频 22-6 ）。

2. 清理内部的病变肌腱层。

3. 切除大转子外侧面的所有骨赘，为肌腱再附着创造出血床（视频 22-7 ）。

4. 将锚钉插入裸露的足印区（图 22-13 ），然后用喜欢的器械缝合肌腱打结固定。穿肌腱的侧 - 侧缝合和小瓣状撕裂的单排缝合是最常用的方式。

另一种方法是使用无结锚钉的方法，先边 - 边缝合或半褥式缝合肌腱，然后置入锚钉，在激发锁定机构之前调整缝线的张力（图 22-14 ）。

- 提示：肌腱张力可通过下肢旋转进行调整，内旋下肢，从肌腱瓣上抓住足够的组织，并尽可能在足印区的后侧置入锚钉，允许以最大的张力重新连接肌腱瓣。不要使肌腱过度紧张，并在手术结束时检查张力。

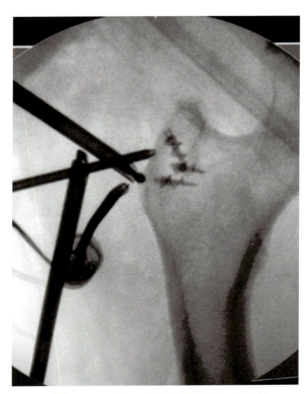

▲ 图 22-13　置入在侧面和前面的金属锚钉

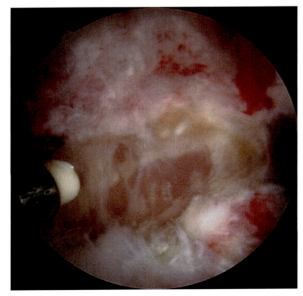

▲ 图 22-12　用射频纵行切开髂胫束

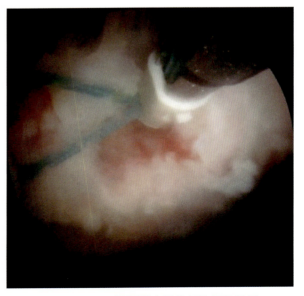

▲ 图 22-14　用于臀中肌修复的无结锚钉

- 提示：锚钉位置可能会影响骨骼特性，大锚钉、多锚钉或导向孔可能会导致晚期骨折，特别是在骨质量差的患者中。当需要多个锚钉时，全部是缝线的小直径锚钉可能比传统的硬锚钉具有更好的安全性。

5. 检查肌腱张力，将腿向外旋转并松开，就会发生一个向内的回弹旋转运动，这证实了肌腱张力良好（视频 22-8）。

无论使用何种技术，肌腱修复必须尽可能符合解剖学，在外旋时达到适当的张力和抗应力测试。

八、臀中肌增强手术

如果肌腱连续性受损或肌腱厚度明显减少，可能需要进行增强手术。

已经尝试了用不同移植物进行肌腱增强术，如合成材料、人真皮脱细胞基质或来自牛的生物材料。

技术说明

一旦需要加强肌腱，用探针测量要覆盖的区域，并用剪刀修整移植物大小（图 22-15），在大转子上置入至少两个近端穿肌腱的小直径锚钉，取回 PTP 上的缝合线将其穿过移植物每个角的近端，并通过套管将移植物推入大转子外侧空间（请记住，移植物的理想一侧应与患者的肌腱接触）。一旦近端固定好，根据先前用探针测量的结果将另外的锚钉置入大转子的远端，并根据移植物张力精细调整锚点位置，一旦远端锚点放置好，将缝线穿过移植物并在远端固定。按照 Laskovski[10] 的描述，四角固定是牢固的，根据需要在周边进行额外的固定。

- 提示：内镜增强术是一项技术要求很高的手术。在骨性大转子上有明显缺陷的病例中，应考虑开放性手术，以保证移植物的固定不仅在缺损上，而且在大转子上的多个点上进行坚固的骨 - 肌腱移植物三重固定。

九、术后和恢复

建议使用双拐进行负重保护 6～8 周，然后根据病情、手术类型和患者的耐受性，再进行单拐过渡 2～4 周。外展支具可用于保护修复的区域。2 周后拆线，渐进式物理治疗以肌肉等长运动和限制关节活动度开始，避免联合屈曲 - 外旋。前 3 个月，每月进行超声评估，以检查肌腱的连续性，并在必要时监测血清重吸收。

十、并发症

臀中肌修复似乎是一个安全的手术，术后不良事件发生率低。

在某些情况下，手术特有的并发症仍然可能发生。

(1) 出血：穿孔血管沿髂胫束大量分布，皮下分离，纵向切开髂胫束时应进行仔细止血。大转子周围脂肪囊也得到很好的血供，因此建议进行射频分离解剖而不是刨刀滑囊切除术。止血不充分可能导致皮下广泛淤血和血肿

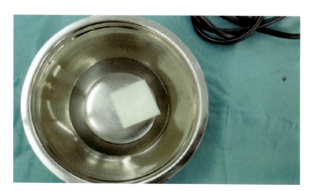

▲ 图 22-15　提前修剪人脱细胞真皮以适应缺损

（图 22-16）。

（2）液体外渗（特定于内镜手术）：作为髋关节镜检查的一般规则，保持尽可能低的压力以获得足够视野，长期高压可能导致液体外渗以及皮下或间隔水肿（图 22-17）。

- 提示：在分离解剖过程中进行止血，并在手术结束时将泵压降至 30mmHg，以检查出血点并止血。

（3）移植和缝合失败：移植物和肌腱固定不牢固，或术后康复不正确，可能导致修复 – 移植组织失败。

（4）骨折：骨质不好的患者使用多个质硬锚钉和大直径锚钉会造成薄弱区域或潜在的转子骨折（图 22-18）。

十一、结论

臀中肌撕裂的手术修复是有症状撕裂患者在保守治疗无效后恢复外展肌解剖的良好选择。目前的手术方式包括开放手术和内镜手术，外科医生可根据培训和偏好选择合适的方法。治疗有多种选择，从活动 – 锻炼 – 教育到复杂的肌肉转位和增强手术，对每个病例个性化量身定制的治疗是成功的关键。

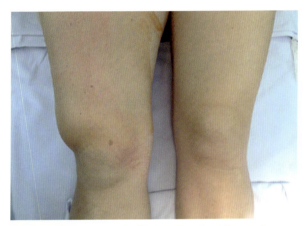

▲ 图 22-17　继发于臀中肌修复的液体外渗

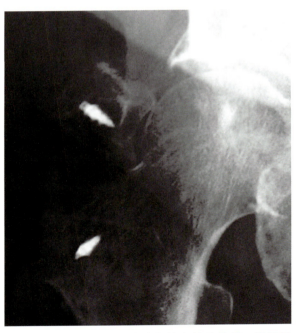

▲ 图 22-18　继发于轻度外伤的大转子骨折，近期臀中肌修复（1 个月）

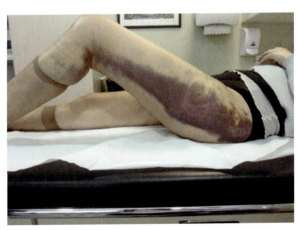

▲ 图 22-16　皮下入路后大转子周围间隙出现大面积淤血

第 23 章　臀中肌和臀小肌撕裂的开放修复 / 重建
Gluteus Medius and Minimus Tears Open Repair/Reconstruction

Panayiotis Christofilopoulos　Georgios Kyriakopoulos　Eustathios Kenanidis　**著**

鞠晓东　**译**

一、概述

在自身髋关节和关节置换髋关节中，外展肌腱的病变是髋关节外侧疼痛或大转子疼痛综合征（GTPS）的最常见原因[1]。GTPS 病变范围从肌腱受损到肌腱断裂、回缩和臀肌脂肪萎缩。影像设施的普及和医生意识的提高使得该综合征的报道发病率不断增加[2]。GTPS 在女性中比在男性中更普遍，40—60 岁患病率最高[3]。它经常被误诊为转子滑囊炎；但是，80% 的 GTPS 患者在超声检查中未发现滑囊炎。另外，大转子滑囊炎通常伴有外展肌腱或阔筋膜病变，只有 8% 的患者在没有其他病变的情况下患有滑囊炎[1]。

二、臀肌解剖

（一）臀肌起点

臀中肌（gluteus medius，GMed）起于髂前上棘和髂嵴外缘直到髂后上棘。臀中肌由前部、中部和后部三个独立的部分组成，均由臀上神经支配[4]。臀中肌前部和中部的肌纤维是垂直排列的，在启动髋关节外展中起着关键作用[5]。臀小肌（gluteus minimus，GMin）起于髂前下棘至髂后下棘，位于臀前线和臀下线之间。臀小肌和臀中肌的后部都是水平方向的，平行于股骨颈，在步态周期的不同阶段稳定髋关节[5]。

（二）臀肌止点

最近的尸体研究进一步证实了臀肌的复杂解剖结构[6]，突出了臀中肌进入大转子的两个不同附着部位（图 23-1）。臀中肌的后部和中间部分分别止于大转子的后外侧；该面具有大致圆形的形状，半径为 8.5mm。臀中肌的中间部分和前部的其余部分止于大转子外侧面，几乎是梯形的，并且具有更大的表面积。在一项对 8 例标本的尸体解剖研究发现，臀中肌侧面的止点足印区显示平均长度为 35mm，与股骨轴线成 37° 角。它近端较宽，远端较窄，中点宽度约为 12mm[6]。臀小肌与髋关节前关节囊有束状附着，但也止于大转子的前侧和外侧。没有肌腱附着的区域将臀中肌和臀小肌的止点分开；这种所谓的裸区可作为解剖学标志，特别是在髋关节的关节镜手术中[6]。

三、臀肌腱病的流行病学和病因学

（一）流行病学

几乎一半的 GTPS 患者表现出臀肌肌腱炎或断裂。臀肌肌腱炎或断裂的发生率随年龄增长而增加。臀肌断裂的发生率从 60 岁以下的

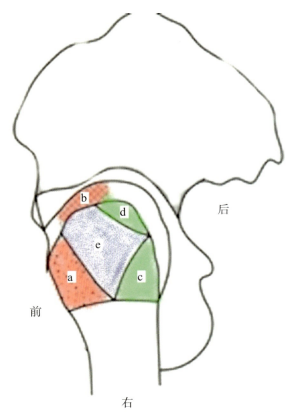

▲ 图 23-1　臀中肌和臀小肌在大转子的止点位置
a. 臀小肌的大转子附着区；b. 臀小肌的关节囊附着区；
c. 臀中肌止点的后上面；d. 臀中肌止点的外侧面；e. "裸区"

10% 上升到 70 岁以上的 50%[7]。

（二）发病机制

外展肌功能不全的发病机制主要归因于下肢生物力学的改变，特别是在髋关节骨关节炎的情况下。据报道，高达 20% 的髋关节 OA 患者和 25% 全髋关节置换术的终末期骨关节炎患者存在臀部肌腱断裂[8, 9]。

（三）临床情况

已经描述了髋关节外展肌撕裂的三种不同的临床情况。所谓的髋关节旋转袖[10] 可能遭受臀中肌前部的非创伤性慢性撕裂，在股骨颈或骨关节炎髋关节置换术中意外发现撕裂，以及经臀入路的髋关节置换术导致外展肌腱撕脱、撕裂[4]。经臀髋关节入路手术后，外展肌腱的医源性损伤常因断裂部位愈合不足而被报

道[11]。然而，在保留外展肌入路的方法中也遇到了外展肌功能不全，这也突出了髋关节力学改变在撕裂发病机制中的作用。全髋关节置换患者的外展肌萎缩和炎症过程，包括过度磨损和骨溶解，特别是金属碎屑沉积，都可能导致外展肌腱过度损伤，使其不可能直接修复，需要更复杂的重建选择[12]。

四、临床表现

外展肌腱病变患者的主诉是大腿外侧疼痛，通常因患侧卧位、行走或爬楼梯而加重[4]。外展肌止点及大转子上面和外侧面的压痛也是一个典型的临床发现。也有表现为前腹股沟疼痛，然而，它并不常见。当报道其他潜在的疼痛来源时，应当排除外展肌腱病变[13]。筋膜疼痛加重也可能提示外展肌腱病变。

五、临床检查

患者经常出现轻微或中度跛行。Trendelenburg 阳性通常表示外展肌腱撕裂，它被定义为在患肢站立阶段向对侧的躯干侧移。据报道，Trendelenburg 对外展撕裂的敏感性和特异性分别为 73% 和 76%[14]。

特殊试验

髋关节衰减征是诊断外展肌功能不全的另一项有用检查，报道敏感性为 89%，特异性为 96%。患者侧卧位，患侧朝上，髋关节被动伸直 10°，外展 20°，然后最大限度地内旋髋关节，同时保持膝关节屈曲 45°。然后松开腿，要求患者将其保持直立；如果腿下降超过 10cm，则认为是阳性[15]。其他有用的试验包括 30s 单腿姿势和外旋测试。前者要求患者单腿站立 30s，并且没有躯干偏移，大腿外侧疼痛

被认为是一个阳性结果[16]。

髋关节被动活动范围不受限制，但髋关节外展力量可能会减弱。此外，应进行全面的临床检查，包括评估肌肉力量、神经系统状态、腰椎、髋关节或筋膜病变；在髋关节置换的患者中，还必须检查假体关节的完整性。

六、影像学检查

（一）磁共振

磁共振成像（MRI）是外展肌／肌腱解剖与病理的金标准检查[3]。据报道，MRI预测臀中肌腱撕裂的敏感性和特异性分别为73%和95%[17]。先进的MRI处理方案，如金属伪影还原序列（MARS）和多次获得可变共振图像组合MRI（MAVRIC），促进了假体髋关节中外展肌的研究。可以获得关于臀肌和肌腱的大小和形状、肌腱病变、部分或完全肌腱缺损、肌肉脂肪浸润的信息。一些MRI表现与外展肌腱撕裂有关，表现为大转子上方或外侧的高信号征，臀中肌腱延长或不连续[17]。阔筋膜张肌肥大也是外展肌腱撕裂的间接征象[18]。

（二）使用 MRI 评估脂肪浸润

Goutallier–Fuchs分级是MRI上外展肌脂肪浸润程度的分级，范围为0～4级：1级肌肉内有一些脂肪条纹；2级有脂肪浸润，但肌肉多于脂肪；3级脂肪和肌肉相等；4级脂肪多于肌肉[19]。有人支持外展肌脂肪浸润的程度可以预测修复结果，分级高（＞2级）与较差的结果相关[19]。

Bogunovic等证明肌肉脂肪浸润越大，术后疼痛程度越高，患者的功能预后越低，突出了这种分类对预后的作用[19]。

（三）标准 X 线摄影

应进行标准的髋关节和骨盆X线检查。大

转子增生或表面不规则大于2mm，与外展肌腱病变有关，特别是在慢性情况下（图23-2）。Steinert等表明，大转子表面不规则大于2mm的髋关节中，90%也表现出臀中肌或臀小肌的肌腱异常[20]。在人工髋关节患者中，放射学评估对于排除伴随的THA病理学非常必要。根据需要拍摄其他位置的X线片，如Dunn位和假斜位片；应仔细评估骨溶解的存在和程度，特别是大转子周围。

（四）超声

超声可能是有益的，特别是在全髋关节置换术或缺乏先进的MRI伪影复位方案的情况下。它可以准确诊断肌腱病和撕裂。然而，超声检查依赖于医生的能力，并且在分类脂肪萎缩程度方面不如MRI。

七、治疗

1. 保守治疗

GTPS综合征的治疗通常从保守开始，包括短期使用非甾体抗炎药、限制活动、物理治疗，以及谨慎使用皮质类固醇加局部封闭。如果保守治疗在至少3个月的治疗后未能缓解症

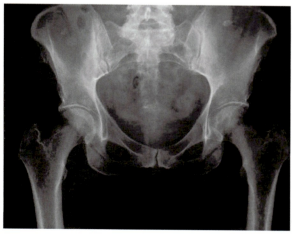

▲ 图 23-2　标准前后位骨盆 X 线片，显示大转子增生大于 2mm

状，通常需要进行手术治疗[21]。

2. 手术治疗

手术治疗主要适用于保守治疗无效、引起疼痛和残疾的完全性或部分臀肌腱断裂。臀肌撕裂手术治疗的主要目标是保持患者的功能和生活质量，减轻疼痛。

八、术前评估

计划接受臀肌腱撕裂手术修复的患者必须经过全面的术前评估，包括临床和影像学评估。术前需要特别注意以下几点。

1. 神经系统评估

神经完整的外展肌是任何尝试直接修复外展肌撕裂的先决条件。必须在术前常规进行腰椎病变或其他类型的臀肌神经损伤的详细筛查。在臀肌神经受损的情况下，直接修复撕裂大多是失败的，并且可能需要其他重建技术，例如人工材料移植或肌肉转位。

2. 外展肌广泛的脂肪浸润

臀肌脂肪浸润是修复结果不良的预测因素。Goutallier 分类等级 > 2 级高度预测更差的预后[19]；在这种情况下，可能需要其他更复杂的重建技术，例如肌肉转位或移植物。

3. 有髋关节置换的情况

在现有 THA 的情况下，应在术前彻底评估关节，以排除无菌性松动或任何其他可能需要同时修复假体的病理因素。应特别注意大转子的影像学表现，因为过度的骨溶解会使肌腱固定在有风险甚至不足的松质骨上。如果先前感染过的全髋关节置换术或金属对金属全髋关节置换术失败后过度磨损的情况，臀肌肌腱的质量往往不可靠，可能需要增强修复或肌肉转位。

4. 阔筋膜或髂胫束紧张

术前和术中应进行髂胫束或阔筋膜张力的评估，并与外展肌修复同时进行适当的矫正。

开放手术的主要优点之一是，可以在需要时使用 V–Y 技术轻松精确地延长髂胫束或阔筋膜。

九、手术技巧

标准的患者定位是侧卧位，患肢位于上方。在进行标准的无菌准备和铺单时，要记住显露从髂嵴到膝盖的范围，特别是在重建手术的情况下。一个 Mayo 手术托盘或类似的设备是必要的，以促进在修复过程中腿部在张力下外展。

通常在大转子上沿股骨干做一直线切口，根据需要向近端和远端延伸（图 23–3）。10～15cm 的切口长度可以充分显示大多数患者的解剖结构。如果同时翻修全髋关节置换术或进行更复杂的外展肌腱重建，切口可相应调整。

已有报道各种类型的开放手术来治疗外展肌撕裂，着重讨论以下三类直接开放方法。

- 非强化直接修复。
- 增强直接修复。
- 重建技术。

十、使用骨道或锚钉直接非增强修复

直接开放修复外展肌腱的先决条件是肌肉的神经完整性和脂肪浸润水平 Goutallier 小于 2 级。采用侧卧位，在标准的皮肤切口和阔筋膜

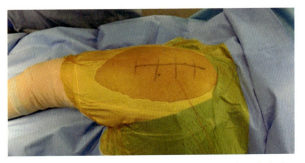

▲ 图 23–3　标准的直切口沿股骨轴线以大转子为中心，通常用于髋关节外展肌腱的直接开放性修复

分离后，显露大转子滑囊和臀大肌止点。滑囊切除后，术者可以评估臀腱断裂的质量、类型和程度（图 23-4A 和 B）。

有时乍一看肌腱撕裂不明显。在肌腱止点下注射生理盐水可引起肌腱止点抬高，这是所谓的气泡征，说明表层下撕裂。在肌腱撕裂可疑的情况下，可以将臀中肌纤维分开进入肌腱的下表面，并评估破裂的程度。在切开肌肉之前，必须将缝合线放置在相对的肌腱侧以帮助解剖修复。在严重肌腱病的情况下，应避免进行积极的清创术，以保持最大的肌腱长度和宽度，也防止张力过大或非解剖修复[22]。

一旦发现肌腱撕裂，用磨头和咬骨器处理骨床，确保不要去除过多骨质，特别是在全髋关节置换骨溶解的情况下，可以进行微骨折；但是，应注意不要过度减弱锚钉孔附近的骨骼质量。

如果可能，对于臀中肌完全断裂的情况，应在大转子的外侧面钻 4 对骨道，缝合臀中肌。

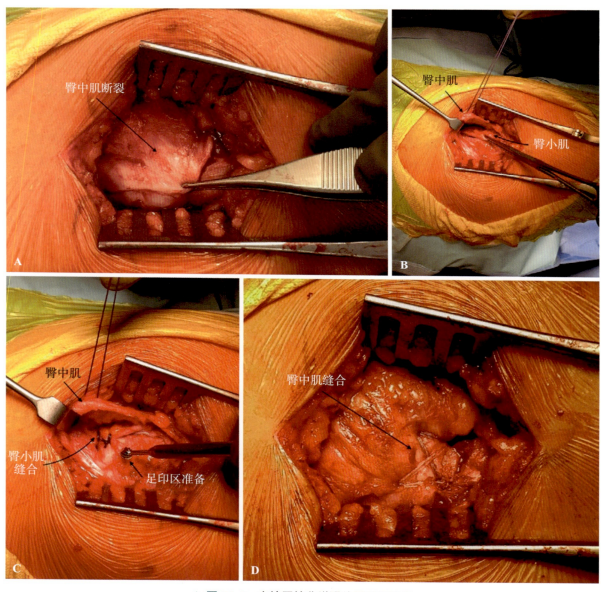

▲ 图 23-4　直接开放非增强外展肌腱修复

A. 臀中肌腱断裂；B. 臀小肌腱断裂；C. 肌腱附着足印区准备；D. 锚钉修复肌腱止点的最终结果

在部分断裂时，骨道的数量可以相应地调整；但是，至少需要 2 个骨道，以确保足够的肌腱与修复的部位接触。

在臀小肌撕裂的情况下，应在大转子的前结节上钻一对额外的骨道[23]。用于臀中肌复位的骨道应垂直于足印区的长轴，平行于股骨的长轴，而用于臀小肌复位的骨隧道应在斜面上进行。在 Bunnel、Krakow 或类似的锁定技术中，应该使用粗大的不可吸收的牵引线，穿过肌腱末端和骨道，在最大张力下固定，使肌腱重新接近其足印区。通常需要额外的细缝线，穿过肌腱以加强修复。

对于自身的髋关节，为了不破坏股骨头的血管供应，可以使用缝合锚钉代替骨道。2～3 个近端锚钉通常放置在近端一排，另外 2 个在远端，以达到双排效应。锚钉的大小应根据骨床面积和股骨柄的存在进行调整[24]。直径为 5～6.5mm 的锚通常为首选，以克服由于大转子的下面松质骨引起的牵拉应力。在外展肌足印区的骨床准备好之后，钻近端锚钉孔并放置锚钉（图 23-4C 和 D）。然后将缝合线穿过臀中肌并收紧，在髋关节外展 15°～20° 时将其固定。缝合线的放置应考虑最终的肌腱定位和线宽，通常距肌腱边缘 5～10mm。在肌腱缝合归位和近排缝合之后，放置远排锚钉，新的缝线增加肌腱对骨床的压力。类似的方法用于臀小肌撕裂；然而，由于臀小肌止点和关节囊附着点较小，可以最大限度地使用 1 个或 2 个锚钉[25]。

下肢外展 20°～30° 时检查肌腱修复的张力是否合适。需要时，进行臀部钝性松解，注意避开臀上神经。此外，阔筋膜可以通过 V–Y 技术延长。

术后，教育患者挂双拐在无重量或部分负重的情况下行走 6 周，避免髋关节主动外展；然后，加强髋关节外展肌力练习和积极的物理

治疗[22-25]。

经骨道缝合的直接开放式非增强修复是一种直接的技术；然而，据报道，生物力学不足和修复手术不及时，最终导致高达 25% 的失败率[26]。在一项回顾性研究中，18 名患者在全髋关节置换术后采用外侧入路开放修复外展肌撕裂，使用穿骨道缝合方式；在 38 个月的随访中，只有一半的患者跛行和疼痛有显著改善[24]。在其他使用锚钉治疗慢性外展肌撕裂的研究中也报道了高失败率。Davies 等报道了 16 例患者中 5 例失败，这些患者使用多个软组织锚钉植入大转子进行手术修复髋关节外展肌[27]。

十一、人工材料或同种异体移植直接开放增强修复

在臀肌的功能质量或解剖完整性受损的情况下，可以用人工材料或同种异体移植物增强肌腱。充分增强修复的先决条件是具有轻度脂肪浸润的功能性臀肌（Goutallier 等级＜ 2 级）[28]。

手术的标准体位、入路和肌腱断裂的评估如前所述。采用标准的穿骨或锚钉修复。在肌腱长度变短的情况下，可以使用稍近端的位置和单排技术以避免过度张力的修复。人工材料或同种异体移植物用于覆盖修复部位，确保近端肌腱、远端肌腱或骨床的健康。人们已经提出了不同类型的人工材料或同种异体移植物。

1. 合成韧带

在滑囊清理、髂胫束 Y 形松解、病变肌腱清理和大转子足印区骨质新鲜化之后，如果需要，将合成韧带的扁平部分缝合到臀中肌或臀小肌反折头的下表面。用合成韧带增强的臀中肌通过穿骨骨道和缝合锚钉重新连接[29]。Bucher 等[29] 报道了 22 例应用 LARS 韧带增强修复臀中肌和臀小肌撕裂 1 年的临床和功能

结果。所有患者以前都曾保守治疗失败。与术前相比，术后 12 个月，Oxford 髋关节评分、Short-Form 健康调查（SF-36）和视觉模拟疼痛量表都有显著改善。并发症发生率最低。所有患者至少在术后第 1 年随访时均感到满意。

2. 胶原补片

在使用穿骨骨道或锚钉修复外展肌撕裂后，可以使用连续的不可吸收缝线[30] 在修复处固定一个适当大小的不可吸收胶原补片。在远端固定有问题的病例中，可将补片部分固定在股外侧肌腱上，以增强机械完整性。

Fink 等[30] 评估了 30 例平均年龄 76 岁的臀中肌巨大撕裂患者的术后结果。患者使用改良的 Mason-Allen 技术进行固定，并使用不可吸收的胶原补片进行额外增强（Covidien，Trèvoux，France）。9 例为自发性臀肌撕裂，21 例为经臀入路髋关节置换术后出现的撕裂。术后平均 24 个月时，VAS、HHS 和臀中肌肌力均有显著改善，25 例患者四肢轻度或完全无跛行。肌肉脂肪变性程度大于 50% 与功能不佳有关。

3. 同种异体跟腱

在这项技术中，新鲜冷冻跟腱与附着的跟骨异体骨移植被使用。跟骨块大小为 2cm×1.5cm×（0.5～1）cm，用锯子将最近端边缘倾斜，使之与大转子沟槽相吻合，而大转子沟槽的轮廓与同种异体移植物[31] 的大小相匹配。

清理肌腱止点的纤维残余，新鲜化骨床以增加愈合。然后分离臀中肌和臀小肌，并形成它们之间的间隙以允许肌肉的向下平移。同种异体移植物的腱部穿过完整的臀中肌近端约 3cm 处，然后绕回自身。下肢最大外展后，采用加压技术将骨块放入大转子槽内，并在骨块和股骨近端周围放置 16 号钢丝或钢缆进行固定。不可吸收缝线将同种异体移植物的肌腱部

分固定在臀小肌和关节囊前，以及以类似的方式固定在臀中肌肌腱的完整区域[31]。髋关节外展支具（外展 10°，屈髋 30°）持续 6 周，部分负重。

Fehm 等报道了 7 例采用上述手术技术重建缺失外展肌患者的功能结果。在平均 24 个月的随访中，除 1 例患者外，所有患者 Harris 髋关节和疼痛评分均有显著改善。

十二、肌肉转位重建慢性终末期外展肌撕裂

这些是用于治疗显著肌腱功能不全或臀肌萎缩的慢性终末期外展肌撕裂的挽救技术。两种主要的手术技术包括臀大肌（gluteus maximus，GMax）[32-34] 或股外侧肌（vastus lateralis，VL）肌肉转位[35, 36]。

1. 臀大肌转位重建术

使用臀大肌前部代替缺陷的外展肌的原始技术由 L.Whiteside 提出并发展[32, 33]。Whiteside 推荐使用臀大肌前半部分单独或联合缝合阔筋膜张肌在股外侧肌下来处理天然髋关节的外展肌不足，臀大肌的后部也可用于治疗 THA 的不稳[32, 33]。Whiteside 应用上述方法治疗 5 例髋关节外展肌不可修复性撕裂患者，术后跛行和疼痛有明显改善；然而，这项研究没有报道功能评分和肌肉力量。Chandrasekaran 等描述了一种更简单的改良技术[34]，他们将臀大肌的前 1/3 和阔筋膜张肌的后 1/3 通过肌瓣转移到大转子，3 例不可修复的外展肌撕裂患者的疗效令人满意。

笔者对上述手术技术做了更直接的改良，描述如下。

侧卧位，沿股骨远端解剖轴，以大转子为中心做一个 12～15cm 长的切口，稍向后侧近端倾斜。随着皮下组织的剥离和回缩，显露出

臀大肌和阔筋膜的联合腱膜。从阔筋膜前方锐性分离包括臀大肌前 1/3 的三角肌瓣，后方与臀大肌肌纤维一致；肌瓣延至 12~15cm，大致到肌肉长度的一半（图 23-5）。

臀大肌重建止点足印区的骨床，使用圆形磨头磨除皮质骨，显露松质骨以促进肌瓣愈合。对于全髋关节置换患者，在足印区的前后边缘打了 6 个直径为 1.8mm 的钻孔。粗大的不可吸收缝线由内 - 外 - 内方向穿过孔洞，然后穿过收紧的臀大肌瓣，在髋关节外展 15°~20° 时将肌瓣转位到大转子上。当没有髋关节植入物存在时，尽量不要干扰股骨头的血管供应，在足迹区的前缘和后缘使用 3 个双负载高强度缝合线的 2.6mm 生物复合螺旋锚钉，以转位和打结固定肌瓣到大转子（图 23-6 和图 23-7）。

一旦下肢回到中立位置，就可以在肌瓣上做馅饼皮式切口以获得适当的张力。最后，将股外侧肌的上部略微移动，并用可吸收缝线缝合在臀大肌瓣的远端，以形成联合肌瓣（图 23-8）。术后前 8 周内，挂双拐部分负重，8 周内不允许主动外展。术后 2 个月开始物理治疗。

笔者回顾性分析了 38 例平均年龄为 70.2 岁的患者，这些患者采用上述方法治疗慢性外展肌功能不全。所有患者均有 Trendelenburg 征，外展肌力受损（肌力≤ 4 级），肌肉脂肪变性（Goutallier 等级≥ 3 级）。10 例原生髋关节，6 例初次 THA，22 例翻修 THA。与术前相比，平均 VAS、HHS 和中位外展肌力量显著改善。在术后 12 个月时，2/3 的患者的 Trendelenburg 征为阴性。没有严重并发症的报道。

2. 股外侧肌瓣重建术

这是另一种治疗不可逆的慢性终末期外展肌撕裂的挽救技术 [35, 36]。在整个大腿外侧切口后，将髂胫束纵行切开。一旦股直肌和股外侧肌之间的间隙形成，就要准备整个股外侧肌，注意不要损伤肌肉的神经血管蒂。肌肉从近端到远端仔细分离。必须仔细解剖股外侧肌和下

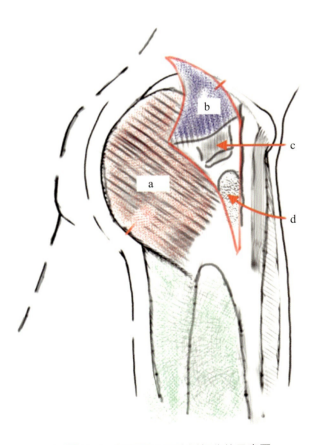

▲ 图 23-5　臀部和大腿外侧部分的示意图
臀大肌（a）前 1/3 的三角瓣（b）被提起，显露出臀中肌（c）和大转子的撕裂（d）

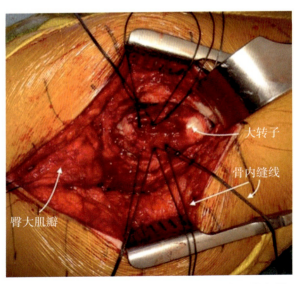

▲ 图 23-6　术中图片显示已准备好的大转子足印区，缝合位置和提起的臀大肌瓣

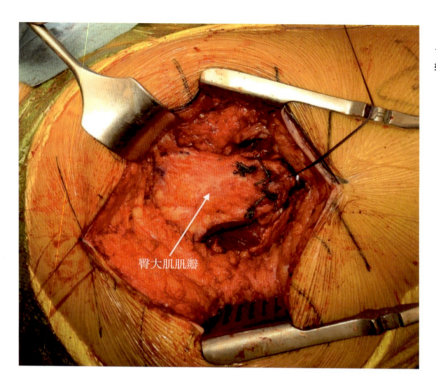

◀ 图 23-7　术中图片显示缝合在大转子足印区的臀大肌瓣

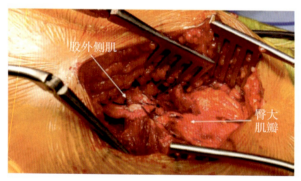

▲ 图 23-8　术中照片显示游离的股外侧肌覆盖在转位的红色臀大肌下部

面的股中间肌之间的平面，并且必须保留对股中间肌的神经供应。一旦股外侧肌进入股四头肌腱的部分被分开，肌肉就游离了，神经血管蒂跟随股神经，但会留下周围的脂肪组织保护

它。将下肢外展约 30°，并将股外侧肌近端缝合至外展肌的残留部分，并用穿骨缝合到股骨近端和外侧肌间隔[35]。患者术后需要使用 6 周矫形器，然后允许完全负重和外展肌锻炼。

在由 11 例患者的小样本中，2 年随访时显示股外侧肌转位患者的功能评分、疼痛和力量有中度改善[35]。该方法的优点包括髋关节屈曲的部分限制，分离的神经血管蒂和在与髋关节外展肌相同的步态周期中激活股外侧肌。然而，手术过程复杂，股四头肌力量下降以及由于神经血管束过度拉伸引起的潜在神经血管损伤是主要缺点[35, 36]。

针对外展肌腱撕裂的治疗流程如图 23-9 所示。

要点与技巧

止点重建

- 不要止点缝合神经系统不完整或脂肪浸润过多的臀肌（Goutallier 等级 > 2 级）。
- 侧卧位是首选。
- 建议采用标准切口了解肌腱的病变。

- 当术中乍一看断裂不明显时，在臀肌的肌腱止点注射盐水，或劈开臀中肌以进入肌腱的下表面，并评估断裂的程度。在切开肌肉之前，将缝合线缝在相对应的肌腱两侧，以帮助解剖修复。
- 在肌腱病严重的情况下避免过度清创，以保持最大肌腱长度和宽度。
- 不要去除大转子骨床区域过多的骨质，以避免微小骨折和锚钉孔附近的骨质变弱。
- 对于自身（非置换）髋关节，使用锚钉代替骨道，以免干扰股骨头的血供。
- 在大转子外侧面应用 4 对垂直于足印区长轴的骨道，治疗臀中肌完全断裂。
- 斜向股骨长轴，在大转子前结节处额外做 1 对骨道缝合臀小肌撕裂。
- 使用粗大的不可吸收缝线。
- 将 2～3 个近排锚钉放置在近排，另外 2 个放置在远端以用于双排效应。
- 在下肢外展 20°～30° 时检查修复的张力。
- 进行臀部钝性松解术时要注意避免臀上神经或阔筋膜损伤。
- 术后 6 周避免完全负重和主动髋关节外展。

肌肉转位

- 肌肉转位治疗慢性终末期外展肌撕裂伴明显肌腱功能不全或臀肌萎缩。
- 一般认为臀大肌转位不如股外侧肌转位复杂。
- 笔者首选的臀大肌技术。
  - 侧卧位。
  - 沿股骨远端解剖轴，以大转子为中心做一个 12～15cm 长的切口，稍向后侧近端倾斜。
  - 臀大肌瓣不要超过臀大肌的一半（12～15cm）。
  - 股外侧肌的游离不要超过 4cm，以免危及肌肉的神经支配。
  - 对于自然（非置换）髋关节，使用锚钉代替骨道，以免干扰股骨头的血供。
  - 应用"馅饼皮"技术处理肌瓣，以达到下肢中立位时肌瓣的合适张力。
  - 尝试形成一个臀大肌和股外侧肌联合皮瓣。

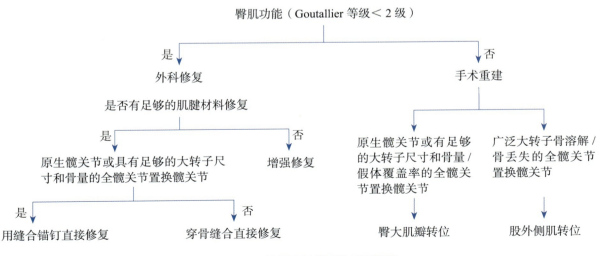

▲ 图 23-9　外展肌腱撕裂治疗流程图

第 24 章　开放性内收肌腱切断术
Open Adductor Tenotomy

C. Aletto　N. Maffulli　著

刘　阳　译

一、流行病学

慢性长收肌腱病（chronic adductor longus tendinopathy，CALT）在运动员中非常常见，在 22—30 岁年龄段的所有运动相关疾病中，其发病率高达 10%[1]。CALT 通常与过度使用下肢近端肌肉和腹部肌肉的运动有关[2]，如足球、跨栏、滑雪、曲棍球和橄榄球[3, 4]。在足球中，CALT 的发生率在所有时间损失性损伤中的比例在 10%～18%[5]。男性运动员比女性运动员发生率更高[6, 7]。有一些内在危险因素和外在危险因素导致运动员易患内收肌止点肌腱病。与运动员直接相关的主要内在因素是肌肉损伤的内收肌与腹肌之间的力量不平衡。与运动员没有直接关系的主要外在因素是不正确或不充分的运动训练、不利的运动场条件及不合适的鞋类[8]。

二、解剖学

所有的内收肌（不包括缝匠肌）都起源于靠近闭孔内肌的耻骨弓近端。长收肌通过肌腱纤维（40%）前部附着在耻骨上，后部通过肌肉纤维（60%）附着在耻骨上；它的止点在股骨嵴。短收肌和大收肌位于长收肌的深处，近端附着点基本上是肌肉。短收肌止于股骨嵴的上部，而大收肌止于股骨内侧髁上的内收肌结节和股骨嵴的内侧边缘。股薄肌是内收肌群最内侧的肌肉，在耻骨联合前缘和耻骨下支的内侧 1/3 处与短收肌和长收肌相连；它与缝匠肌和半腱肌形成鹅足。缝匠肌起源于髂骨切迹的上半部分，而耻骨肌更靠近耻骨嵴的近端附着在耻骨结节的上外侧，并插入股骨的后表面，从小转子到股骨嵴[9, 10]。

三、病理生理学

内收肌腱病的起因并不容易确定，尤其当它是慢性病程时[11-14]。在肌腱损伤的力学理论中，肌腱组织的"超负荷"是病变过程的核心。肌腱可能无法对超负荷、反复和长时间的压力做出充分反应，因此肌腱内可能会发生微观创伤[15]。这种重复的微创伤最终会导致细胞和基质发生变化，改变机械特性，并可能出现症状。尽管超负荷对肌腱的影响是有害的，但未对肌腱施加负荷也被认为是导致肌腱病的原因。肌腱病的血管理论表明，肌腱通常血液供应不足，并且它们在特定区域特别容易损害血管。神经理论表明一些介质（如 P 物质和降钙素基因相关肽）与肌腱病有关[16-19]。

内收肌腱病（adductor tendinopathy，AT）的发病机制包括迅速地加速或减速、踢腿和改变方向引起的腹部和内收肌腱的扭转和牵引[20, 21]。最大的拉伸负荷会导致肌腱缺血，缺血再灌注会产生氧自由基，从而可能导致肌腱损伤[22, 23]。一般来说，内收肌功能障碍发生在内收肌撕裂之后，这造成了急性疼痛[24]。肌腱炎可以从急性炎症性损伤发展为具有结缔组织慢性退行性改变的退行性过程（肌腱变性）。纤维化和钙化与生理愈合过程的失败相一致，导致尝试修复功能的低效循环[25, 26]。此外，组织的生物力学特性会因附着点和联合的组织学异常、硬化和不规则而改变[3, 27]。AT 通常会产生腹股沟疼痛，但有时疼痛会放射到腹部，原因是长收肌的深部仅通过肌腱纤维附着在耻骨结节上，而长收肌和腹直肌通过一个共同的鞘连续附着。这种常见的腱膜与耻骨联合的下方囊和纤维软骨盘结合在一起。这些解剖学发现证明了为什么疼痛可以从受累结构放射并向近端扩散到腹部或向远端扩散到大腿[28, 29]（图 24-1）。

四、临床表现

许多运动员提供给临床医生的病史是单侧

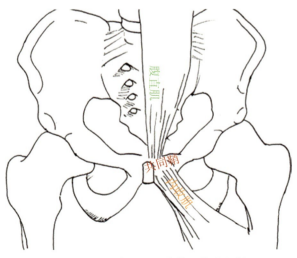

▲ 图 24-1 腹直肌和内收肌的共同鞘

腹股沟疼痛，可能是急性或慢性的，局部压痛和虚弱。患者可能会给出该区域单一创伤事件或重复微创伤的病史。腹股沟疼痛发生在内收肌的近端部分，并可向腿部远端放射。它随旋转、切割和滑冰等活动而增加。此外，代偿机制可能导致症状扩展到腹直肌止点和（或）对侧腹股沟。活动后疼痛加重，次日有压痛[30]。

疼痛的严重程度可以根据 Puffer 和 Zacha-zewski 的功能分类进行评分。这种分类包括四个阶段。

- I 期：仅在体力活动后出现疼痛。
- II 期：体力活动时疼痛，表现没有任何限制。
- III 期：体力活动时疼痛，表现受限。
- IV 期：慢性和持续性疼痛[31]。

在急性病例（I 期和 II 期）中，患者报告腹股沟区域非常剧烈的疼痛，就像用刀意外刺伤，以及出现局部出血。受伤后几天，大腿上 1/3 内侧逐渐出现肿胀和血肿，患者报告局部压痛和收缩髋内收肌困难。完全肌肉撕裂（III 期）拉伤发生在位于股骨止点的远端肌腱连接处。在慢性病例中，症状是更加多方面和非典型的。疼痛可能或多或少是扩散性的，局限于长收肌腱区域。随着时间的推移，疼痛可沿大腿内侧向远端放射或向近端腹直肌放射。然而，症状可能是模糊和弥漫的。

功能缺陷会导致不同运动任务的严重损害，如跑步时的扭转和踢腿动作，并导致体育活动的中止[5, 32]。

五、临床诊断

一个完整的临床检查很有必要。应首先对患者进行站立检查，以评估四肢的构造（膝轴和髌骨方向）和潜在的腹股沟疝或运动疝。从背部观察对于评估骨盆、肩部的对称性、躯干的不对称性和髂后上棘的对称性很重要。此外，还对脚的姿态、后足和前足进行了评估。随后，应在腰骶椎的所有位面上进行活动，排除脊柱侧弯。应进行脊柱弯曲、骨盆旋转以及髋部和膝部姿势的横向检查。事实上，许多患有内收肌腱病综合征的患者存在腰椎前凸过度伴骨盆前倾[8]。应将患者仰卧以评估髋关节的运动和髋部肌肉的功能。应进行膝伸肌、膝屈肌和腹肌的抵抗性收缩。如果长收肌受伤，则在髋部完全外展时抵抗腿内收和被动拉伸会引起疼痛[33]。必须进行双侧评估。具体测试显示伸展损伤（Thomas 测试）、后链损伤（FABER 测试）和骶髂关节损伤（Gaenslen 测试）。

触诊耻骨结节上的长收肌附着点（单侧或双侧）及肌肉的抗阻力收缩会加剧疼痛[3, 24]。

如果三个测试结果为阳性，则可以可靠地做出 AT 的临床诊断：长收肌起源处的压痛，内收肌被动拉伸时的疼痛，以及大腿抵抗阻力内收时的疼痛[34]。

六、影像评估

AT 的临床诊断可以通过先进的成像来确认，以明确排除许多其他可能导致腹股沟疼痛的解剖结构[35]。在髋关节的 X 线片上，患者表现正常，没有股骨髋臼撞击、骨折、撕脱伤或钙化的证据。需要评估髋部、骨盆和肌腱插入区域的对称性，评估关节病、骨折或溶骨性病变等病变。站立位骨盆前后位 X 线检查有助于揭示髋关节骨关节炎、硬化和耻骨联合的重塑。使用超声检查时，患者仰卧，大腿外展 30°、外旋，膝关节屈曲，用线性传感器进行检查。获得纵向和轴向图像，然后与对侧面进行比较。应评估厚度和轮廓，如果正常的回声结构可以被低回声变化取代，这是肿胀的迹象。最具体的迹象是无回声的腱膜内撕裂，在组织良好的

纤维组织内出现纤维不连续[36]。血管也被认为是肌腱疾病的重要因素，多普勒信号的增加与炎症和新生血管有关。动态评估排除部分撕裂。MRI 提供出色的软组织对比度，具有多平面能力，没有电离辐射，并且对小损伤敏感。除了耻骨骨炎和髂腰肌拉伤 / 滑囊炎，MRI 排除关节内髋关节疾病，如盂唇撕裂和软骨损伤。正常肌腱的 MRI 在所有脉冲序列上显示低信号强度，而肌腱病变肌腱正常或扩大并具有高信号[37]。异常肌腱退化和微撕裂是相关的，因为它们通常并存。也有水肿从肌腱连接处沿着肌束延伸。二度肌肉拉伤会在肌腱连接处出现血肿，并伴有肌束附近的液体增多。三度拉伤表现出肌腱结构的完全破坏[38]。在躯体病变中，MRI 会显示长收肌联合腱、骨膜炎和邻近骨髓水肿区域的信号异常增加[27]。CT 可以更好地显示肌腱止点处的钙化肌腱病或骨异常[39]。

七、鉴别诊断

许多情况下可能会出现类似于内收肌损伤的症状[4]。长收肌损伤占腹股沟损伤的 62%[40]。在运动员中，实际上涉及内收肌病理的腹股沟疼痛可以以各种形式出现，如肌肉拉伤、肌腱病、附着点病、腱围炎，或者几种兼有[28]。肌肉劳损、肌腱劳损和肌腱病失调患者对康复治疗反应良好，而肌腱 – 骨膜连接处的微撕裂和肌腱病变通常会发展为长期的慢性腹股沟疼痛[27]。慢性腹股沟疼痛的鉴别诊断包括耻骨骨炎、运动疝和股骨髋臼撞击症。耻骨骨炎（或"运动员的疝气"）是耻骨联合的退化，触诊联合有压痛，两侧半骨盆不稳定。运动性疝、腹股沟疝或股疝的诊断包括腹外斜腱膜撕裂、联合肌腱撕裂，以及联合肌腱和腹股沟韧带之间的开裂的任何组合形式[41]。腹股沟疼痛的其他潜在原因是股四边肌和闭孔外肌撕裂、髋关节

疾病，如股骨髋臼撞击症[42]、软骨损伤和盂唇撕裂；神经卡压，涉及髂腹股沟神经、髂腹下神经或生殖股神经；髂腰肌拉伤/滑囊炎；压力；撕脱性骨折[3]。腰椎间盘或小关节异常可能导致骨盆或腹股沟的症状。髂腹股沟神经或生殖股神经根的症状可能由滑动或股骨周围神经拉伸试验激发[43]。此外，腰椎小关节的刺激可引起从 $L_{2\sim5}$ 分布区的疼痛[44]。滑囊炎是在直接钝器创伤后或摩擦综合征继发的慢性刺激的结果，可导致许多运动员的腹股沟疼痛。腹股沟疼痛可能是由刺激髂胫束和大转子之间的滑囊、臀小肌下、臀中肌和臀大肌滑囊及髂腰肌滑囊引起的[45, 46]。在某些情况下，腹股沟疼痛可能由泌尿生殖系统疾病引起，如前列腺炎、精索静脉曲张、附睾炎、积水和输卵管炎[47]。

八、治疗

持续性疼痛的非手术治疗包括休息、冰敷、药物治疗和物理治疗。当保守治疗对疼痛无效时，内收肌源的局部类固醇注射和葡萄糖增生疗法被提出了[48, 49]。在 1 年的随访中，局部类固醇注射在患有内收肌腱病的非竞技运动员和竞技运动员中分别只有 68% 和 33% 有效[27, 34]。另外，多次注射 12.5% 的葡萄糖和 0.5% 的利多卡因可使约 90% 腹股沟疼痛的精英运动员重返运动场[48, 49]。

在超声引导下的富血小板血浆注射（platelet-rich plasma，PRP）可通过增强愈合趋势来加速康复，并且与任何特定风险无关[50-55]。

激光疗法（脉冲 Nd:YAG 激光）、透热疗法或抗电容系统热疗法、体外冲击波疗法都可以促进肌腱再生。

在急性发病期，康复措施包括伸展运动、姿势平衡技巧，以及必要时进行整体姿势纠正。本体感觉矫形鞋垫可以通过改变肌肉活动的强度和水平来改善协调性和关节稳定性。解压按摩疗法可以帮助放松紧绷的肌肉，增加局部循环，减轻疼痛。在早期阶段，物理治疗包括腹肌和内收肌的等距强化。在所有康复阶段，神经肌肉贴布有助于促进肌肉放松，并保护肌肉肌腱单元免受过度拉伸。在亚急性期，通过心血管修复以及离心和向心运动来增强肌肉力量。在顽固和慢性病例中，横向摩擦按摩通过增加微循环和减少胶原交联来促进最佳胶原愈合。使用瑞士球进行的核心稳定性练习有助于增强腹部、内收肌和腰部肌肉的背景和协同作用[56, 57]。最后，跑步逐渐被重新引入。在康复的恢复运动阶段，增加速度的有氧跑步与短但高强度的无氧训练相关，引入伸展和重复练习，随后建议冲刺和跳跃练习。同时，运动员再次开始带球练习，以恢复特定运动动作的神经运动信息。姿势性、离心强化和增肌锻炼对恢复运动阶段保持良好的后链和内收肌的伸展以及主动肌群和拮抗肌群之间的良好平衡非常重要[55, 56]。

如果至少 3 个月的保守措施失败，则可提出手术干预。对非手术治疗和局部类固醇注射无效的慢性内收肌腱病的外科治疗包括长收肌腱切开术[40, 58, 59]。在此过程中，在内收长肌腱的突出部分上做一个大约 3cm 的小皮肤切口。剥离覆盖层后，切除长收肌腱部分。从长远来看，这不会影响功能[36]。

Schilders 等报道了针对一组专业足球和橄榄球运动员长期存在的与内收肌相关的腹股沟疼痛的选择性长收肌部分松解术。该手术在全身麻醉和抗生素预防下进行。患者的体位为蛙腿式。在阴囊下方做一个横向切口。切开长收肌筋膜以识别肌腱，并在离起点 2～4cm 处做一个横向切口。因此，该手术涉及部分肌腱切开术，仅在表面纤维上进行，这些纤维承受相对较大的拉伸载荷。术后 2 天拆除压缩绷带，换上压缩紧身衣，建议运动员在恢复运动前一直穿着。术后 2 天，患者遵循标准康复计划，并进行闭链内收肌强化锻炼计划。7～10 天后开始直线慢跑。当闭链内收肌强化练习可以无痛进行时，开链内收肌强化练习就可以开始了[60]。

Maffulli 等提出了一种包括双侧长收肌腱切开术的手术方式，尽管只存在单侧症状，可以防止由于剩余完整的内收肌的无对抗动作造成骨盆不平衡[61, 62]。手术过程在全身麻醉下进行。预

防性 2g 头孢唑啉在诱导时静脉注射。患者仰卧，髋关节弯曲至 90°，并最大限度地外展，使长收肌腱处于张力下。在腹股沟区域进行 2cm 的横向切口，并在距耻骨长收肌起点远侧约 1cm 处进行完整的肌腱切开术。在需要时进行准确的止血以避免形成血液聚集。在手术结束时，皮下组织和皮肤切口用可吸收缝线缝合（图 24-2）。

如果不采用术前感染控制程序，就像在所

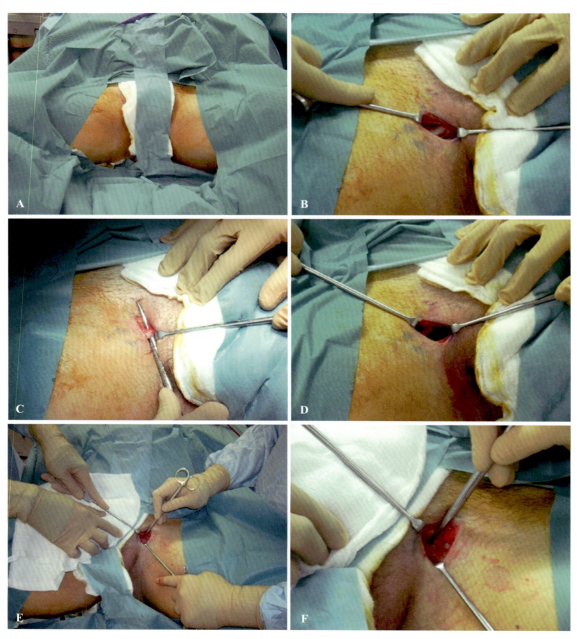

▲ 图 24-2 双侧手术入路

有手术程序中一样，长收肌腱切开术可能会因感染而复杂化（图 24-3）。

术后，患者接受理疗师辅助的康复计划。第 1 周包括每天 2 次、每次 10min 的定期冰敷。在第 2 周，在可以耐受的情况下，温和地将内收肌拉伸至紧绷。第 3～6 周，逐渐增加内收肌阻力训练，并逐步重新引入步行、慢跑和敏捷性训练。在第 8 周之前不要尝试踢腿和短跑，在第 10 周时引入竞技训练，并且不建议在第 16 周之前进行竞技运动[34]。

另一种需要考虑的治疗方法是组织内经皮电解（EPI®）。这是一种超声引导的微创技术，这使得它有可能通过电化学消融的电解作用降解病变组织，并形成可以诱导愈合的局部炎症过程[63]。EPI® 治疗与主动理疗相结合可能更有效[64]。然而，缺乏对这种技术的长期独立研究。

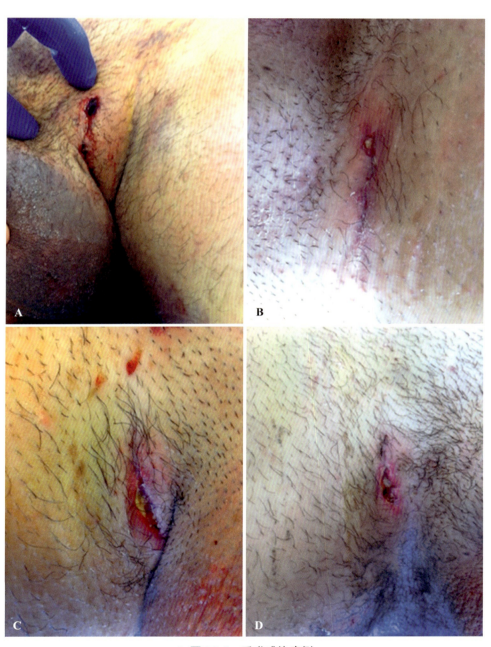

▲ 图 24-3　手术感染病例

要点与技巧

- 涉及长收肌的慢性内收肌腱病变。
- 运动员长收肌腱病的临床表现与单侧慢性腹股沟疼痛史。
- 临床诊断可通过以下三项检查确定：长收肌起始处的压痛、内收肌被动拉伸时的疼痛、股内收肌抵抗阻力时的疼痛。
- 超声检查是首选的影像学检查方式，如果仍有疑问，可进行 MRI 检查。
- 对持续性疼痛的非手术治疗包括休息、冰敷、药物、物理治疗，当疼痛难治时，局部注射类固醇或葡萄糖促进治疗。
- 保守措施失败至少 3 个月后，可建议手术干预（单侧或双侧长收肌腱切断术）。
- 手术在全身麻醉下进行，患者仰卧，髋关节屈曲至 90° 并最大限度地外展，在腹股沟区域进行 2cm 的横向切口，并在距长收肌起点约 1cm 处进行完整的肌腱切断术。
- 术后，患者接受物理治疗康复计划。
- 手术失败的最常见原因是试图过早地恢复运动。

九、结论

　　CALT 在运动中很常见，并伴有非特异性症状，即腹股沟疼痛。临床诊断（病史、症状学、体格检查）后进行仔细的影像学检查，对于尽早发现 CALT 并实施早期管理非常有帮助。后者可能包括保守治疗，如果难治，则采用部分或完全肌腱切断术的手术治疗。手术方法可能包括双侧肌腱切开术，以防止骨盆不平衡。早期治疗可降低失去训练或工作日的风险，以确保恢复体育活动。

第 25 章　腰肌腱切断术
Psoas Tenotomy

Octavian Andronic　Vikas Khanduja　著

刘　阳　译

一、解剖学

髂腰肌由髂肌、腰大肌和髂囊肌组成[1]。前两块肌肉在腹股沟韧带水平结合形成具有共同筋膜的髂腰肌。髂囊肌是一个深部肌肉束，始于髋关节前囊上的髂前下棘。常见的止点呈倒泪珠状，占据小转子的整个后表面并延伸至股骨干。髂腰肌止点的上缘与髋关节囊的最下方止点紧密相关[2]。

解剖变异主要是由于髂腰肌多个止点形成的。在一系列因非关节成形术髂腰肌撞击而接受内镜松解术的患者中，高达 17.8% 的病例出现了这种状况[3]。因此，会有手术松解不完全情况的发生，并可能导致症状持续存在[4-6]。

二、病理生理学

在两个完全不同的患者群体中，有两种主要的髂腰肌撞击机制。在那些接受了全髋关节置换术的患者中，髂腰肌可以紧靠前部过大的关节窝（图 25-1）。

另外，非关节成形术髂腰肌撞击通常发生在运动员或舞者身上，当髋部从弯曲和外旋位置移动到伸展和内旋位置时，髂腰肌会产生疼痛和可听见的咔嗒声。这种咔嗒声背后的机制是髂腰肌腱在该特定位置紧靠股骨头或髂耻隆起。这也可能导致相邻盂唇上肌腱连接处的重复机械邻接（图 25-2），更具体地说，是在右髋臼部的 3 点钟位置和左髋臼的 9 点钟位置导致盂唇病变[7-9]。

三、临床表现

这些患者的临床检查可能会发现一系列阳性结果：前方关节线髂腰肌肌腱的局灶性压痛和 THA 相关病理引起的髋关节屈曲受阻疼痛，或因运动相关状况引起 C 征阳性，FADIR/ 髋关节撞击试验阳性和 FABER/Patrick 测试阳性。然而，这些测试都不是专门针对髂腰肌病理的，因为它们也存在于许多其他髋关节疾病中[10]。

慢性腹股沟疼痛的评估需要非常彻底的方法和准确的临床判断。髋关节病理是导致腹股沟疼痛的最常见临床病变（55.98%），再进一步也包括股骨髋臼撞击（40%）、盂唇撕裂（33%）和骨关节炎（24%）[11]。

然而，一项包括 4655 名受试者的研究揭示了仅在运动员人群中的不同分布：股骨髋臼撞击症（32%）、运动性耻骨痛（24%）、内收肌相关病理（12%）、腹股沟炎（10%）和盂唇病理（5%）[12]。

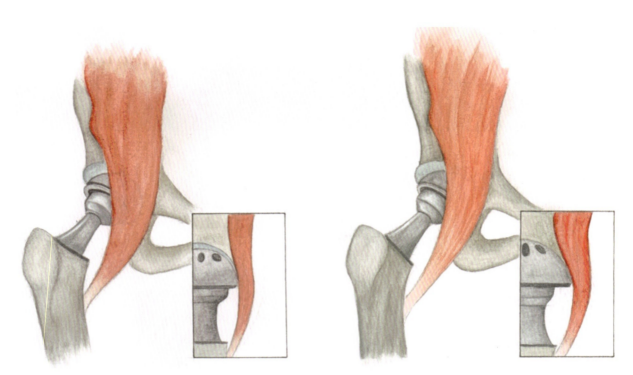

▲ 图 25-1　髂腰肌紧靠大的假体髋臼部件

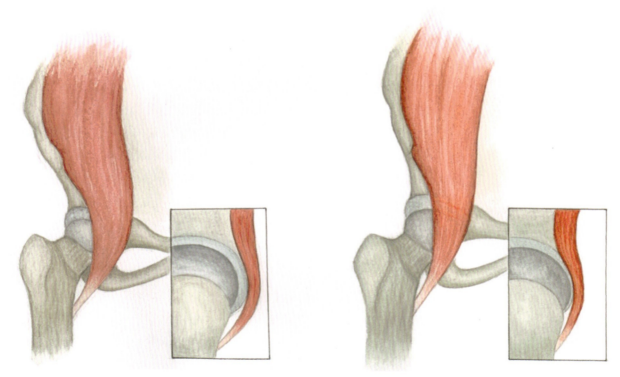

▲ 图 25-2　髂腰肌在 3 点钟位置摩擦前盂唇

普通人群和运动员之间的这种对比表明了详细病史和综合性临床检查的重要性，以确保能够区分重叠的病因[13-15]。

区分啪啪声与有痛感的啪啪声也很重要，因为仅有啪啪声不是病理性的。啪啪响或咔嗒声很常见，在高达 40% 的患者中发生，没有任何相关的疼痛[16]。

四、调查

（一）X 线摄影和 CT

这些测试有助于诊断与关节成形术相关的髂腰肌撞击，也有助于揭示非关节成形术髂腰肌撞击的覆盖不足或边缘发育不良。一般来说，髋臼假体在真正的交叉台侧位 X 线摄影和髋部 CT 扫描中很突出[17]。此外，没有发现其他可以解释症状的感染或组件松动的证据。

（二）超声检查

超声检查是一种成功显示髂腰肌腱的无创方式[18]。这允许对远端髂腰肌复合体进行纵向评估，即从髋关节到小转子[39]。动态超声检查已有论述，并且可以实现实时观察，因为可以看到肌腱在髂耻隆起处折断。尽管数据有限且无法获得最终的特异性和敏感性，但还是可以观察到有希望的结果，因为有时可以识别出肌腱分叉或肌腹直径增加以及潜在的盂唇囊肿[18]。

除了诊断外，该技术还具有治疗潜力[19]。在一项临床假定为髂腰肌撞击的研究中，64% 的患者在超声引导下注射后立即得到缓解，而44% 的患者继续保持无痛长达 1 年[20]。

（三）磁共振成像

非关节成形术髂腰肌撞击可能导致右侧髋关节 3 点钟位置和左侧 9 点钟位置的局部盂唇撕裂，这可以在 MRI 扫描中最终确定[8]。

（四）诊断性关节内注射

非关节成形术髂腰肌撞击的诊断可能具有挑战性。通常伴有关节内病变或 FAI，可导致患者出现症状。在这些病例中，关节内诊断性髋关节注射非常有帮助[21]。无论严重程度如何，有软骨损伤的患者都比没有软骨损伤的患者从关节内注射中获得更大的缓解[22]。此外，该诊断（治疗）对于区分关节内病变和关节外病变非常有用。非关节成形术髂腰肌撞击患者的阴性测试可以排除关节内原因，并表明病变主要存在于髂腰肌腱本身。

五、保守治疗

保守治疗可能并不总是对与关节成形术相关的髂腰肌撞击的患者有帮助，因为主要问题是髋臼组件边缘的机械悬垂和髂腰肌腱的刺激。Chalmers 等[23] 已将髋臼边缘突出 8mm 作为一个决定点，以决定非手术治疗是否有帮助。然而，对于非关节成形术髂腰肌撞击的患者，保守治疗对获得积极结果有很大帮助。Laible 等[24] 采用了保守的治疗方案，即针对特定活动的休息、口服非甾体抗炎药、综合体育锻炼（渐进式髂腰肌强化、骨盆活动、抗前凸运动），并在 100% 的患者中实现了症状的完全缓解[24]。其他保守方案已显示出在关节成形术相关[25] 和非关节成形术相关髂腰肌撞击中仅部分缓解的证据[26, 27]。据我们所知，目前还没有已经证实有效的可以对所有人群进行的标准化理疗方案。

六、手术治疗

如果保守治疗失败，则应对患者进行手术治疗。手术治疗涉及髂腰肌腱的松解或部分延长，现在可以通过关节镜进行，而不是标准的开放治疗技术[28, 29]。关节镜松解可以在不同的解剖层面进行（表25-1）[30]。在随后的2年里，盂唇层面的松解能够在高达77%（Nelson）[29]或82%（El Bitar）[28]的病例中实现疼痛缓解。在盂唇层面切除45%的肌腱-肌腹复合体就足以松解整个肌腱部分[9]。这似乎是比在小转子层面松解髂腰肌更好的选择[30]。

表25-1 不同解剖层面下的髂腰肌组成

解剖层面	肌腹周长（mm）	肌腱周长（mm）	MTU组成（百分比）
盂唇	41	27	60% 肌腹 40% 肌腱
关节囊	27	31	47% 肌腹 53% 肌腱
小转子（小粗隆）	19	27	40% 肌腹 60% 肌腱

MTU. 肌腱单位

生物力学研究[31]还表明了AIIS减压后髂腰肌偏移得到改善的证据。如果切除小于10mm，这项技术可以改善髂腰肌运动，同时保持股直肌足迹的完整性[31]。部分延长的后续技术已有论述，但缺乏关于长期疗效的研究报道[32]。

我们将在下文中描述资深作者首选的技术。

（一）手术技术

在获得同意后，使用全身麻醉剂对患者进行麻醉，并使用Smith & Nephew侧向牵引器将患者置于侧卧位。使用图像增强器进行牵引试验，以确保关节可以被牵拉开，然后放松牵引，并为患者准备好不含酒精的碘伏，并铺上透明的铺巾。

然后在图像增强器（Ⅱ）控制下牵开髋关节，对腿施加牵引力，直到在Ⅱ上看到抽吸效果，然后将17G针引入关节以平衡髋部压力与大气压力。在此之后，关节很容易被牵拉开，并注入40ml生理盐水以进一步扩张关节。在这

个阶段，髋臼盂唇的轮廓清晰可见，可作为针头和进一步的入路放置的指引。现在重新插入针头以避免刺穿盂唇。此时应小心，因为不正确的针轨迹可能会刺穿盂唇。然后通过针引入导丝，并在导丝上建立前外侧入路。70°关节镜用于中央隔室的观察。然后在直视下建立第二个改良的远侧和前侧进入路径。流体管理系统对于获得良好的髋关节视图至关重要。对于目前的系统，需要高达70mmHg的压力才能获得中央隔间的良好视野，而需要大约50mmHg的压力才能查看关节的外周部分。

开始一轮诊断，以观察整个盂唇、圆韧带、髋臼的关节面，以及所有已识别的病理。然后根据需要和所有确定的病理进行入路间关节囊切开术。切开后，可以看到包括充血或肉眼可见的肌腱变性的髂腰肌撞击的关节镜征象，或者右髋3点钟位置的盂唇撕裂。一旦确认，在直视下中央间室盂唇平面用关节囊切割刀进行髂腰肌肌腱的部分延长。在此阶段应注意松解不要超过肌腱，尤其是当髂腰肌的红色纤维可见时，以避免任何神经血管损伤（图25-3）。在此之后，对AIIS进行评估，如果有任何撞击迹象，在直视下用4mm磨钻对AIIS进行打磨，以便更好地移动髂腰肌。然后使用锚钉处理和修复盂唇撕裂，或必要时清创。然后，放松牵引，凸轮撞击损伤通过外周间室处理。骨软骨成形术在直视下进行，并在手术台上进行动态撞击测试以确保没有残留撞击。使用射频探头实现止血，取出关节镜和器械，将所有残留液体从关节中吸出。使用3-0尼龙丝线闭合皮肤，并在入口部位使用40ml 0.25%奇罗卡因以缓解术后疼痛。施加压力敷料。

（二）并发症和术后康复

尽管部分延长术仍然是一种成功的手术，但也存在与之相关的并发症。最常报道的是神

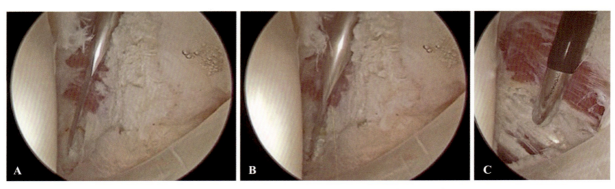

▲ 图 25-3　通过盂唇层的中央间室进行关节镜下腱切断术

经血管损伤 [33-35]、髋关节半脱位或脱位 [36]、腹腔内液体外渗 [37, 38]。还有罕见的并发症报道，如异位骨化或旋股动脉假性动脉瘤 [39]。所有这些都与髋关节镜检查有关，其总体并发症发生率为 3.3% [40]。晚期常见表现为肌肉萎缩和髋关节屈曲强度下降，这些可以通过康复训练恢复 [41, 42]。

　　尽快开始使用拐杖进行术后活动，并在可以耐受的情况下允许负重。手术后立即开始在零阻力健身车的帮助下进行主动髋关节屈伸活动。患者在病房与一位具有髋关节手术专业知识的物理治疗师一起开始康复计划，每周一次，持续 6 周，然后每 2 周一次，总共 16 周。髂腰肌伸展是康复计划的主要部分。

要点与技巧

- 在开始治疗之前确认髂腰肌撞击超声。
- 始终首先在非关节成形术撞击中开始理疗计划，因为大多数患者将从该计划中受益。
- 术中确认髂腰肌充血和盂唇病理。
- 使用经关节囊入路到达髂骨的肌肉纤维停止松解髂腰肌，避免对血管造成任何伤害。
- 注意腹腔内外渗，这是此手术后的严重并发症。

第 26 章　腘绳肌腱近端修复／止点重建术：开放手术技术

Proximal Hamstring Repair/Reinsertion: Open Surgery Technique

Lasse Lempainen　Jussi Kosola　Sakari Orava　著

戚贝杰　陈疾忤　译

一、概述

腘绳肌腱损伤可发生于各种体育活动中，但在普通人群中也很常见，如跌倒时。这种损伤可能导致伤者严重的功能受限，以及长时间的无法重返运动[1]。有些腘绳肌腱损伤需要手术治疗才能达到最佳的康复状态[2]。相关文献已经介绍了各种开放手术技术[3-9]。近端腘绳肌腱断裂修复术的目的是恢复损伤部位的解剖结构，使运动员迅速康复并安全地重返运动场，并且复发率很低。如果没接受适当的治疗，近端腘绳肌腱断裂可能导致腘绳肌功能和力量的永久性丧失，并且还会导致慢性疼痛[1, 10]。

二、手术指征

大多数腘绳肌腱损伤为牵拉伤，其保守治疗效果良好。然而，有些情况应该在急性期就手术，有些经过保守治疗疗效不好的也需要考虑手术。医生应综合临床表现（大腿后部血肿、疼痛和伸髋／屈膝时力量下降）与 MRI 来确定运动员是否有完全的（图 26-1 和图 26-2）或不完全的近端腘绳肌腱断裂（图 26-3 和图 26-4）。

（一）手术的绝对适应证

对于运动员来说，股二头肌（biceps femoris，BF）、半膜肌（semimembranosus，SM）或半腱肌（semitendinosus，ST）中任一根肌腱的近端撕脱或断裂并伴有明显的退缩时，都应该进行手术治疗（图 26-3 和图 26-4）。如果 2 根或全部 3 根肌腱撕脱，在没有手术禁忌证的情况下，所有患者都应该考虑手术。通常使用缝线锚钉将肌腱重新固定到坐骨结节上。

青少年运动员偶尔会发生坐骨结节骨骺的撕脱骨折[11]。如果撕脱骨折块移位超过 10mm，建议手术。

（二）手术的相对适应证

少数的不完全性撕裂可能考虑手术。特别是当再撕裂后形成瘢痕组织和粘连造成症状迁延不愈且保守治疗无效时。这类不完全撕裂可能发生在近端腱－骨结合处、肌腱近端部分或腱实质内。在伴有症状的近端不完全性撕脱中，MRI 显示骨与肌腱之间存在液体信号时提示不完全愈合。在这些情况下，手术通常会带来良好的疗效。

已有研究表明，腱腹结合部／腱实质部的损伤，尤其是股二头肌腱，保守治疗后愈合不

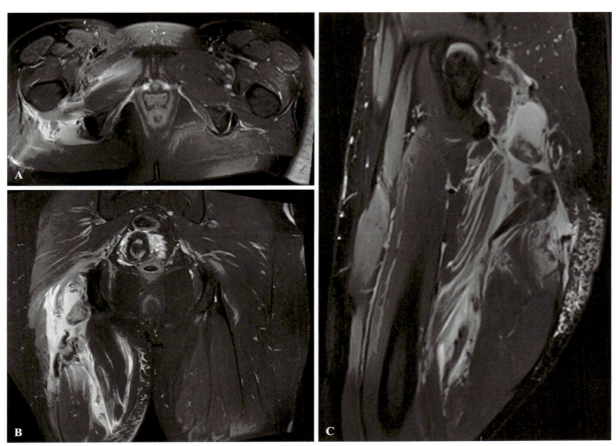

▲ 图 26-1　腘绳肌腱近端 3 根肌腱完全性撕脱

A. 轴位；B. 冠状面；C. 矢状面

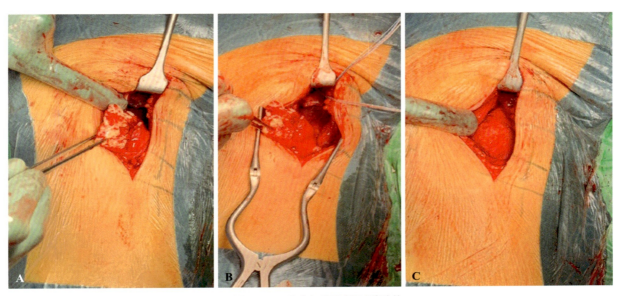

▲ 图 26-2　手术入路和解剖学结构

A. 采用垂直的皮肤切口，发现 3 根腘绳肌腱近端完全撕脱与回缩；B. 将缝线锚钉置入坐骨结节上的肌腱解剖止点处；C. 将肌腱缝合固定到足印区

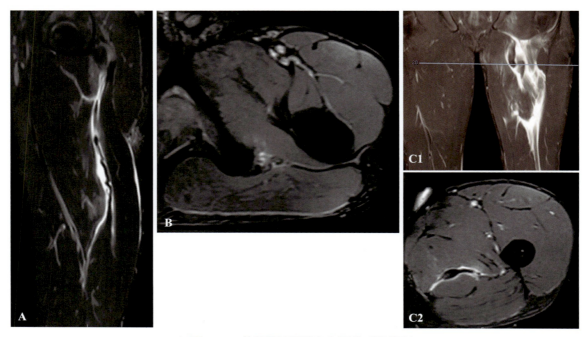

▲ 图 26-3　单根肌腱近端完全撕脱（半膜肌）

A. 矢状面；B. 轴位；C. 冠状面（C₁）相应的轴位（C₂）

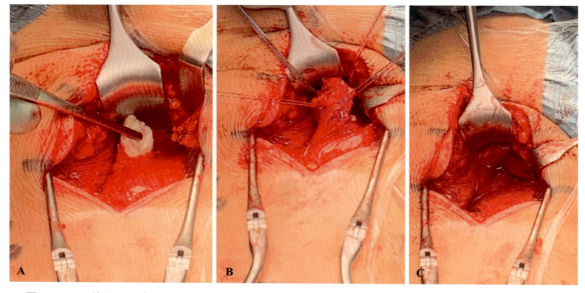

▲ 图 26-4　**A.** 使用垂直皮肤切口，找到撕脱与回缩的股二头肌腱；**B.** 将缝线锚钉置入坐骨结节；**C.** 将缝合的肌腱固定在足印区

良的风险较高[12]，而且发生再损伤的风险较高。在这些损伤中，腱腹结合部不完全撕裂的典型部位通常距离近端附着点 5～20cm，肌肉组织也常见从肌腱处撕开。这种类型的撕裂在充分保守治疗后仍有症状或发生再撕裂时，应考虑手术治疗，恢复肌腱的连续性，并通过增强技术修复肌肉与肌腱的连接。手术中需要充分清理瘢痕组织，避免修复后的肌腱过紧。如果撕裂部位靠近骨性附着处，可以使用缝线锚钉进行固定。

在腘绳肌腱近端慢性断裂和一些再断裂的病例中，有时无法将回缩的肌肉牵拉缝合到其原来的解剖位置。在这些病例中，可以使用阔筋膜等自体移植物或跟腱等同种异体移植物来桥接回缩的腘绳肌腱和坐骨结节[13, 14]。如果存在因为坐骨神经与瘢痕组织粘连产生的放射性神经痛，应该在手术中进行神经松解。使用阔筋膜等自体移植物或同种异体肌腱移植物对近端完全断裂的腘绳肌腱进行后期重建，可提高腘绳肌肌力，改善腘绳肌腱功能，改善小腿控制能力。此外，因腘绳肌回缩牵拉坐骨神经引起的神经症状也可以得到缓解。

三、手术技术

（一）患者的体位和准备

在手术中，患者取俯卧位，通常使用脊椎麻醉。同侧膝关节略微弯曲（20°）以放松腘绳肌。消毒准备范围应该覆盖腘绳肌所在的全部区域，特别是对于慢性病例。

使用垂直皮肤切口，特别是当断裂的肌腱回缩时，可能需要进行肌腱松解以达到将肌腱无张力地缝合到坐骨结节上的目的。切口始于坐骨结节向远端延伸 10～15cm。对腘绳肌筋膜进行常规的筋膜切开，并向远端延伸至腘绳肌腱上部止点的远端约 15cm 处。分离臀大肌下缘并进行谨慎的止血。术中应注意辨认并保护股后皮神经，虽然这在慢性病例中有时候是困难的。向上牵拉臀大肌下缘显露坐骨结节，坐骨神经位于坐骨结节外侧，对于一些慢性病例，尤其是存在坐骨神经痛症状时，应对粘连的坐骨神经进行松解。

急性肌腱断裂时，局部通常存在血肿或组织液聚集。在慢性病例中，肌腱断端通常被瘢痕组织覆盖并存在粘连，此时应当仔细地松解并游离出断端，就像游离坐骨神经一样。

（二）手术修复

在大多数情况下，撕裂的肌腱可以用缝线锚钉重新固定到足印区。早期手术有利于活动解剖复位。慢性病例中，如果张力较大，可以将撕裂肌腱缝合到坐骨结节上原足印区的偏远端和偏内侧位置，以避免肌腱缝合过紧。

将锚钉置入坐骨结节肌腱的解剖辅助点处，通常使用 2～3 个锚钉将断裂的肌腱缝合到其骨性止点上。将缝线的一端细致且反复多次地穿过肌腱，然后通过拉动缝线可以滑动另一端，将肌腱断端缝合固定于足印区。注意不要旋转肌腱断端或错误地确定肌腱足印区。待修复的腘绳肌腱近端与骨皮质面接触良好后，即可打结固定。

如果肌腱近端或肌腱实质部断裂，修复目标是采用缝线修补恢复肌腱的连续性，并加强肌肉与肌腱之间的连接。需要注意的是避免修复后的肌腱张力过大，瘢痕组织应当被清除。如果肌腱实质部撕裂靠近骨性止点，可以使用缝线锚钉。

最后逐层缝合伤口，包括皮下组织和皮肤。

四、术后康复方案

- 完全性腘绳肌腱近端断裂（急性修复，不需移植术）。
- 单纯股二头肌腱断裂 / 联合肌腱（BF+ST）断裂。
- 半膜肌腱近端断裂。
  康复的一般原则和常规方案如下。
- 常规的日间手术：患者当天即可出院。
- 术后不需要石膏或矫形器固定。
- 术后 1 天，卧床轻度屈膝。
- 2～3 天后检查伤口，10～12 天后拆除缝线。
- 在最初的 1～3 周里，拄双拐辅助行走。术后即允许站立和缓慢行走时的全身负重。

- 小腿和臀部肌肉可以在手术后立即开始锻炼，也可以开始进行等长收缩的腘绳肌锻炼。

- 在最初的 3 周内，应尽可能避免坐姿。

- 前 4~5 周，应避免主动拉伸腘绳肌。

- 正常情况下，肌力训练或理疗在 4 周后开始。逐渐增加腘绳肌的负荷。臀肌、小腿肌肉和骨盆核心训练也很重要。

- 轻度水上训练可以在 3~4 周后开始，交叉训练器或固定式自行车在 6~8 周后开始，Alter-G 跑步在 8~10 周后开始，正常跑步在 2~3 个月后开始，手术后 2.5~4 个月重返赛场。

- 手术后 3~5 个月，当能无痛和安全地完成运动相关的动作时，可以重新进行高水平运动。

五、并发症

腘绳肌腱修复手术后可能发生相关的严重手术并发症。医生应该了解并掌握肌肉肌腱手术的基本原则。这些并发症有些与损伤本身有关，有些与手术技术有关。

文献中介绍了一些腘绳肌腱近端完全断裂导致坐骨神经功能障碍，最终造成完全性足下垂和小腿外侧 / 背侧麻木的病例 [15, 16]。类似的病例也被报道发生在腘绳肌腱近端部分 [17, 18]。支配腘绳肌神经的肌内分支损伤也是一种潜在的并发症，例如在慢性近端撕脱伤中。手术也可能导致神经分支损伤。如果术前怀疑腘绳肌有失神经的情况，建议进行肌电图（electroneuromyography，ENMG）检查。

股后皮神经也存在损伤的可能性，尤其是需要翻修手术的病例。大部分这种类型的患者

在瘢痕周围有一定程度的麻木感，通常不会对日常生活造成影响。

术后感染在精心规划和精确操作的手术中非常罕见。我们术前常规预防性使用抗生素。手术后仔细的伤口管理也很重要。此外，缝合线不宜放置太长时间。

良好的解剖学知识和"经验丰富的术者"是避免手术失败的关键。腘绳肌修复手术对手术技术要求很高，应该由专门治疗这些损伤的外科医生来完成。医生应了解如何处理坐骨神经，如何在坐骨结节上植入锚钉，以及如何处理肌腱断端和进行缝合。

六、结论

在竞技运动员中，开放手术修复腘绳肌腱近端撕裂效果良好 [19, 20]。手术和非手术治疗的适应证取决于患者的活动水平、撕脱肌腱的回缩程度和撕脱肌腱的数量 [2, 5, 10, 21, 22]。垂直切口能很好地显示损伤的肌腱和神经结构。采用当前的缝线锚钉技术，能够安全有效地实现肌腱的再附着。断裂的肌腱可以被固定到其解剖止点，从而使腘绳肌的力量得以恢复。手术顺利进行后，如果由训练有素的下肢专业康复师指导并完成分阶段的康复计划，运动员可以在一个赛季内重返赛场 [12, 20]。

要点与技巧
- 要充分了解正常的腘绳肌腱解剖、肌腱止点和相关的神经结构。
- 股后皮神经的位置变化很大。
- 在肌腱骨性止点重建时，应避免张力过大。
- 循序渐进的康复对于避免再损伤很重要。

第 27 章　腘绳肌腱修复 / 止点重建术：镜下手术

Hamstring Repair/Reinsertion: Endoscopic Treatment Options

F. Bataillie　B. Favier　N. van Beek　**著**

罗智文　陈疾忤　**译**

一、近端腘绳肌腱损伤的病理表现

（一）急性损伤

腘绳肌腱急性撕脱性损伤通常由髋关节急性过度屈曲同时膝关节伸直造成腘绳肌离心收缩所致。患者表现为大腿后侧近端的急性疼痛，并伴有该区域广泛的淤伤和肿胀。膝关节屈曲经常受到影响，并且患侧坐会感到疼痛。

（二）慢性损伤

慢性损伤常见于跑步者。腘绳肌腱近端慢性肌腱病和部分撕裂可以造成髋和大腿后部的慢性疼痛。部分撕裂常发生在不同程度的退行性肌腱病的基础上，并且多见于老年人。

MRI 图像上很容易区鉴别性和慢性撕裂，慢性撕裂在 T_2 加权成像上没有出现信号增强，而在肌腹处出现脂肪浸润。

二、镜下手术

（一）患者体位

患者俯卧位，屈髋 10°（图 27-1）。患侧下肢进行充分消毒，以保证手术中可以安全地进行髋关节和膝关节的伸展、屈曲和旋转活动，从而有效地放松神经和（或）腘绳肌。

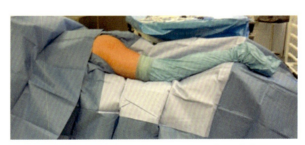

▲ 图 27-1　后方间室镜下手术时的患者体位

患者取俯卧位，屈髋 10°

（二）入路位置

笔者通过尸体解剖对不同入路的位置进行了广泛的研究。对重要结构的损伤风险进行了彻底的评估。

在俯卧位时共有 4 个入路可以进入臀部深处。不同入路的解剖标志均与身体轴线一致，由一条穿过坐骨结节中心的垂直线和一条位于坐骨结节下缘的水平线组成。

首先建立下方入路，位于水平线下约 2cm 的垂直线上（图 27-2）。在建立这个入路时，建议将所有工具对准坐骨结节，并钝性分离皮肤和坐骨结节之间的大量纤维束。下方入路是主要的观察入路。

内侧入路位于水平线上，距垂直线内侧约 2cm（图 27-2）。建立入路时，应朝向坐骨结节谨慎地钝性分离纤维束。

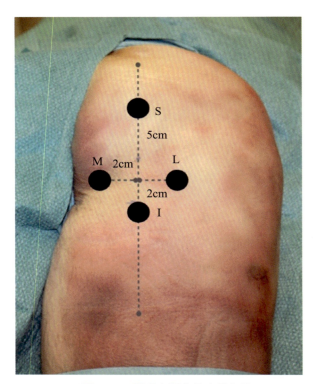

▲ 图 27-2 臀后方间室的内镜入路

S. 上方入路；L. 外侧入路；I. 下方入路；M. 内侧入路

外侧入路位于距垂直线约 2cm 的水平线上，与内侧入路相对。这个入路位于坐骨神经和股后皮神经的正上方，因此，应通过下方入路的监视下建立该入路。外侧入路是主要用于探查松解肌肉和神经的工作入路。最好通过这个入路从外侧将缝线锚钉置入坐骨结节。

必要时可以建立上方入路。该入路位于水平线上方 5cm 处的垂直线上。只要将操作工具对准坐骨结节，这个入路通常是比较安全的。在需要进行更近端腘绳肌腱修复操作时可使用这个入路。

（三）解剖学分析

臀部深处间室后方被臀大肌完全覆盖，范围从其下缘到臀下神经。内镜下视野及相关操作范围应被限制在这一区域。尽管梨状肌下缘是绝对的上界，但内镜下视野还可以向近端延

伸。在内侧，可以清晰地观察到半膜肌腱及股二头肌和半腱肌的联合肌腱附着的坐骨结节，以及两个肌腱附着点的间隙。半膜肌腱主要位于坐骨结节的外上缘。

臀部深处间室的前缘由股方肌和其他外旋肌构成。这些肌肉有时可以追溯到它们在股骨上的止点。

臀部深处间室的远端边界位于坐骨结节下方约 6cm，此处坐骨神经发出支配半膜肌的分支。

能够在内镜下看到的最重要的神经是坐骨神经和股后皮神经。因此，在内镜下应始终确保这些神经在视野内，这样才能小心地将它们与周围的软组织分离开来。

（四）腘绳肌腱修复

能够通过内镜手术来治疗的第二类病变是坐骨滑囊炎或腘绳肌腱部分撕裂。手术包括定位坐骨滑囊，松解坐骨神经，在坐骨结节上置入至少 2 枚锚钉，将受损的腘绳肌腱（最常见的是半膜肌腱）重新固定到坐骨结节上。在置入锚钉前，对覆盖坐骨结节的软组织进行选择性清理。经过半膜肌腱与联合腱的间隙，由外向内置入锚钉。缝线穿过肌腱断端后，将线结置于坐骨结节的外下方。所有的这些操作都必须确保能在内镜下观察到坐骨神经（图 27-3）。

腘绳肌腱完全撕裂理论上可以在内镜下修复，但由于在不损伤邻近神经的情况下用足够数量的锚钉缝合联合肌腱和半膜肌腱止点的技术过于复杂，因而笔者更倾向于开放手术来修复腘绳肌腱近端的完全撕裂。

坐骨 - 股骨撞击症可能是第四类能够通过内镜手术治疗的病变。在这种情况下，既可以在坐骨结节水平松解股骨方肌，也可以切除股骨小转子。

要点与技巧

- 松解坐骨神经和股后皮神经是手术的起始步骤，必须在处理腘绳肌腱之前完成。
- 使用射频探头进行钝性分离，电凝仅用于控制出血。
- 在分离困难时，可使用腹腔镜手术的小剪刀。
- 使用带高强度缝线或线带的不可吸收锚钉来修复腘绳肌腱。
- 每一步操作（如松解、缝合等）后，均需在镜下确认坐骨神经得到良好的保护。
- 术后第 1 天开始坐骨神经松动术物理治疗。
- 康复不要过于激进。

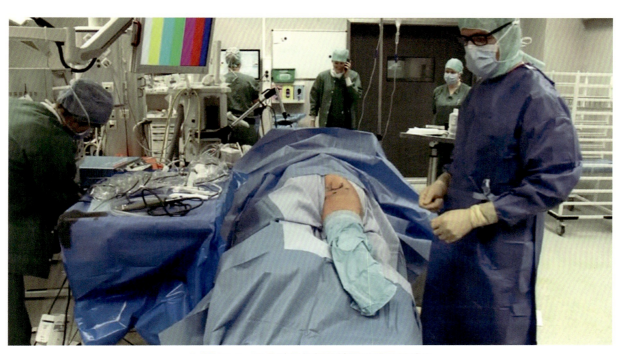

▲ 图 27-3　坐骨神经松解和镜下半膜肌腱缝合

第六篇　神经疾病
Nerve Disorders

第28章　坐骨神经松解术/梨状肌腱切开术：内镜手术*
Sciatic Nerve Release/Piriformis Tenotomy: Endoscopic Surgery

Luis Perez-Carro　Moises Fernandez Hernando　Luis Cerezal Pesquera

Ivan Saenz Navarro　Natalia Fernandez Escajadillo　Aleksandar Vojvodick　**著**

高冠英　徐　雁　**译**

一、病因

多种骨科及非骨科疾病均可表现为深臀综合征（deep gluteal syndrome，DGS）[1-3]。尽管在过去深臀综合征与梨状肌综合征被认为是同义词，目前已经明确的是，梨状肌综合征只是坐骨神经卡压导致臀部疼痛的众多不同原因之一。事实上，一项系统回顾表明，术中发现只有 1/4 的患者的坐骨神经卡压是由梨状肌所引起[4]。坐骨神经也可能在臀深部间隙以上或以下的位置被卡压，例如盆内血管性病变及妇科疾病中的情况。纤维束（包含或不包含血管）的概念在造成坐骨神经卡压症状中起着重要作用，这代表了过去使用的广泛代指的术语"梨状肌综合征"，在当前诊断和治疗方法的彻底改变[5, 6]。我们在本章节将关注纤维束及梨状肌压迫坐骨神经的内镜下治疗。

（一）纤维及纤维血管束

许多坐骨神经卡压病例在内镜下通常会有收缩的纤维束存在[1, 7]。在正常情况下，坐骨神经能够拉伸与滑动，以适应关节运动所伴随的适度牵拉或压缩[8]。这些束带导致坐骨神经在髋膝关节运动时活动度减少或消失，进一步诱发坐骨神经病变（缺血性神经病）[9]（图28-1）。从束带的宏观结构来看，主要分为三种类型：纤维血管束（可通过磁共振成像和内镜宏观识别的血管）、纯纤维束（无宏观下可识别的血管）、纯血管束（仅由一根无纤维组织包绕的血管构成）[5, 6]。根据束带的位置，可以分为近端束带（影响坐骨大切迹附近的坐骨神经）、远端束带（在股方肌和腘绳肌近端止点间的坐骨管部位影响坐骨神经）及中间束带（位于梨状肌和闭孔内肌-孖肌复合体水平）。这些束带在这三处位置中的每一处都可能位于坐骨神经的内侧或外

---

*. 本章配有视频，可自行登录 https://doi.org/10.1007/978-3-662-61186-9_28 在线观看。

侧。根据其致病机制，束带可分为以下几类。

（1）压迫型或桥型束带（1 型）：此类束带从前向后（1A 型）或从后向前（1B 型）压迫坐骨神经并限制其活动，其中前者位于坐骨神经前方。这些束带通常从大转子后缘及周围软组织（远端止点不尽相同）延伸至臀大肌及坐

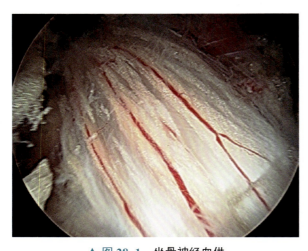

▲ 图 28-1　坐骨神经血供
正常的坐骨神经有明显的神经外血流和脂肪，而异常的坐骨神经呈白色，提示缺少神经外血流

骨神经上，最高可延伸至坐骨大切迹（图 28-2 至图 28-4，视频 28-1）。

（2）粘连型或马具型束带（2 型）：此类束带与坐骨神经连接牢固，在单个方向上将坐骨神经锚定，使其在髋关节运动时无法沿正常轨迹活动。这些束带可能自大转子与坐骨神经外侧相连（2A 型）或自骶结节韧带与坐骨神经内侧相连（2B 型），其中外侧束带更加常见。内侧束带更常见于近端（图 28-5，视频 28-2 和视频 28-3）。

（3）以未定义的分布方式与坐骨神经相连的束带（3 型）：这些类型的束带分布方式不规则，以在多个方向上将神经锚定为特征（图 28-6，视频 28-4）。

（二）梨状肌综合征

梨状肌综合征可被归类为深臀综合征的一个亚类，但并非所有的深臀综合征都是梨状肌综合征。梨状肌相关病变的潜在来源包括以下情况。

1. 梨状肌肥厚

梨状肌不对称增大伴坐骨神经前移是深臀

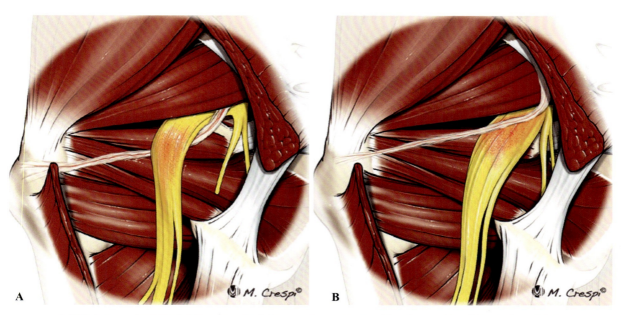

▲ 图 28-2　**A.** 压迫型或桥型束带从前向后（1A 型）；**B.** 或从后向前（1B 型）限制坐骨神经活动
经许可转载自参考文献 [5]

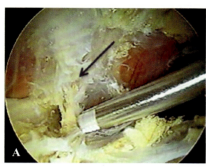
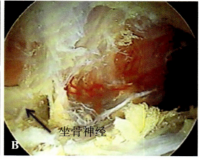
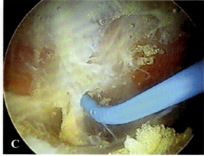

坐骨神经

▲ 图 28-3　左髋关节，关节镜下见一近端纤维血管束压迫坐骨神经
注意束带清扫过程中出血的血管

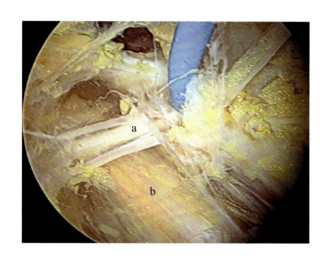

a

b

◀ 图 28-4　右髋关节，一近端纤维血管束
压迫坐骨神经

a. 位于两血管束间的纤维束；b. 坐骨神经

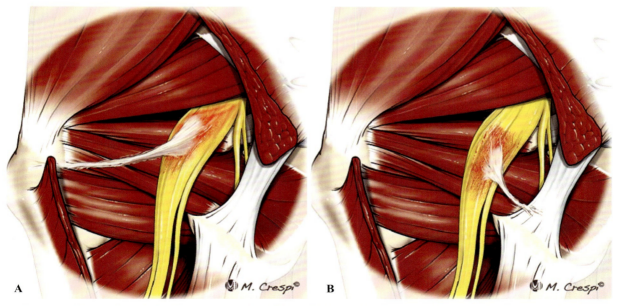

▲ 图 28-5　粘连型或马具型束带（2 型），此类束带与坐骨神经连接牢固，在单个方向上将坐骨神经锚定。这些束带可能与坐骨神经外侧（2A 型）（A）或内侧相连（2B 型）（B）
经许可转载自参考文献 [5]

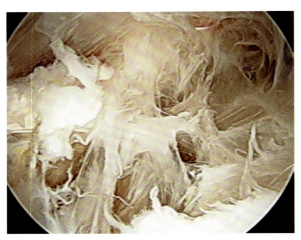

▲ 图 28-6　左髋关节，以未定义的分布方式与坐骨神经相连的束带（3 型）

综合征的一个可能病因。与坐骨切迹处坐骨神经高信号相关的不对称性显示，梨状肌综合征患者的特异性为 93%，敏感性为 64%，与没有类似症状的患者不同[10]。

2. 梨状肌对坐骨神经的动态卡压

梨状肌对坐骨神经的动态卡压并不少见[7]。通常神经信号在水肿敏感序列上表现为高信号是仅有的影像学发现。确诊需内镜下证实动态操作过程中存在卡压。

3. 坐骨神经走行异常（解剖变异）

关于梨状肌和坐骨神经之间位置关系变异的描述较为有限[8, 11-13]。Beaton 和 Anson 于 1938 年最早报道了梨状肌与坐骨神经关系的解剖变异的六个类型[6]。Smoll 报道了这六种解剖变异在超过 6000 具肢体解剖中的总发生率：①坐骨神经在梨状肌下方通过；②神经分叉，分别穿过肌肉和在肌肉下方通过；③神经分叉，分别穿过肌肉和在肌肉上方通过；④神经分叉，分别在肌肉上方和下方通过；⑤神经不分叉，穿过梨状肌；⑥神经不分叉，在肌肉上方通过（图 28-7）。A、B、C、D、E 和 F 这六种关系的发生率分别为 83.1%、13.7%、1.3%、0.5%、0.08% 和 0.08%[12]。因此，在关系 A（即正常走行）之外，B 型梨状肌 - 坐骨神经变异是最

为常见的。异常走行本身可能并不总是深臀综合征症状的病因，因为一些无症状患者也存在这些变异，而一些有症状的患者反而没有。后续事件也可能会导致坐骨神经病变，如本文中报道的任何病因，或久坐、臀部直接创伤、长时间牵拉、过度使用、骨盆 / 脊柱不稳定及其他骨科疾病。Pecina[14] 研究发现，在 78% 的解剖中神经不分叉地从肌肉下方通过，而 21% 的解剖中神经分叉，分别通过肌肉及肌肉下方。

二、临床症状及体格检查

全面的病史和体格检查可对坐骨神经卡压的具体位置进行定位，一些影像学表现也可对疑似病例的诊断提供支持。深臀综合征患者的临床评估很难，因为其症状模不明确可能与其他腰椎及髋关节内外疾病相混淆。该病通常有一组症状学特征，这些症状可能单独或以组合的形式出现[1, 7, 15]。最常见的症状包括臀部疼痛、臀部及大转子后方压痛和坐骨神经痛样疼痛。疼痛通常为单侧，但有时也可为双侧，屈髋伸膝下旋转髋关节可使疼痛加剧。患者报告的其他症状包括不能久坐超过 20min，跛行，患肢感觉异常或丧失，以及腰痛和夜间疼痛在白天缓解。患者常可见避痛步态。一些体格检查试验已用于坐骨神经卡压的临床诊断，包括直腿抬高试验、Pace 征、Freiberg 征、Beatty 试验、FAIR 试验和坐位梨状肌牵拉试验。相较于其他试验，主动及坐位梨状肌牵拉试验对于坐骨神经卡压的诊断表现出了更高的灵敏性和特异性，尤其是当两项试验组合使用时[15]。

三、影像学检查

因不明原因的臀部疼痛就诊的患者必须首

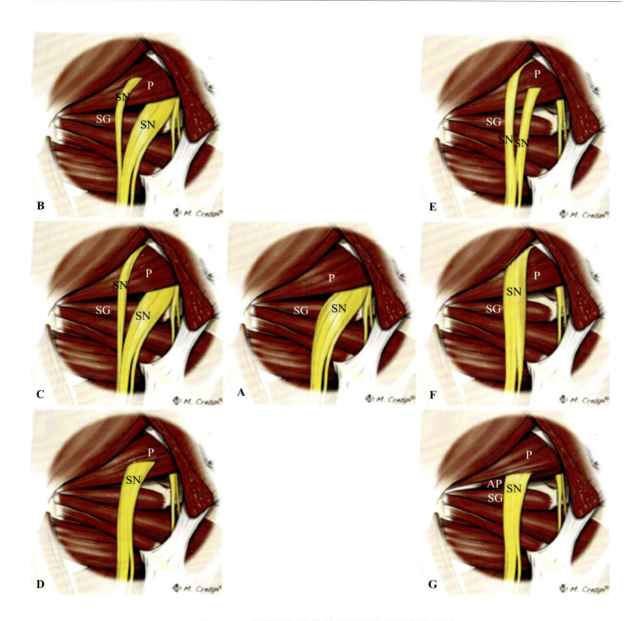

▲ 图 28-7　梨状肌与坐骨神经关系的解剖变异类型

A 至 F 展示了最早由 Beaton 和 Anson 提出的 6 种变异类型。A. 坐骨神经在梨状肌下方通过（正常走行）；B. 神经分叉，分别穿过肌肉和在肌肉下方通过；C. 神经分叉，分别在肌肉上方和下方通过；D. 神经不分叉，穿过梨状肌；E. 神经分叉，分别穿过梨状肌和在肌肉上方通过；F. 神经不分叉，在肌肉上方通过；G. 展示了额外一种未报道的 B 类解剖变异，包括一个略小的副梨状肌（AP）及其独立的肌腱。SN. 坐骨神经；P. 梨状肌；SG. 上孖肌（经许可转载自参考文献 [5]）

先进行腰椎和骨盆影像学检查以排除脊柱病变和异常盆腔肿物。影像学在不明原因臀部疼痛的诊断流程中起着重要作用。X 线片、超声、CT 和 MRI 都已用于评估髋关节后方解剖与病变[16]。肢体运动时的神经僵硬度可为坐骨神经卡压所致深臀综合征的诊断提供关于神经卡压严重程度的关键信息。超声弹性成像是目前唯一基于神经僵硬度评估的诊断手段。该方法诊断深臀综合征的特异性为 93.5%，灵敏性为 88.9%，准确性为 90.6%[17]。

四、保守治疗

深臀综合征的非手术治疗对可疑卡压部位进行处理。由肥厚、收缩或发炎的肌肉（梨状肌、股方肌、闭孔内肌、上／下孖肌）所致压迫的初始治疗手段包括休息、抗炎药、肌肉松弛药和物理治疗。对于物理治疗无应答的患者，梨状肌内注射麻醉药或糖皮质激素可缓解疼痛。正确的注射部位很重要，而多种技术可被用于引导，包括 X 线摄影、CT、超声、肌电图和 MRI。在选择更激进的治疗之前，建议先进行 3 次注射试验，每个案例需具体考虑[16, 18, 19]。

五、手术治疗

作为一般原则，只有保守治疗失败的患者才考虑行手术治疗。手术的方式选择（开放或内镜）取决于临床和影像学诊断。患者对靶向注射的反应有助于预测手术疗效。

内镜手术技术

1. 手术指征
自坐骨大切迹处坐骨神经出口至股方肌水平的坐骨神经卡压损伤。

2. 解剖
(1) 内镜手术技术可处理臀深部间隙的全部坐骨神经走行，从而实现坐骨神经卡压的各种病因的治疗（视频 28-5）。

(2) 仔细的术前规划、精准的入路建立、对解剖和潜在并发症的了解，以及有条不紊的内镜检查顺序对于任何关节或间隙的关节镜或内镜操作都至关重要[20]。内镜下坐骨神经松解术的手术技术需要丰富的髋关节镜经验，以及对臀肌下间隙的大体解剖和内镜下解剖的掌握[21]。这一间隙是一个近期定义的内镜下解剖

区域，包括位于臀中部与深部腱膜之间的细胞和脂肪组织[1, 7]。此间隙位于臀大肌的前方和下层，以及股骨颈后缘的后方。其余边界为股骨粗线（外侧界）、骶结节和镰状筋膜（内侧界）、坐骨切迹下缘（上界）和腘绳肌近端止点（下界）。臀深部间隙内有重要的韧带、肌肉、神经和血管结构。

3. 患者体位
(1) 患者仰卧于牵引台上，行髋关节镜标准术前准备，无牵引，牵引台向对侧倾斜 20°。

(2) 若有指征，可与中央和外周间室的髋关节镜术一同进行。为避免术后牵引损伤，建议将关节内与关节外操作分开进行。

(3) 出于同样的原因，将髋关节外展 15°～20° 以打开大转子和髂胫束之间的间隙，并将髋关节内旋 20°～40°（图 28-8）。

(4) 替代术式：该手术也可在侧卧位进行[22, 23]。

4. 所需器械及植入物
(1) 关节镜刨刀或剪刀。

(2) 70° 关节镜：部分病例或体型大的患者需使用加长关节镜。

(3) 射频探头：在使用射频探头时需打开套管以保持灌洗液流动。此外，在 3s、5s 和 10s 的激活时间内，单极射频设备开启期间的温度在距坐骨神经 3～10mm 的距离是安全的[24]。烧灼血管的标准方法是开启射频时长 3s，期间保持连续灌洗。

(4) 透视：频繁地使用术中透视可确认内镜下视野的正确位置。

5. 手术入路
臀肌下间隙是转子周围间隙的后方延伸，因此进入该间隙需穿过转子周围间隙，也就是大转子和髂胫束之间的间隙。进入转子周围间隙的多种入路已被提出。大体上，我们可将这些入路分为两组：重定向于转子周围间隙的标准入路（前外侧、前方和后外侧入路）和被设

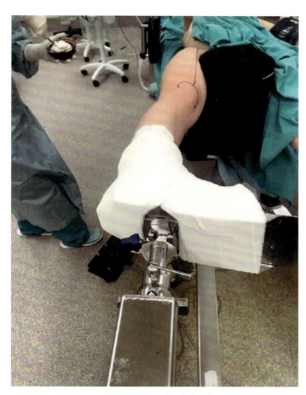

▲ 图 28-8 患者体位

患者仰卧于牵引台上，行髋关节镜标准术前准备，无牵引，牵引台向对侧倾斜 20°。将髋关节外展 15°～20° 以打开大转子和髂胫束之间的间隙；出于同样的原因，将髋关节内旋 20°～40°

计用于进入转子周围间隙的入路[25]（近端前外侧附加入路、远端前外侧附加入路、转子周围间隙入路和后外侧辅助入路）。

转子周围间隙入路位于改良中前入路水平，髂前上棘外侧 1cm 处，在阔筋膜张肌（外侧）和缝匠肌（内侧）之间的间隙内。该入路在股外侧肌边缘水平进入髂胫束下方的转子周围间隙。从股外侧肌边缘进入可避免无意中穿入股外侧肌或臀中肌。近端前外侧附加入路位于近端中前入路后方与近端 3～4cm 处，它穿过臀大肌和阔筋膜张肌形成髂胫束的交界处进入转子周围间隙。远端前外侧附加入路位于转子周围间隙入路的远端，距离间隔与前两个入路（近端前外侧附加入路和转子周围间隙入路）间的距离相同（图 28-9 至图 28-11）。

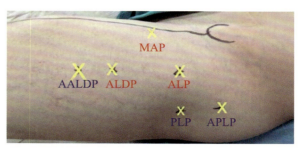

▲ 图 28-9 左臀部展示了臀肌下间隙关节镜手术入路

MAP. 中前入路；AALDP. 远端前外侧附加入路；ALDP. 远端前外侧入路；ALP. 前外侧入路；PLP. 后外侧入路；APLP. 后外侧辅助入路

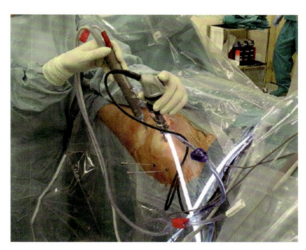

▲ 图 28-10 左臀部展示了臀肌下间隙关节镜手术入路 穿刺针位于后外侧入路和后外侧辅助入路

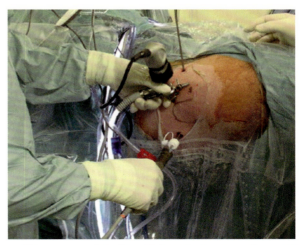

▲ 图 28-11 右髋关节，镜头位于前外侧入路，刨刀位于后外侧入路

6. 手术技术

(1) 进入转子周围间隙方法：首先建立转子周围间隙入路。将 5.0mm 金属套管置于髂胫束和大转子外侧之间，套管尖端可用于在近端和远端间刮扫，以确保放置的位置正确。也可使用透视以确认套管在股外侧肌边缘处与大转子紧密相靠（视频 28-6）。

(2) 定向：将关节镜垂直于患者放置并朝向身体远端，以识别臀大肌腱在股骨粗线上的止点。

(3) 手术过程：手术技术逐步描述如下。

- 通过前外侧附加入路、远端前外侧附加入路和后外侧入路作为工作入路，进入转子周围空间，并对该间隙进行系统检查。

- 将转子周围入路作为观察入路，从臀大肌在股骨粗线上的止点处开始进行检查。为了观察到肌腱止点，可能需要去除此间隙内的纤维组织。

- 当识别这一结构后，坐骨神经的区域便可知晓。坐骨神经出臀肌下间隙时位于此结构的正后方。将关节镜向近端旋转，可识别股外侧肌纤维，并追踪其位于股结节上的止点。将关节镜向前方及上方旋转，臀小肌腱在前方可见。向前方移动至臀小肌上方，可见臀中肌及其大转子上的止点（视频 28-7）。

- 为了获得臀中肌在大转子处止点的最佳视野，可能需要去除大转子滑囊处的纤维束。

- 将关节镜稍向后方移动并旋转，可见位于后方的髂胫束。

- 为了更好地评估坐骨神经，我们将镜头换到前外侧入路，显露滑囊并清扫异常滑囊组织，然后坐骨神经即可被识别。坐骨神经位于臀肌下间隙出口处的臀大肌腱在股骨粗线上止点的正后方 3~6cm 处。

- 在许多病例中，坐骨神经的评估是通过前外侧和后外侧入路实现的，但有些时候我

们需要建立一个后外侧辅助入路[1]。此入路位于大转子后方 3cm 与上方 3cm 处，能够更好地观察上达坐骨切迹的坐骨神经。

- 从股方肌远端、"臀悬吊带"上方开始检查坐骨神经。检查走行于股方肌后方的坐骨神经，注意其颜色、神经外血流及脂肪。正常的坐骨神经有明显的神经外血流和脂肪，而异常的坐骨神经呈白色，提示缺少神经外血流。许多病例中，神经外脂肪会减少或完全消失。在清扫过程中注意尽可能多地保留神经外脂肪[26]。

- 随后可用钝头探针或分离器械显露坐骨神经并判断其张力[27]（视频 28-8 和视频 28-9）。

- 完成股方肌处的清扫后，将镜头转向远端，在对近端进行任何操作之前先将远端的松解全部完成。检查坐骨管处腘绳肌止点和骶结节韧带，对与坐骨神经相连的纤维进行松解。对坐骨神经的外侧、内侧和后侧进行检查，以确保远端的松解全部完成，并识别出股后侧皮神经。

- 完成远端清扫后，向近端移动以进行大转子滑囊清扫，同时应注意使刨刀朝向远离臀中肌。此时坐骨神经近端也应可被观察，需注意避免由机动器械或过度牵拉引起的神经损伤。当梨状肌腱被识别后，孖肌与闭孔内肌腱也应可识别出。清扫股方肌及闭孔内肌孖肌联合腱上方的血管瘢痕带。

- 可使用钝性分离器械（如交换棒）进行瘢痕带松解。也可用射频探头对纤维血管组织进行烧灼（视频 28-10）。

- 最后对梨状肌进行定位，并识别任何存在的解剖变异。需持续关注靠近梨状肌的臀下动脉分支。将镜头转向近端，臀下动脉的一条浅分支在闭孔内肌区域于梨状肌和

上孖肌之间从外侧跨过坐骨神经，为了能够观察到梨状肌，这根血管必须使用射频探头烧灼掉。有些病例中血管较大或有多根血管汇合，可能需要对血管进行结扎。梨状肌可分为以下几类情况：肌腹部分叉，坐骨神经从中穿过；肌腱分叉，分成前后两部分；分裂为背侧和下侧两部分，从分叉的坐骨神经之间穿过[1]。

- 许多病例中，粗肌腱可隐藏在神经上方的梨状肌肌腹下面。可使用旋转刨刀切除梨状肌远端边缘，以在处理梨状肌腱时获得充足操作空间（图 28–12）。

- 用关节镜剪刀小心地抓取肌腱并向术者方向牵拉，以确保仅对肌腱进行松解（视频 28–11）。

- 也可使用射频探头松解肌腱，开启时长为3s，期间保持连续灌洗（视频 28–12）。

- 识别可能存在的坐骨神经解剖变异，特别是 Beaton 分型 2 型（视频 28–13）。

- 如果考虑坐骨神经存在卡压，应检查闭孔内肌是否存在解剖变异（视频 28–14）。最后探查坐骨神经至坐骨切迹水平。

- 在关节镜下观察坐骨神经时，可向任意方向屈曲及旋转髋关节。此操作不仅可评估其活动度，还可检查是否存在卡压的证据。然后将髋关节置于屈曲内 / 外旋位及完全伸展内 / 外旋位，以评估坐骨神经的动态轨迹（视频 28–15）。

（4）术后处理及康复：康复的目标为恢复移动能力，保持髋关节活动度，并避免任何可能造成神经痛的神经牵拉。整个康复过程中，重返术前活动水平平均需要 24 周[28]。坐骨神经被允许的活动轨迹与髋关节和膝关节的位置有关。当髋关节处于屈曲外展外旋位时，坐骨神经倾向于在大转子后缘滑动[29]。髋关节被动活动练习术后第 1 天即可开始，从髋关节屈曲45° 最大外旋、膝关节屈曲位开始。此位置时大转子抵住坐骨，使得坐骨神经向外侧活动。可在疼痛可耐受的限度内进行梨状肌牵拉和坐骨神经滑动练习。常规物理治疗方案可在早达术后 6 周时开始。

六、避免陷阱及并发症

- 并发症包括由术后早期使用 NSAID 药物及术后过度活动导致的血肿。我们使用与

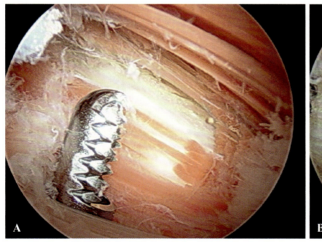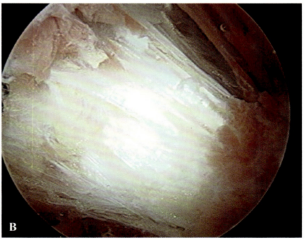

▲ 图 28–12　右髋关节：粗肌腱可隐藏在神经上方的梨状肌肌腹下面
可使用旋转刨刀切除梨状肌远端边缘，以在处理梨状肌腱时获得充足操作空间

髋膝关节置换相同的氨甲环酸方案来防止这一并发症发生，并在术后引流 18h 以处理可能发生的出血。

- 坐骨神经损伤是最显著的问题。需评估手术清扫后神经去血管化所扮演的角色，并确定相关指标[1]。

- 可使用防粘连凝胶防止神经周围瘢痕组织形成，避免瘢痕所致疼痛性神经病变的发生。

- 另一个值得特别提及的问题是液体外渗至腹腔（后腹膜）。保持液体流入压力为允许范围内的最小值可监测这一问题。若无禁忌，可使用低血压麻醉以改善视野。麻醉团队监控下的其他保障措施包括常规监测患者有无明显的腹胀体征，以及持续关注有无体温下降[30]。

七、结果

- 我们总共纳入了 30 项评估深臀综合征的手术治疗（开放和关节镜）的研究[4, 31, 32]。尽管大多数研究都是病例系列和病例报道，但各研究结果一致表明术后疼痛改善且并发症率低，特别是关节镜手术。结果是积极的，末次随访时疼痛得到改善。这些手术的并发症率很低：研究表明开放手术的严重并发症（深部切口感染）和轻微并发症率分别低于 1% 和 8%，关节镜手术两者分别为 0% 和不到 1%。

- 我们回顾并评估了 2011 年 11 月—2015 年 4 月在我们诊所因深臀综合征接受关节镜下臀肌下间隙坐骨神经松解术治疗的 52 名患者（52 个髋关节）（38 名女性和 14 名男性）（28 个右髋和 24 个左髋）的结果和关节镜检查发现。39 名患者报告的结局为良好和优秀。mHHS 平均值从术前的 52 分增加到术后的 79 分。13 名患者报告病情改善，但结局未达到良好，术后需继续使用麻醉类药物[6]。

八、未来展望

- 臀深部间隙病变的诊断和治疗在未来定会得到进一步改观。例如，使用二氧化碳（CO_2）作为充气介质的臀深部间隙探查术等新技术对于在此间隙中进行的手术操作很有价值，对手术的技术方面进行简化，同时减少并发症[33]。

- 目前，我们正在研究腰肌的"矛盾"功能（其收缩导致 $L_{1\sim4}$ 神经根牵拉及梨状肌收缩）及伴随的腰大肌局部伸长在臀深部间隙病变中的所扮演的角色。

- 神经内使用富血浆生长因子等生物制剂促进坐骨神经再生可能有更好的结果（视频 28-16）。

九、结论

关于臀肌下间隙中结构的诊治的知识正呈爆炸式增长。关节镜下坐骨神经松解术可使臀肌下间隙坐骨神经卡压患者改善功能并减轻疼痛。

要点与技巧

坐骨神经松解术

- 在对近端进行任何操作之前先将远端的松解全部完成。
- 可使用钝性分离器械（如交换棒）进行瘢痕带松解。
- 也可用射频探头对纤维血管组织进行烧灼。
- 识别可能存在的坐骨神经解剖变异，特别是 Beaton 分型 2 型。
- 将髋关节置于屈曲内 / 外旋位及完全伸展内 / 外旋位，以评估坐骨神经的动态轨迹。此操作不仅可评估其活动度，还可检查是否存在卡压的证据。
- 可使用防粘连凝胶防止神经周围瘢痕组织形成，避免瘢痕所致疼痛性神经病变的发生。

梨状肌腱切开术

- 需持续关注靠近梨状肌的臀下动脉分支。
- 许多病例中，粗肌腱可隐藏在神经上方的梨状肌肌腹下面。可使用旋转刨刀切除梨状肌远端边缘，以在处理梨状肌腱时获得充足操作空间。
- 用关节镜剪刀小心地抓取肌腱并向术者方向牵拉，以确保仅对肌腱进行松解。也可使用射频探头松解肌腱，开启时长为 3s，期间保持连续灌洗。

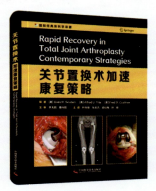

主译 孙永强 张志杰
　　　吴松梅 叶 晔

定价 228.00 元

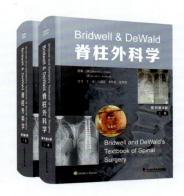

主译 王 征 仉建国
　　　李危石 毛克亚

定价 1198.00 元

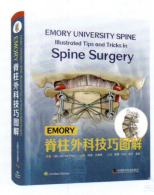

主译 黄 霖 何 达
　　　赵 宇 秦 毅

定价 398.00 元

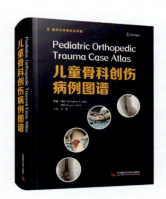

主译 孙 军

定价 498.00 元

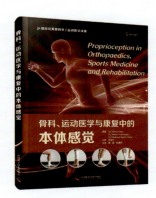

主译 陶 军 阮建伟

定价 128.00 元

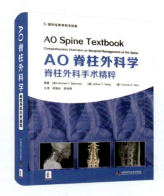

主译 李危石 罗卓荆

定价 498.00 元

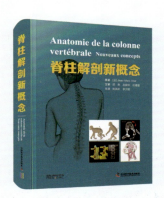

主译 陈其昕 李方财

定价 328.00 元

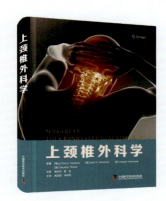

主译 高延征 马向阳

定价 368.00 元

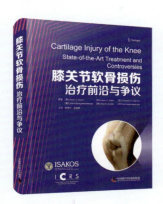

主译 陈疾忤 庞金辉

定价 198.00 元